JN247325

鑑別診断 ネモニクス

Mnemonics of Differential Diagnosis for General Internal Medicine

徳田安春 編集

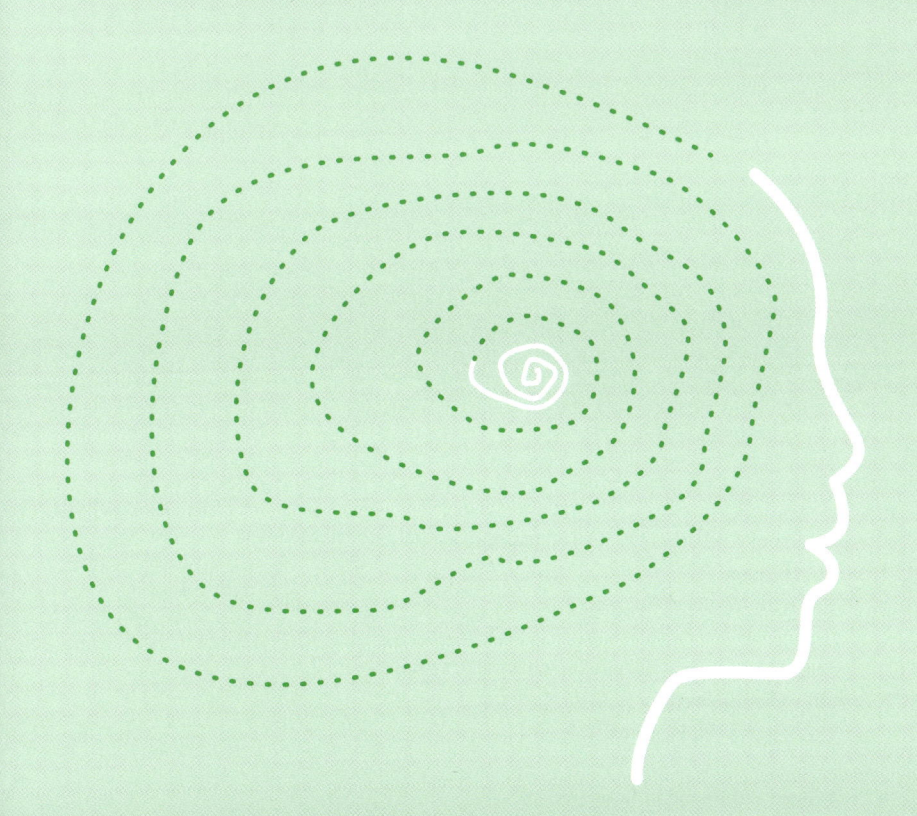

メディカル・サイエンス・インターナショナル

Mnemonics of Differential Diagnosis for General Internal Medicine
First Edition
Edited by Yasuharu Tokuda

© 2017 by Medical Sciences International, Ltd., Tokyo
ISBN 978-4-89592-874-8

Printed and Bound in Japan

編者序文

本書は，内科領域の重要な症状における主要な鑑別診断を簡単に解説し，覚えやすいように語呂合わせの記憶法もつけたものです。医学部学生の皆さんには，内科学の疾病各論を一通り勉強し終えた段階で，本書を使って勉強することをお勧めします。また，卒業試験前や国家試験前の記憶の整理にも役に立つと思います。さらには研修医になっても，内科ローテーションの際に重要な鑑別診断の整理をするのに役に立つと思います。シニアレジデント以降になって内科以外の診療科に進んだとしても，担当していた患者さんが内科的疾患を発症する場合も多いので，その際にも知識の再確認のためにこの本が役に立つと思います。

診断推論はダイナミックな過程です。実習や研修，診療では，患者さんの病歴をとりながら鑑別診断をリアルタイムに頭に浮かべて，追加の問診や診察を行い，必要な検査や治療方針について考えていく必要があります。また，問診や診察を行う時間は限られております。そのようなときに備えて，この本で主要な症状や徴候に対する鑑別診断を記憶しておくことは，大きな助けになるでしょう。

診断エラー学の研究によると，誤診の重要な原因の1つとして，鑑別診断で適切な疾患を想起できなかったことも挙げられています。患者さんのためのスムースで安全な診療を行うためにも本書をお勧めいたします。

平成 29 年 1 月 23 日
徳田安春

執筆者・語呂作成者一覧

▶編者

徳田安春　群星沖縄センター長

▶執筆者

PART Ⅰ　心疾患

徳田安春　群星沖縄センター長
水野　篤　聖路加国際病院循環器内科・QI センター／聖路加国際大学急性期看護学
蟹江崇芳　聖路加国際病院内科
脇田真希　聖路加国際病院内科
望月宏樹　聖路加国際病院循環器内科

PART Ⅱ　呼吸器疾患

喜舎場朝雄　沖縄県立中部病院呼吸器内科

PART Ⅲ　消化器疾患

野々垣浩二　社会医療法人宏潤会大同病院消化器内科

PART Ⅳ　腎疾患

廣瀬知人　公益財団法人筑波メディカルセンター筑波メディカルセンター病院総合診療科

PART Ⅴ　感染症

成田　雅　沖縄県立中部病院感染症内科

PART Ⅵ　血液疾患／腫瘍

住谷智恵子　独立行政法人国立病院機構東京医療センター血液内科
原田侑典　獨協医科大学病院総合診療科
志水太郎　獨協医科大学病院総合診療科
廣澤孝信　獨協医科大学病院総合診療科
原田　拓　昭和大学病院総合診療科／獨協医科大学病院総合診療科
森永康平　獨協医科大学病院総合診療科

PART Ⅶ　リウマチ性疾患

綿貫　聡　東京都立多摩総合医療センター

救急・総合診療センター

森　達男　東京都立多摩総合医療センター
リウマチ膠原病科

高増英輔　東京都立多摩総合医療センター
リウマチ膠原病科

大西香絵　東京都立多摩総合医療センター
リウマチ膠原病科

喜瀬高庸　東京都立多摩総合医療センター
リウマチ膠原病科

PART Ⅷ 内分泌疾患

笹木　晋　藤田保健衛生大学病院救急総合
内科

PART Ⅸ 神経疾患

黒川勝己　地方独立行政法人広島市立病院
機構広島市立広島市民病院脳神経内科

PART Ⅹ 皮膚疾患

平島　修　徳洲会奄美ブロック総合診療研
修センター

PART Ⅺ 眼・耳鼻咽頭系

鈴木智晴　筑波大学附属病院水戸地域医療
教育センター / 水戸協同病院（総合診療
科）

PART Ⅻ 精神科

金井貴夫　千葉大学大学院医学研究院総合
医科学講座 / 東千葉メディカルセンター
内科（総合診療科）

PART ⅩⅢ 婦人科

平島　修　徳洲会奄美ブロック総合診療研
修センター

PART ⅩⅣ 中毒

金井貴夫　千葉大学大学院医学研究院総合
医科学講座 / 東千葉メディカルセンター
内科（総合診療科）

▶日本語語呂作成者

PART I 心疾患

浅田　萌　奈良県立医科大学医学部
清田敦子　大阪大学医学部（1章）

PART II 呼吸器疾患

松尾剛明　大阪大学医学部

PART III 消化器疾患

宇佐美優介　奈良県立医科大学医学部

PART IV 腎疾患

嶋田有里　大阪市立大学医学部

PART V 感染症

山本晴香　滋賀医科大学医学部
成田　雅　沖縄県立中部病院感染症内科
（38章）

PART VI 血液疾患／腫瘍

藤井奈緒子　大阪大学医学部

PART VII リウマチ性疾患

清田敦子　大阪大学医学部

PART VIII 内分泌疾患

南　健介　大阪大学医学部

PART IX 神経疾患

銭谷成剛　大阪大学医学部

PART X 皮膚疾患

清田敦子　大阪大学医学部

PART XI 眼・耳鼻咽頭系

岩田直也　奈良県立医科大学医学部

PART XII 精神科

金井貴夫　千葉大学大学院医学研究院総合
　医科学講座／東千葉メディカルセンター
　内科（総合診療科）

PART XIII 婦人科

山本晴香　滋賀医科大学医学部

PART XIV 中毒

金井貴夫　千葉大学大学院医学研究院総合
　医科学講座／東千葉メディカルセンター
　内科（総合診療科）

▶英語語呂作成者

小野大輔　東邦大学医学部微生物・感染症
　学講座
廣瀬知人　公益財団法人筑波メディカルセ
　ンター筑波メディカルセンター病院総合
　診療科（27, 28章）
金井貴夫　千葉大学大学院医学研究院総合
　医科学講座／東千葉メディカルセンター
　内科（総合診療科）（81, 82, 88, 89章）

CONTENTS

■ 私の記憶術

注意

本書に記載した情報に関しては，正確を期し，一般臨床で広く受け入れられている方法を記載するよう注意を払った。しかしながら，編者・著者ならびに出版社は，本書の情報を用いた結果生じたいかなる不都合に対しても責任を負うものではない。本書の内容の特定な状況への適用に関しての責任は，医師各自のうちにある。

　編者・著者ならびに出版社は，本書に記載した薬物の選択，用量については，出版時の最新の推奨，および臨床状況に基づいていることを確認するよう努力を払っている。しかし，医学は日進月歩で進んでおり，政府の規制は変わり，薬物療法や薬物反応に関する情報は常に変化している。読者は，薬物の使用に当たっては個々の薬物の添付文書を参照し，適応，用量，付加された注意・警告に関する変化を常に確認することを怠ってはならない。これは，推奨された薬物が新しいものであったり，汎用されるものではない場合に，特に重要である。

用語等について：

本書の専門用語は，原則として編者が検討し決定した用語に従った。適宜，日本医学会医学用語辞典を参照した。

本書では，原則として，薬剤名のカナ表記は独立行政法人 医薬品医療機器総合機構の医薬品医療機器情報提供ホームページに従い記述し，日本で未承認の薬剤については例外を除き，原語表記とした。

ネモニクス

PART I 心疾患

1 失神

徳田安春

解説

失神は，一過性の脳血流低下による意識消失のことを指す。「一過性」のため，意識の消失は一時的なものであり，数秒または数十秒後には意識は回復する。失神は多くの場合，重篤度の低い迷走神経反射などが原因のことが多い。しかし，そのなかには，重篤な病気（特に心血管系疾患）が原因となる「心原性失神」などもある。

▶ 状況失神

なんらかの明らかな状況が原因にあるもの。咳嗽，嚥下，排便，排尿，食後などある一定の状況で何度も失神してしまう。

▶ 迷走神経反射性失神

迷走神経（副交感神経）が突然反射を起こすと，血管が拡張し，心拍数が低下することにより脳血流が落ちる。映画などであまりに恐ろしいシーンを見たために倒れたり，緊張しすぎて倒れたりするケースもこれに当たる。

▶ 神経疾患による失神

神経系統の病気によって起こる難治性の失神。慢性的であり，緊急性はないが重症度は高い。下記の2種類がある。

- **特発性**：純粋自律神経失調症，多系統萎縮症（Shy-Drager 症候群など），自律神経障害を伴う Parkinson 病
- **二次性**：糖尿病神経障害，アミロイドーシスによる神経障害

▶ 心血管系疾患による失神

心臓や血管の病気で起こる失神。最も危険であり，緊急性も高い。以下のような疾患のある患者が当てはまる。

- 不整脈（徐脈性不整脈・頻脈性不整脈）
- 心臓弁膜症（大動脈弁狭窄症・僧帽弁狭窄症）
- 虚血性心疾患（急性心筋梗塞・狭心症）
- 大動脈疾患（解離，大動脈炎症候群）
- 肺塞栓症，肺高血圧症
- 閉塞性肥大型心筋症，心房粘液腫，心タンポナーデ

▶ 起立性低血圧性失神

血管内の容量が著しく減少している状況で起こる。下痢・嘔吐などの重度の脱水のほか，消化管出血や異所性妊娠の破裂などの出血がベースになっていることもある。

▶ 精神心理性失神

転換性障害やパニック症候群による過換気などが原因となる。

▶ 薬剤性失神

多くの薬剤が失神の原因となるので，常に薬剤性も考える。特に下記のような薬剤に注意すべきである。血管拡張作用＋利尿作用があるアルコールも薬剤性に含まれるべきであろう。

- 降圧薬：α遮断薬，β遮断薬，Ca 拮抗薬，アンジオテンシン変換酵素（angiotensin converting enzyme：ACE）阻害薬，アンジオテンシンⅡ受容体拮抗薬（angiotensin Ⅱ receptor blocker：ARB）など
- 起立性低血圧を来す薬剤：抗精神病薬
- 徐脈をきたす薬剤：ドネペジル
- 催不整脈作用のある薬剤：抗精神病薬，抗不整脈薬

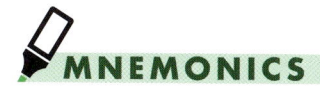

MNEMONICS

日本語

コンセプト

髪(神)を失って(＝失神)焦っている様子。

語呂合わせ

髪(神)を失ったとき，薬に迷った状況で心臓がどきどきし，神経をとがらせたが，精神を落ち着けるため起立して，深呼吸(syncope)した。

語呂の説明

坊主になって焦った人が深呼吸(syncope)する様子。

医学的説明

状況＝状況失神
迷った＝迷走神経反射
神経＝神経疾患
深呼吸＝心血管系疾患
起立＝起立性低血圧
精神＝精神心理性疾患
深呼吸＝薬剤性失神

英 語

語呂合わせ*

$S^{1)}y(v)^{2)}n^{3)}c^{4)}o^{5)}p^{6)}e^{7)}$

(Syncope＝深呼吸)

1) **S**ituational：状況失神
2) **V**asovagal：迷走神経反射
3) **N**eurogenic：神経疾患
4) **C**ardiac：心血管系疾患
5) **O**rthostatic hypotension：起立性低血圧
6) **P**sychiatric：精神心理性疾患
7) **E**verything else(e.g. drug)：薬剤性失神

＊『セイントとフランシスの内科診療ガイド』(亀谷学，大橋博樹，喜瀬守人監訳，2000，メディカル・サイエンス・インターナショナル)，p.52 を改変して引用。

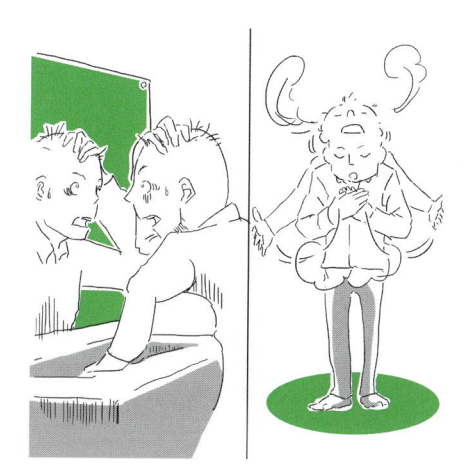

2　心房細動の原因

蟹江崇芳，水野　篤

解説

心房細動(atrial fibrillation：AF)は不整脈である。まだすべてのメカニズムは解明されていないが，肺静脈を基本とするトリガーがあり，心房の変性などによる器質がある土台で心房が非常に早い電気的興奮を起こしてしまう状況である。臨床的には心電図上でP波がなく，絶対不整(irregularly irregular)のRR間隔の状況と考えてもらってよい。

　結果としての血流のうっ滞による血栓形成や心拍出量の低下をまねくうえ，非常によく遭遇する不整脈の1つである。(例：CHADS2 score)。

　心房細動は大きく3つに分類され，7日以内に洞調律に戻る(1)発作性心房細動(paroxysmal AF：PAF)，7日以上持続する(2)持続性心房細動(persistent AF)，除細動が効かず心房細動が長期に持続する(3)慢性心房細動(chronic AF)に分類される。

　原因に関しては並列で述べるのは困難であるが，臨床的にはいわゆるリスク因子(年齢・高血圧・糖尿病など)と可逆性の因子に分けて考える必要がある。さらに別の視点では，原因は心房自体に直接負荷がかかる病態すべてと全身性疾患と考えられる。心房細動の全年齢での有病率は1%程度であるが，55歳以下の有病率は約0.1%，80歳以上の有病率は約9%と年齢との相関が大きい疾患である。鑑別診断のネモニクスとしては年齢・性別・糖尿病などといった，さまざまな疾患の源流になりうる病態以外の観点を中心に掲載したい。

▶高血圧性心疾患

高血圧自体がリスク因子であるが，さらに高血圧に起因した左室肥大と，それによる心房負荷が誘因となって心房細動を生じるということをより明確に記憶する必要がある。

▶虚血性心疾患

心筋梗塞急性期にも頻繁に観察される。心房自身の虚血ももちろんであるが，心機能低下(収縮機能・拡張機能)により心房負荷が増大するためと考えてもよい。

▶弁膜症

日本ではほとんどみかけなくなっているがリウマチ性の僧帽弁狭窄症では必発といえる。僧帽弁閉鎖不全など僧帽弁疾患は直接左心房に負担がかかることからも想像は容易だろう。逆流や狭窄による容量負荷や圧負荷が直接心房に影響を及ぼす。逆に，心房細動となることで弁膜症での心拍出量低下がさらに顕在化することがある。臨床的な感覚としては非常に頻度が高い。

▶心不全

心不全は上記・下記の疾患すべてに重複しうるので今さらいうまでもないが，基本は左心房負荷による肺うっ血と考えると容易だろう。

▶肺塞栓症

後述する肺疾患と同様に肺塞栓により，肺高血圧→右心室負荷→右心房負荷となることは容易に想像しやすい。さらに肺塞栓では心拍出量低下により心室血流低下，心房血流低下も1つの病態として考慮することもできるかもしれない。

▶先天性心疾患

先天性心疾患でも特にFontan術後など複雑な先天性心疾患などでは必発といってよいかもしれない。心房頻拍も非常によく併発するので記憶しておくとよいだろう。

▶その他の心疾患

もちろんその他の心疾患(心筋症)などでもよく発症する。すべての心疾患が心房負荷になりうると考えてよいだろう。心房細動をみれば心疾患を疑うのは基本である。

▶肺疾患

代表的なものとして慢性閉塞性肺疾患(chronic obstructive pulmonary disease：COPD)があるが，肺高血圧などで右心室負荷・右心房負荷が生じ，圧負荷・容量負荷両方の観点から心房に負担が加わることで心房細動となる。心房頻拍も頻発するので記憶しておいてよいだろう。

▶可逆性の因子

- **甲状腺機能亢進症**：有名なことであるが，甲状腺機能亢進ではさらに心室応答もよいため頻拍性心房細動(正確には，atrial fibrillation with rapid ventricular response)という形で発症することが多い。特に若年発症の場合には必ず甲状腺機能を確認する必要がある。
- **睡眠時無呼吸症候群・肥満**：頻度が高い。夜間の低酸素が影響している可能性がある。これらの治療が

改善因子となることも多い

- **外科手術(特に心臓手術)**：心臓手術ではその他の心疾患に含めていうまでもないかもしれないが，通常の外科手術でも発症しやすいとされている。周術期のみの心房細動も1つの脳塞栓のリスク因子と考えられているので臨床的には今後の治療方法をdiscussionする必要がある。
- **アルコール**：大量飲酒(binge drink)がリスクである。

週末や休日に心房細動が増えるので，"holiday heart syndrome"として有名である。
- **電解質**：低マグネシウム血症などの電解質異常でも発症する。
- **薬剤性**：テオフィリンなど刺激性の薬剤は容易に想像がつくと考えられる。上室性頻拍の際に使用するアデノシンなどでも心房細動が頻発することは覚えておいてよいだろう。

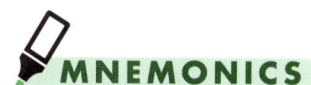

MNEMONICS

日本語

コンセプト

あ(A)わてふ(F)ためく出来事。

語呂合わせ

薬局近くの便利な場所に先日 open した居酒屋で血の気が引くほど甲高い声にあわてふためき，心配で110番電話して，眠った。

語呂の説明

叫び声を聞いてあわてて通報する様子。

医学的説明

薬局＝薬剤性
便利＝弁膜症
先日＝先天性心疾患
open＝オペ＝外科手術
居酒屋＝飲酒
血の気が引く＝虚血性心疾患
甲高い＝甲状腺機能亢進，高血圧
心配＝心疾患・心不全・肺塞栓症・肺疾患
電話＝電解質異常
眠る＝睡眠時無呼吸症候群

英　語

語呂合わせ

$A^{1,2)} P^{3,4)} E^{5)}$, and $M^{6)} o^{7)} d(e)^{8)} r^{9)} n^{10)}$ Hel(r)$^{11)}$ p$^{12)}$

（A PE, and modern help＝PE(肺塞栓症)が1つでもあれば，現代的なヘルプを）

1) **A**CS(**A**cute coronary syndrome)：急性冠症候群
2) **A**cute aortic dissection：急性大動脈解離
3) **P**ulmonary embolism：肺塞栓症
4) **P**neumothorax (tension / spontaneous)：気胸(緊張性 / 自然)
5) **E**sophageal rupture：食道破裂
6) **M**yocarditis / pericarditis：心筋炎 / 心膜炎
7) **O**thers：その他
8) **D**igestive tract disorder：消化管疾患
9) **R**ib fracture：肋骨骨折
10) **N**onorganic：非器質的疾患
11) **Her**pes zoster：帯状疱疹
12) **P**neumonia / **P**leuritis：肺炎 / 胸膜炎

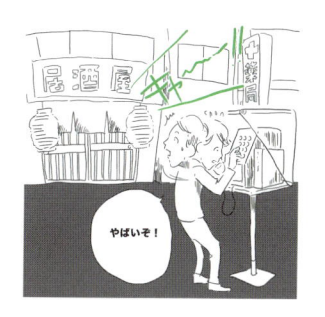

3 胸痛の鑑別

蟹江崇芳，水野 篤

解説

胸痛は頻度が高く，致死的な疾患も多い。胸痛患者の約40%が筋骨格系の疾患，約20%が循環器疾患，消化器疾患と呼吸器疾患が約10%前後とされている。これらをどのように鑑別するかについては明確に示すことができない部分もあるが，緊急性の高い疾患の除外は必須である。緊急性の高い疾患の除外後は，主に解剖学に基づき，障害臓器を推定する。この際に，腹痛疾患も鑑別に挙げることが重要である。

▶急性冠症候群（不安定狭心症，急性心筋梗塞）

急性冠症候群（acute coronary syndrome：ACS）の主な病態はプラーク破綻による血栓性の冠動脈閉塞である。虚血により胸痛の症状を示す。緊急性が高く，頻度も高いため，胸痛患者に遭遇した際にはACSの除外が必要である。救急外来を受診する非外傷性の胸痛患者のうち15～30%以上がACSであるともいわれ，ルーチンで心電図を行うことが推奨される。STが上昇している場合には，ST上昇型心筋梗塞として循環器内科医に早急にコンサルトすることが重要である。

▶急性大動脈解離（急性大動脈症候群）

今は大動脈解離と大動脈瘤の破裂などを包括して，急性大動脈症候群（acute aortic syndrome：AAS）と総称することもある。血管が裂けることによる疼痛が基本的特徴で，解離の場合は解離が進行する際の移動する疼痛が特徴となる。除外のためにはCTや心エコーなどの画像診断モダリティが必要である。

▶肺塞栓症

主に深部静脈血栓が肺動脈に陥頓することで発症する。肺への血流が遮断されることでの肺梗塞・胸膜炎や肺動脈の圧などにより胸痛が出現する。II音の肺動脈成分の亢進や心エコー上の所見などで疑い，造影CTなどで診断する。

▶緊張性気胸

古くから挙げられる鑑別疾患である。外傷などでの頻度は高いが，特発性に緊張性気胸となることは意外に少ない。ただし，鑑別としては記憶しておくべきだろう。

▶食道破裂

こちらも常に頭の片隅においておく必要があるが，頻度は低い。記憶する価値はあるだろう。

▶心膜・心筋炎

比較的頻度が高い。心膜に限局した炎症は深呼吸などの動作で胸痛が誘発される。心筋炎が併発している場合には心不全を呈し，急速に重症化する場合があるので注意する。

▶その他の心疾患

ACS以外でも労作時のみで安定していると考えられる虚血性心疾患や冠れん縮もありうる。
また，たこつぼ型心筋症なども同様に胸痛を生じることがある。

▶自然気胸

若年のやせ型の患者に発症する。頻度は高い。聴診や打診で積極的に診断する。

▶肺炎・胸膜炎

胸膜炎は心膜炎と同様に漿膜炎であり，吸気時の胸痛増悪がある。肺炎にも随伴するため，肺炎が疑われる際には胸痛の有無に注意する。炎症が胸膜に達していない場合には胸痛は比較的少なく，呼吸困難や喀痰排出の症状が主体となる。

▶消化管疾患

逆流性食道炎・Mallory Weiss症候群・消化管潰瘍など多くの鑑別が挙げられる。しかし，基本は消化管自体の圧排，消化管壁の障害，胃酸などの化学的損傷などによるため，鑑別想起はしやすい。

▶肋骨骨折

意外に頻度が高いが，ごみ箱診断として扱われることも多い。もちろん，外傷歴があれば積極的に疑うが，忘れてはならないのは喘息などの頻度の高い疾患や，胸腔内に急激な圧力がかかる咳嗽などでも発症しうることである。

▶帯状疱疹

よく遭遇する。肋間神経に沿った疼痛で少し後に出る皮疹（帯状の小水疱の集簇）が特徴的である。

▶ その他の腹痛疾患

急性胆嚢炎・急性膵炎といった腹痛疾患なども意外に胸痛として来院することがある。ちょうど心窩部あたりの疼痛は臨床的にも腹痛と胸痛を鑑別することは難しいため，このような overlap が生じる。

▶ 心身症など器質的疾患がない場合

幅広い鑑別疾患を除外しても，最終的には頻度の高い症状であるため，確定診断に至らないこともある。これらはストレスなどによるものかもしれないが，現代医学で解明できる器質的疾患がなくとも，胸痛は生じることを記憶しておく必要がある。

MNEMONICS

日本語

コンセプト

好きな女の子と夏祭りに行き緊張で胸が苦しい様子。

語呂合わせ

赤い帯の浴衣を着た彼女といると，緊張感で胸や肋骨あたりの膜が裂けて破裂しそうに痛くなり，胃は重く呼吸しづらく自然に話せない。

語呂の説明

恋をしてさまざまな症状が出てくる様子。

医学的説明

帯＝帯状疱疹
緊張感＝緊張性気胸，急性冠症候群
肋骨＝肋骨骨折
膜＝心膜・胸膜
裂けて＝大動脈解離
破裂＝食道破裂
胃＝消化管疾患
呼吸しづらく＝肺塞栓症
自然＝自然気胸

英語

語呂合わせ

$P^{1,2}A^{3,4}E^{5}$!! $M^{6}o^{7}d(e)^{8}r^{9}n^{10}$ $Hel(r)^{11}p^{12}$

〔PAE, modern help＝PAE に現代的な救助を〕

1) **P**ulmonary embolism：肺塞栓症
2) **P**neumothorax(tension / spontaneous)：気胸(緊張性 / 自然)
3) **A**CS（acute coronary syndrome）：急性冠症候群
4) **A**cute aortic dissection：急性大動脈解離
5) **E**sophageal rupture：食道破裂

〔5 killer chest pain〕

6) **M**yocarditis / pericarditis：心筋炎 / 心膜炎
7) **O**thers：その他
8) **D**igestive tract disorder：消化管疾患
9) **R**ib fracture：肋骨骨折
10) **N**onorganic：非器質的疾患
11) **Her**pes zoster：帯状疱疹
12) **P**neumonia / **P**leuritis：肺炎 / 胸膜炎

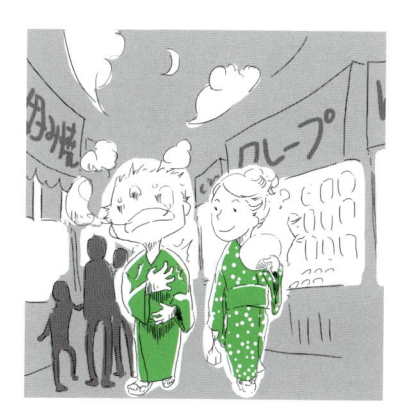

4 急性期心筋梗塞の治療

脇田真希，水野／篤

📖 解説

本章は他章と異なり，鑑別診断ではなく，心筋梗塞，特に，急性期〜亜急性期における治療のネモニクスを用意する。心筋梗塞の治療は冠動脈を開存させるだけではなく，それ以外の治療も非常に重要であることを理解すること。

▶ PCI（カテーテルインターベンション）以外に必須の急性期薬剤

まず，ST 上昇型心筋梗塞（ST elevation myocardial infarction：STEMI）において，まず第 1 に考える必要があるのは，primary PCI（percutaneous coronary intervention：経皮的冠動脈形成術）である。したがって，ST が上昇しているという診断も重要であるが，同時に治療を開始できることが重要である。

初期治療としては，morphine（モルヒネ），oxygen（酸素），nitroglycerin（ニトログリセリン），aspirin（アスピリン）のイニシャルをとった MONA は有名なネモニクスであるが，近年は酸素投与が必須かどうかに関しては，見解が分かれてきている。酸素飽和度が保持されている心筋梗塞患者において酸素投与はルーチンでなくてもかまわない。このあたりは時代の変遷とともに変わる可能性があるので常に知識を update しておくこと。

モルヒネ：鎮痛作用，血管拡張作用があり，酸素需要を減らすことができる。1〜4 mg ずつ投与し，5 分以上あけて投与を繰り返すことができる。疼痛コントロールには必須の薬剤である。ただし，悪心・嘔吐などにも注意が必要である。

酸素：前述のとおり，酸素投与は必須ではないが，経皮的酸素飽和度が低下している（< 94%）ような場合には，酸素投与を検討する必要がある。基本的には，心筋梗塞時には心不全合併を常に疑う必要があるため，心筋梗塞と診断されたら，必ず，合併疾患がないかを確認する。心不全などの場合には酸素投与のみならず，陽圧換気（侵襲的・非侵襲的陽圧換気）を考慮する必要がある。

ニトログリセリン：動脈，静脈ともに拡張することで，前負荷・後負荷をともに軽減する作用がある。禁忌としては，低血圧，右室梗塞の合併，重症大動脈弁狭窄症があり，使用する際はそれらに注意する。剤型としては舌下錠，スプレーが用いられており，ニトログリセリン（ニトロペン®舌下錠 0.3 mg，あるいはミオコール®スプレー 1 回）投与を行う。

抗血小板薬：アスピリン・チエノピリジン系。心筋梗塞の死亡率を低下させる，古きよき薬である。多くの施設では STEMI の場合はアスピリン（初期投与量としてバイアスピリン® 300 mg）に加えて，チエノピリジン系のクロピドグレルもしくはプラスグレル（どちらもローディングドーズとして，プラビックス® 300〜600 mg，エフィエント® 20 mg を投与）を同時に投与する。抗血小板薬を追加投与する目的は，ステント留置後のステント内血栓症を予防するためである。抗血小板薬を 2 剤併用することを DAPT（dual antiplatelet therapy）と呼ぶ。

▶ 慢性期薬剤

心筋梗塞後には多数の薬剤が使用されるが，これらの多くは performance measures という医療の質の評価の指標となっている（これらが適切に投与されていない場合には質が低いと評価される）。

β遮断薬：30 年前ぐらいには，心筋梗塞にβ遮断薬を投与することは，病態生理的に問題があると考えられていたが，実はβ遮断薬投与により心筋リモデリングが抑えられるということが判明し，現在では，心機能が低下している場合には必須の薬剤の 1 つとなっている。欧米では 24 時間以内の投与が推奨されており，早期投与で心筋梗塞の範囲を減らすと考えられている。日本においては，カルベジロールもしくはビソプロロールを少量より投与開始することが多い。

アンジオテンシン変換酵素阻害薬（angiotensin converting enzyme inhibitor：ACE）-I / アンジオテンシン II 受容体拮抗薬（angiotensin II receptor blocker：ARB）：これらも，近年普及した心筋リモデリング，死亡率抑制に寄与する薬剤である。レニン-アンジオテンシン-アルドステロン系を抑制する作用が主な薬理的効果と考えられている。通常，ARB より ACE-I のほうによりエビデンスがあると考えられているが，咳の副作用などもあることから，欧米と異なり日本では，ARB 処方率が圧倒的に高い。このあたりは心不全診療に通じるものがある。特に，心機能が低下している症例には必須である。こちらも少量より投与することが多い。

スタチン：冠動脈の病変は主には低比重リポ蛋白（low density lipoprotein：LDL）コレステロールによる問題であり，スタチンによる LDL 低下作用が冠動脈のさらなる動脈硬化を抑制する印象がある。さらに，スタチンには，LDL 低下作用のほか抗炎症作用もあり，予後を改善する効果があるとされている。特に，ストロングスタチンとされる 2 世代以降のものを使用す

ることが多い。

非薬物療法：薬物療法だけでなく，心臓リハビリテーションなども予後改善効果が証明されており，併せて行うことが望ましい。心機能低下が著明である患者などには，慢性期に，implantable cardioverter defibrillators（ICD）などの適応も十分考慮する。しかし，日本では適応基準が相対的に厳しいため，挿入されることはあまりない。

● 文献

Stub D, Smith K, Bernard S, et al. Air Versus Oxygen in ST-Segment-Elevation Myocardial Infarction. Circulation. 2015；131：2143-50. PMID：26002889

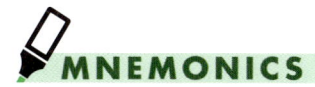

MNEMONICS

日本語

コンセプト

転職することに胸を痛める。

語呂合わせ

<u>MONA</u> さんは胸を痛めながら <u>B</u> 社を急に<u>巣立ち</u>，<u>転身</u>した。

語呂の説明

胸を痛めつつ転職する様子。

医学的説明

M＝モルヒネ
O＝酸素
N＝ニトログリセリン
A＝アスピリン
B 社＝β遮断薬
巣立ち＝スタチン
転身＝アンジオテンシン変換酵素阻害薬

英　語

語呂合わせ

M[1)]O[2)]N[3)]A[4)]＋PCI[5)]，Be[6)]St[7)] e[8)]（a）nd[9)]
（MONA＋PCI, best end＝MONA と PCI で，最良の結果）

【急性期】

1）**M**orphine：モルヒネ
2）**O**xygen：酸素
3）**N**itroglycerin：ニトログリセリン
4）**A**spirin：アスピリン
5）PCI（**P**ercutaneous **c**oronary **i**ntervention）：
    経皮的冠動脈形成術

【慢性期】

6）**Be**ta blocker：β遮断薬
7）**St**atin：スタチン
8）ARB・ACE-I
9）**N**on-**d**rug thrapy：非薬物療法

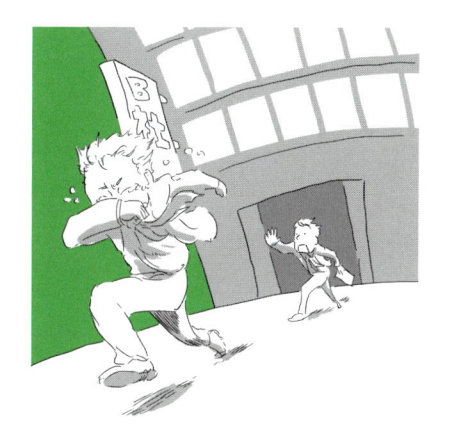

5　左心不全の原因

脇田真希，水野／篤

解説

心不全とは，心臓のポンプ機能の破綻により末梢臓器の酸素需要量増大に見合う血流を保てない状態を指す。心不全かどうかはまず，Framingham criteria を用いて判断する。心不全には非常に多くの分類があるが，本書では，右心不全と左心不全に分類し，本章では左心不全における鑑別疾患を挙げる。

まず，左心不全と右心不全を鑑別する。日本循環器学会のガイドラインの自覚症状・他覚症状をもとに鑑別するが，完全に区別するのではなく，原因鑑別・治療選択の一助として使うことを推奨する。臨床的に心不全というと，一部の例外を除き基本は左心不全であり，右心不全が合併しているかどうかを考え，鑑別を行うことが多い。左心不全の鑑別は心不全鑑別の基本であるといえる。

▶ 虚血性心疾患

最も鑑別が必要なものである。冠状動脈の動脈硬化などによる心筋灌流血流の低下により，心筋拡張・収縮能力の低下を来し，心拍出量低下を起こす。冠状動脈の狭窄の有無と心筋灌流による評価を合わせて考える。

▶ 高血圧性急性心不全

高血圧のみで起こるのではなく，afterload mismatch といわれる後負荷に打ち勝つことができなくなることで，左室圧上昇から左房圧上昇を引き起こす状況である。心機能が保持されていることも多いが，心不全は高血圧から心機能低下を来すような病態を示すこともある(高血圧性心筋症)。

▶ 特発性心筋症

代表は肥大型心筋症，拡張型心筋症である。基本的な加療は心不全全般で区別されるものではないが，肥大型心筋症における左室流出路・心室中部狭窄などの疾患独特の問題もあるため注意が必要である。

▶ 心筋症

以下に挙げる心筋症は，ガイドライン上では特定心筋症とされているが，実臨床においては原因疾患として別に考えることも必要である。来院時に頻拍発作が持続している場合には，常に鑑別に挙げておく必要がある。その他の不整脈，特に，完全房室ブロックなどの徐脈なども心不全の原因として考慮する必要がある。

- **急性心筋炎**：低左心機能がエコーなどで明らかな場合はよいが，機能がさほど低下しなくとも，急激に悪くなることがあるので，特に若年者や，感冒・胃腸炎症状を前駆とした心不全のある患者には注意が必要である。増悪する速度が他疾患に比して急激であるため，補助循環〔大動脈内バルーンパンピング(intra-aortic balloon pumping：IABP)／経皮的心肺補助法(percutaneous cardiopulmonary support：PCPS)〕を常に考慮しておく必要がある。心膜炎のときにも，心筋炎の合併には注意が必要である。

- **たこつぼ型心筋症**：他疾患に併存する心不全では常に鑑別に挙げる必要がある。高齢女性に頻発する。左室流出路狭窄などを併発した場合には測定される血圧は低いが，心内圧が上昇しているような肥大型心筋症類似病態をとることがあり，心尖部心機能低下が加わり，ショック状態でなかなか解除されない場合もある。適切なβ遮断薬などの使用も必要であるが，循環器専門医との連携が必須である。一部の亜型として，逆たこつぼや心室中部のみの心機能低下もある。

- **薬剤性心筋症**：がんに対する化学療法(ドキソルビシンなど)・分子標的薬(トラスツズマブなど)による心筋症である。主に心機能低下であるが，それ以外に不整脈なども合わさり，心不全として表出することがある。

▶ 弁膜症

頻度が高く，4つの弁それぞれに狭窄・閉鎖不全がある。実臨床において左心不全を来すのは，大動脈弁狭窄・閉鎖不全，僧帽弁狭窄・閉鎖不全の4つであり，このうち僧帽弁狭窄は非常に少ないため，それ以外の3つが主たる原因となる。外科的介入などを考慮しながら治療介入を行うことが基本である。急性変化を来しているような場合には，緊急手術が必要となることもあるため油断してはならない。

▶ hyperdynamic heart failure

貧血・甲状腺機能亢進・妊娠などによる心収縮が過剰となっている病態であるが，需要に供給が追いついていなかったり，頻拍などの併存により左室拡張期容量低下による心拍出量低下が起こったりする場合などを指す。

▶ 塩分・水分過多

忘れてはならないのが，塩分・水分に関してである。

制限することには是非があるが，1つの原因として考慮しておく必要がある。

● **文献**

McKee PA, Castelli WP, McNamara PM, et al. The Natural History of Congestive Heart Failure : The Framingham Study. N Engl J Med 1971 ; 285 : 1441-6. PMID : 5122894

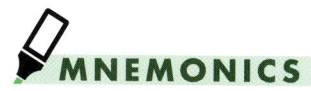

MNEMONICS

▌日本語 ▌

▌コンセプト ▌

よくしゃべる薬剤師が恋する様子。

▌語呂合わせ ▌

多弁な薬剤師の高望みの恋，Hyper 燃えるハートで特に今日はいっぱい乱れちゃう…。

▌語呂の説明 ▌

よくしゃべる薬剤師が高望みの恋をして，心臓バクバクで乱れる様子。

▌医学的説明 ▌

多弁＝たこつぼ型心筋症，弁膜症
薬剤師＝薬剤性
高望み＝高血圧性
Hyper＝hyperdynamic heart failure
燃えるハート＝急性心膜炎
特に＝特発性心筋症
今日は＝虚血性心疾患
いっぱい＝塩分・水分過多
乱れ＝不整脈

▌英 語 ▌

▌語呂合わせ ▌

W$^{1)}$a$^{2)}$s$^{3)}$h$^{4)}$ D$^{5)}$i$^{6)}$s$^{7)}$h$^{8)}$ My$^{9)}$ V$^{10)}$ide(i)o$^{11)}$
（Wash dish my video＝食器と私のビデオを洗って）

1）Excessive **w**ater intake：水分過多
2）**A**rrhythmia：不整脈
3）Excessive **s**alt intake：塩分過多
4）**H**ypertensive acute heart failure：高血圧性急性心不全
5）**D**rug-induced：薬剤性
6）**I**schemic：虚血性
7）**S**tress cardiomyopathy：たこつぼ型心筋症
8）**H**yperdynamic heart failure
9）Acute **my**ocarditis：急性心筋炎
10）**V**alvular：弁膜症
11）**Idio**pathic cardio myopathy（ICM）：特発性心筋症

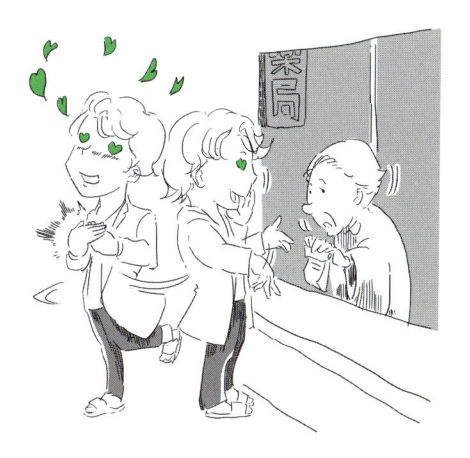

6 右心不全の原因

望月宏樹, 水野 篤

解説

右心不全は, 右心室の機能低下により肺循環に血液を駆出できなくなった状態をいう。通常, 左心不全に続いて起こる場合が多いが, 原因としては, 右室収縮力低下・右室容量負荷増加・右室後負荷増大・右室拡張障害に分類される。右心不全では, 上大静脈・下大静脈をはじめとする体循環の静脈系にうっ血が生じ, 頸静脈怒張や全身性浮腫(特に下腿浮腫), 肝腫大, 胸腹水などを来す。難治性心不全の診断の一助ともなるが, 非循環器医には意外に気づかれていないことも多いので注意が必要である。

▶ 左心不全

弁膜症や心筋症, 心筋梗塞をはじめとして, 左室の収縮不全もしくは拡張不全が起こると, 左房圧の上昇が起こり, 肺動脈圧の上昇を伴って右心不全を来す。

▶ 肺高血圧症

特発性肺動脈性肺高血圧症(idiopathic pulmonary arterial hypertension : IPAH), 肺疾患に伴う肺高血圧に代表される肺高血圧症のすべてにおいて, 右心不全の原因となる。膠原病関連の肺高血圧などでは原疾患の治療が第1となるが, 肺高血圧に関しての一般的な治療としては, エンドセリン受容体拮抗薬, ホスホジエステラーゼ5阻害薬, プロスタサイクリンなどの肺血管に選択性の高い3系統の血管拡張薬を使用することが多い。一部, 肺血栓塞栓性肺高血圧症(chronic thromboembolic pulmonary thromboembolism hypertension : CTEPH)などでは, バルーン拡張術・血栓除去術などの治療方法が普及してきており, 治療可能な肺高血圧の範囲が広がっているので診断が重要となってきている。

▶ 先天性心疾患

前項の肺高血圧症の範疇にある, 先天性心疾患に関連する肺高血圧もあるが, 先天性心疾患そのものが, 左-右シャントによる容量負荷(volume overload), 先天的異常による右室機能不全, 肺動脈弁狭窄による肺高血圧以外の後負荷増大, 手術後の拡張障害など, 前述の右心不全のすべての原因となりうる。

▶ 肺塞栓症

肺塞栓は急性期の病状であることもあり, 前述する肺高血圧の分類とは別に記することが多い。基本は後負荷の増大による右心不全で, 圧負荷の持続により機能低下も併発する。下肢の深部静脈血栓が遊離し, 肺動脈に詰まることが一番多いとされているので, 下肢静脈血栓の評価が必須である。

▶ 右室梗塞

急性心筋梗塞のなかでも, 特に右室灌流領域の枝まで侵されている場合に, 右室機能低下型の右心不全を来す。著明な肺高血圧, 肺塞栓症でも, 右室内圧上昇で心筋壊死が起こる場合は, 広義にはこちらに含めてよいと考える。実臨床では, II, III, aVF でのST上昇を伴う下壁心筋梗塞で, 右室胸部誘導でのV3R, V4RのST上昇を伴う場合に疑い, さらにニトログリセリンでの血圧低下などが起こる場合には右室梗塞とされる。

▶ 不整脈原性右室異形成症(ARVC)

循環器医でも遭遇する確率は低いが, ε 波で有名な疾患である。MRIでの右室脂肪沈着などを含む診断基準があるが, 臨床的に右室機能不全を認めた際に頭のなかに鑑別疾患として挙げるのがよいだろう。

▶ 右室拡張障害

心タンポナーデ, 収縮性心外膜炎などに代表される拡張障害の病態は, 右心の直接的問題ではないが, 右心不全病態を示す。収縮機能が保持されている右心不全病態では, これらの病態をしっかり想起する必要がある。

▶ 右室容量負荷

三尖弁閉鎖不全や前述の先天性心疾患などのように(左-右シャント, Fallot四徴症の肺動脈弁閉鎖不全)のように右室が容量負荷により拍出不全を伴っている場合もある。

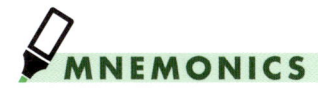

MNEMONICS

日本語

コンセプト

赤ちゃんが右のドアを叩いて開けようとするも疲れて
あきらめる様子。

語呂合わせ

<u>さ</u>ー<u>生後</u>8か月の赤ちゃん，<u>ハイハイで高い</u>とこから，
<u>そっと</u><u>右のドアをバンバン</u>叩くも<u>開かん</u>から疲れあき
らめて <u>Anime の DVD</u> 見た。

語呂の説明

ハイハイして右のドアを叩いてみたが，開かないので
あきらめた赤ちゃん。

医学的説明

さー＝左心不全
生後＝先天性心疾患
ハイハイで高い＝肺高血圧症
そっと＝肺塞栓症
右のドアをバンバン＝右室容量負荷
開かん＝右室拡張障害
Anime の DVD＝ARVC＝不整脈原性右室異形成症

英 語

語呂合わせ

Left[1] **Co**[2]**ps**[3, 4] **are**(**arr**)[5] **Right**[6-8]
（Left cops are right＝左の警察官たちは正しい）

1) **Left** cardiac failure：左心不全
2) **Co**ngenital：先天性心疾患
3) **P**ulmonary hypertension：肺高血圧症
4) **P**ulmonary embolism：肺塞栓症
5) **Arr**hythmogenic right ventricular cardio-
myopathy（ARVC）：不整脈原性右室異形成
症
6) **Right** ventricular infarction：右室梗塞
7) **Right** ventricular diastolic dysfunction：
右室拡張障害
8) **Right** ventricular overload：右室容量負荷

7 ショックの分類

望月宏樹, 水野 篤

解説

ショックは「主要臓器への循環障害」と定義される。通常は低血圧を伴うことが多く, 収縮期血圧が90 mmHg以下の場合を指す。しかし, 高血圧の既往のある患者の収縮期血圧が160 mmHgから100 mmHg以下に低下した場合でも,「主要臓器への循環障害」を来すことが十分に考えられ, この場合も「ショック」として対応すべきである。通常, ショックは病態生理から血液分布異常性ショック(distributive shock), 循環血液減少性ショック(hypovolemic shock), 閉塞性ショック(obstructive shock), 心原性ショック(cardiogenic shock)に分けられる。

▶ 敗血症

従来, 敗血症の定義は「感染によって発症した全身性炎症反応症候群(systemic inflammatory response syndrome : SIRS)」とされていたが, 近年の研究で, SIRSのみでは敗血症の病態を十分に反映していないとのことから, 2016年2月に新しい定義が提唱された。新定義では「感染症に対する制御不能な宿主反応によって引き起こされた生命を脅かすような臓器障害」となり, 臓器障害の指標としてSOFA score〔Sequential(Sepsis-related) Organ Failure Assessment score〕を用いることとなった。また, 敗血症性ショックの診断基準も変更となり,「適切な輸液負荷にもかかわらず, 平均動脈圧65 mmHg以上を維持するために循環作動薬が必要で, 血清乳酸値が2 mmol/L(18 mg/dL)より高いもの」とされ, 血清乳酸値が新たに追加された。

▶ 循環血液減少性ショック

出血や脱水などにより循環血液量が減少し, 低血圧をまねく。循環血液量が40%以上喪失して初めて血圧低下をまねくので, それまでに循環血液量減少の徴候を見逃さないことが大切である。頻脈や発汗, 不穏などがそのヒントとなる。

▶ 閉塞性ショック

緊張性気胸と心タンポナーデがこの代表である。緊張性気胸では胸腔内圧上昇による縦隔偏位の結果, 心タンポナーデでは心拡張の著しい制限による結果, 静脈還流障害が起こる。どちらも頸静脈の怒張が起こるのが特徴。治療は閉塞の解除(緊急での脱気や心嚢穿刺)である。

▶ 心原性ショック

心筋梗塞や心筋症など心臓のポンプ機能が低下し, 心拍出量が減少することで主要臓器への循環障害を来す。ショックでは通常, 頻脈であることが多いが, 心原性の場合は徐脈(特に右室梗塞など)を呈することがあるので注意が必要。徐脈となるショックの代表は心原性と神経原性。

▶ アナフィラキシー

敗血症と同様に血液分布異常性ショックの範疇に入る。詳細な病歴聴取で原因を特定すること。大量輸液と同時にアドレナリン0.3〜0.5 mgを大腿外側に筋注する。

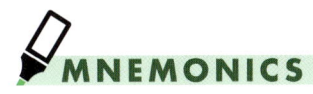
MNEMONICS

日本語

英語

▌コンセプト

試合に敗けてショックを受ける様子。

▌語呂合わせ

ジュンペイくん，試合で敗退，ショックで心が痛み，穴があれば入りたいくらいだ。

▌語呂の説明

ショックを受け，恥ずかしがる様子。

▌医学的説明

ジュンペイ＝循環血液減少性ショック，閉塞性ショック

敗退＝敗血症性ショック

心＝心原性ショック

穴＝アナフィラキシーショック

▌語呂合わせ

Hi(Hy)[1] D[2]O[3]C[4]!!

（Hi DOC（Doctor）!!＝やあ，ドクター）

1) **Hy**povolemic：循環血液量減少性
2) **D**istributive（sepsis, anaphylaxy）：血液分布異常性
3) **O**bstructive：閉塞性
4) **C**ardiogenic：心原性

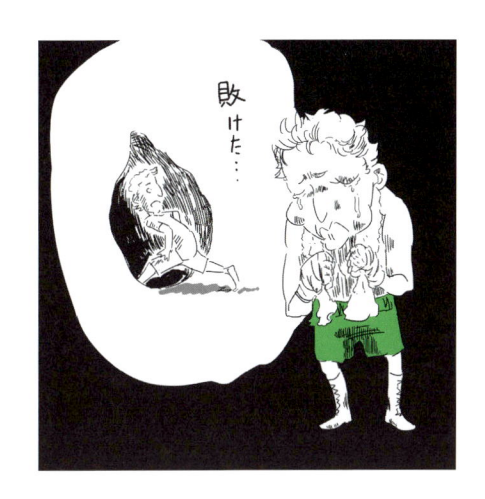

8 高血圧の原因

水野 篤

📖 解説

高血圧は心血管病のリスク因子としてあまりにも有名であり，非医療従事者にもよく知られている。診察室での測定値をもとに診断するのが基本であるが，近年は家庭血圧・自由行動下血圧などの重要性が強調されるようになってきている。ほとんどが本態性高血圧である。しかし，ある特定の原因による高血圧は二次性高血圧とされ，根本治療が可能なこともあるため鑑別を要する。ここでは，一般的な本態性高血圧の環境因子のほか，二次性高血圧も含めて鑑別疾患として例示する。

▶ 食塩過剰摂取

原因として有名であり，塩分制限で降圧効果があることもわかっている。特に，日本人で塩分摂取量が多いことは周知の事実である。尿中食塩排泄量は本原因かの1つの目安となる。

▶ 飲酒

アルコールは，常用でなければ血圧低下作用があるが，長期的には血圧上昇に寄与する。本原因であることを客観的指標で確認することは意外に難しく，病歴聴取により判断する。

▶ 肥満

肥満・体重増加は客観的指標で判断可能である。肥満は睡眠時無呼吸症候群（下記参照）にも影響するため，重要な環境因子と考えられている。

▶ 睡眠時無呼吸症候群

上記のとおり，肥満が関与している。心血管病の直接的な原因としても考えられている。睡眠ポリグラフィーを用いて診断する。

▶ 腎実質性高血圧

慢性腎不全は，高血圧の原因にも結果にもなりうるため，区別が難しい。高血圧の程度のわりに尿検査値と腎機能障害の程度が重度の場合や，加重型妊娠高血圧腎症がみられる場合などには本疾患を疑う。

▶ 腎血管性高血圧

腎実質性高血圧とは概念が異なり，腎動脈の狭窄・閉塞により起こる高血圧とされる。アンジオテンシン系の薬剤で腎機能障害が進行する可能性があり，疑いがある場合には注意する必要がある。逆に，これらの臨床経過があれば本疾患を疑う。MRIや超音波検査など画像検査を追加し，診断を確定する。

▶ 原発性アルドステロン症

二次性高血圧のなかで，特に手術での積極的加療が可能な疾患として有名な疾患である（高血圧の10%を占めるという報告すらある）。低カリウム，低マグネシウムで疑う。スクリーニング検査で，主に血漿レニン活性やアルドステロン濃度が異常である場合に機能確認と局在診断を行うことで診断が確定する。

▶ Cushing症候群

典型的な臨床所見（満月様顔貌や中心性肥満など）を認める。しかし，鑑別診断に挙がらなければ，診断が難しいことが多い。偶然にみつかる例が多い（副腎偶発腫瘍）ため，臨床所見に乏しくとも，評価を行う必要がある。高血圧患者ではあまりみられない印象がある。原発性アルドステロン症のように適切なスクリーニングがなく，精査する範囲が難しい。血中コルチゾール，ACTH（副腎皮質刺激ホルモン）の測定，デキサメタゾン抑制試験を行う。

▶ 褐色細胞腫

発作性高血圧などの特徴的な症状を呈する。疑い例では，カテコラミンとその代謝産物を測定し画像診断を行うことで，診断は比較的容易となる。

▶ 甲状腺機能亢進

比較的よく遭遇する。明らかな甲状腺腫大を認めなくとも，高血圧を呈することもある。TSH（甲状腺ホルモン）での評価が容易であるため，検査すれば，容易に診断できる。

▶ 血管性高血圧

主に血管炎（高安動脈炎など）を示す。大動脈縮窄がみられるが，他の血管炎所見からも疑う必要がある。定義上では，大動脈弁閉鎖不全・動静脈瘻などのhyperdynamic state も含まれる。ていねいな病歴聴取と身体診察が効果的である。

▶ 脳・中枢神経系疾患による高血圧

脳卒中が発症した後，血圧が上昇することはよくある。頭蓋内圧亢進（Cushing反応）もしくは頭側延髄腹外側野の周辺動脈による圧迫とされている。

▶薬剤性

非ステロイド系抗炎症薬（nonsteroidal anti-inflammatory agent：NSAID）による水分貯留や甘草による偽性アルドステロン症などのように，薬剤で血圧が上昇する可能性もあるので注意が必要である。すべての薬剤で，医原性疾患に注意を払う必要がある。

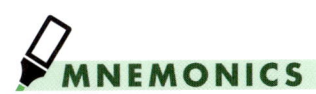

MNEMONICS

日本語

コンセプト

肥満男性が高血圧の薬を飲むイメージ。

語呂合わせ

<u>塩分取りすぎ</u><u>ぼっちゃり</u>の<u>じい</u>さん，<u>あー頭</u>，<u>くるし</u>いと高血圧の<u>薬</u>，<u>眠前</u>に飲む。

語呂の説明

太りすぎのおじいさんが，眠る前に高血圧の薬を飲む様子。

医学的説明

塩分＝食塩過剰摂取
ぼっちゃり＝肥満
じい＝腎実質性，腎血管性
あー＝アルドステロン症
頭＝中枢神経系疾患
くるしい＝ Cushing 症候群
薬＝薬剤性
眠前＝睡眠時無呼吸症候群

英　語

語呂合わせ

$S^{1)}m^{2)}a^{3)}r^{4)}t^{5)}$ $Pa^{6,7)}s^{8)}s^{9)}$ $C^{10)}o^{11)}r^{12)}d^{13)}$

（Smart pass cord＝スマートパスコード）

1) Excessive **s**alt intake：食塩過剰摂取
2) **M**elanocytoma：褐色細胞腫
3) **A**lcohol：アルコール
4) **R**enal parenchymal hypertension：腎実質性高血圧
5) Hyper **t**hyroidism：甲状腺機能亢進症
6) **P**rimary **a**ldosteronism：原発性アルドステロン症
7) **A**ngiitis：血管炎（血管性高血圧）
8) **S**leep apnea syndrome（SAS）：睡眠時無呼吸症候群
9) **S**troke（cerebral / central nervous system diseases）：脳卒中（脳・中枢神経系疾患による高血圧）
10) **C**ushing syndrome：Cushing 症候群
11) **O**besity：肥満
12) **R**enovascular hypertension（RVHT）：腎血管性高血圧
13) **D**rug-induced：薬剤性

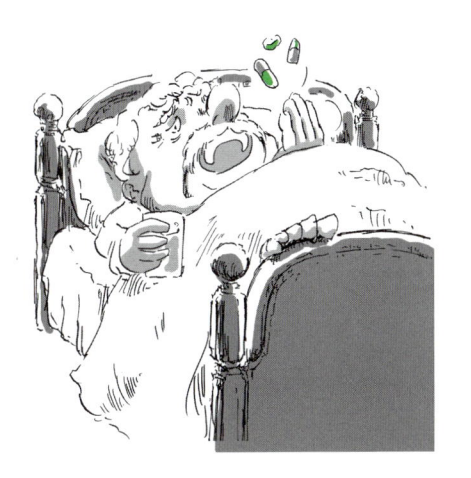

PART II 呼吸器疾患

9 肺腫瘍（悪性＋良性）の種類

喜舎場朝雄

解説

この章では，肺腫瘍のなかで，主に肺がんと良性腫瘍である過誤腫について解説する。肺がんは喫煙歴のある高齢男性にみられることが多い。20年以上の喫煙歴がある40歳以上の男性の胸部単純写真で，径30 mm以上の腫瘤がある場合に強く疑う。喫煙が強く関与する組織型は扁平上皮がんと小細胞がんでいずれも50 pack-year以上の重喫煙者に多い。一方，腺がんは非喫煙者の女性に多い。すべての肺がんを疑う患者において悪性腫瘍の家族歴は聞いておくべきである。

▶ 腺がん

肺がんのなかで最も多い組織型で，日本では非喫煙者の女性に多く，時に配偶者からの受動喫煙が原因のこともある。一般に肺野の末梢に生じやすく，健康診断で胸部異常陰影として発見されることが多い。日本での胸部CTの発達で，他疾患の経過観察中に偶然発見されることもある。女性で胸部CTでスリガラス陰影として認識される場合には，陰影の径の大きさと家族歴，喫煙歴などのリスク因子などを加味して精査に踏み切るかを検討する。径が10 mm以下でリスク因子がない場合には1か月，3か月と経過を追ってフォローし，サイズの増大があれば肺がんを疑って生検を考慮する。腺がんの場合にはさまざまな臓器の原発の可能性があり，必要に応じて，上部および下部消化管を評価，女性の場合には，乳房や卵巣などに関して評価が求められる場合がある。また，腺がんは原発巣が径20 mm以下で小さくても，脳や骨などの多発転移をすでに来している場合があり，けいれんや脳梗塞様の半身麻痺，新しい腰痛，胸痛などがあればCTやMRIなどで確認する。さらに，がん性胸膜炎や心膜炎を来すことが多く，高齢者で血性の滲出性胸水の患者をみた場合には可能性が高くなる。がんに伴う大量の胸水があっても，安静では呼吸困難が軽い場合や酸素必要量が多くない症例では，まず診断をつけるための胸腔穿刺にとどめる。急速に胸水を一度に1 L以上抜くと，再膨張性肺水腫のリスクが高くなる。

▶ 扁平上皮がん

高齢男性の重喫煙者に多く，気道の中枢に病変がある

ことが多い。したがって，20年以上の喫煙歴のある40歳以上の男性が血痰を主訴に来院したら，胸部単純写真で明らかな異常陰影がなくても，一度は気管支鏡を施行すべきである。このがんでは，中枢気道を閉塞して分泌物が加わると，閉塞性肺炎を起こすことがしばしばあり，間欠的な熱がみられて他に感染源がない場合には疑って，嫌気性菌などを狙った抗菌薬を投与する。扁平上皮がんはリンパ節腫脹もよく伴い，気管前リンパ節が腫脹すると，喘鳴を伴って気管支喘息と似通った症状を呈することがあり，喫煙歴があるステロイド反応不良の喘鳴がみられる患者では，肺がんも鑑別疾患に挙げるようにする。腺がんと対照的に，どちらかというと，局所で腫瘍が増大していくことが多く，気管レベルから主気管支レベルで狭窄が高度になった場合には，生活の質（quality of life：QOL）を改善する目的で気管ステントの適応になる場合がある。

▶ 非小細胞がん

腺がんと扁平上皮がんを合わせて非小細胞がんと呼ぶが，右肩の痛みや上肢の感覚障害を訴える場合には，肺尖部の腫瘍が腕神経叢に浸潤したPan coast型腫瘍の症状のことがあり，喫煙者でこのような訴えがあれば，胸部単純写真をきちんと評価する。

▶ 小細胞がん

もっぱら喫煙者に多く，しかも喫煙指数が高いほど，可能性が高くなる。診断時には，約60％の患者ですでに脳転移があるといわれており，進行が速く全身性の悪性疾患といってよい。肺の中では中枢部に出来ることが多く，転移しやすい部位として，脳，骨，肝臓，副腎などが挙げられる。常に新しい症状や全身の評価に気を配ることが必要になる。扁平上皮がんとともに上大静脈症候群を来すことがあり，顔面および頸部腫脹・前胸部の表在静脈の怒張・片側の上肢の腫脹などがみられる場合には疑って，胸部造影CTも検討する。

▶ 過誤腫

中年の男性にやや多く，健診で発見されることが多い。典型例では胸部CTで内部にポップコーン様の石灰化がみられる。治療管理は基本的に経過観察のみでよいことが多いが，まれに腫瘍が増大する場合があり，切除対象になる。

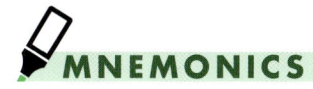

MNEMONICS

日本語

コンセプト

喫煙者が中心にいてその周りに男性と女性がいる状態。

語呂合わせ

転院ばかりする小さな人と年寄りの変な男性が，タバコを吸いながら中心に集まったために，「タバコは吸いません」と宣言した女性は奥へ追いやられた。それを見ていた籠を持った良心的な中年の男性は何もせず，その経過をみていた。

語呂の説明

喫煙者が中心（中枢）へ集まり，非喫煙者の女性が奥（末梢）へ行き，その経過を中年男性が見ているイメージ。

医学的説明

転院＝転移
小さな人＝小細胞がん
変な＝扁平上皮がん
中心＝中枢
宣言＝腺がん
奥＝末梢
籠＝過誤腫
良心的な＝良性
経過をみていた＝経過観察

英　語

語呂合わせ

A[1)]sk (Sq)[2)] Small[3)] Ham[4)]
（Ask small ham＝小さなハムをお願いする）

1) Adenocarcinoma：腺がん ┐非小
2) Squamous cell carcinoma：扁平上皮がん ┘細胞がん ┐悪性
3) Small cell carcinoma：小細胞がん ┘
4) Pulmonary hamartoma：過誤腫 ┐良性

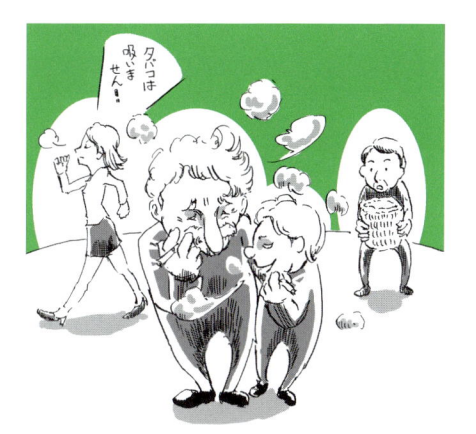

10 低酸素血症の原因

喜舎場朝雄

🔍 解説

低酸素血症は血液ガス分析で酸素分圧が低下している状態を指す。酸素分圧が 60 mmHg 未満の状態を呼吸不全と呼ぶ。低酸素血症が慢性的にある場合には体が適応し，臨床症状としては労作時の軽度の呼吸困難程度にとどまる。一方，急性の経過で低酸素血症が生じてきたときには，強い息切れ，動悸，発汗などの交感神経刺激症状が前面に出てくる。高度になると，舌や口唇の色調の変化などの中心性チアノーゼを伴う。原因として生理学的に5つの機序に分類される。

▶ 換気血流不均等

日常診療で最も多く遭遇する病態で，通常，血流は保たれるが，主に換気が侵される状態である。具体的な疾患としては，気管支喘息の発作で不均一に気管支れん縮が生じている場合があり，診断したら，気管支拡張薬で換気低下をすみやかに改善して血流とマッチングさせると，低酸素状態は是正される。また，特に細菌性肺炎で大葉性の形をとる場合にも，炎症の強い肺胞領域で換気が著しく低下すると血流とのバランスが悪くなり，酸素分圧が低下する。さらに，脳梗塞後遺症，神経変性疾患，認知障害，大酒家，鎮静薬や睡眠導入薬，抗精神病薬抗けいれん薬などを内服中の患者では，咳嗽反射が弱く，感染症を来すと比較的太い気道に分泌物が貯留し，胸部画像所見が軽微でも低酸素血症を呈することがある。さらに，うっ血性心不全では，肺胞レベルにまで及ぶ肺水腫を来すと換気血流の不均等が顕在化するので，診断しながら全身の水分バランスを評価して治療を同時進行させることが肝要である。

▶ シャント

肺胞で換気が十分に行われない状況で血流が素通りして十分な酸素化が行われないで心臓に還流する病態。無気肺や急性呼吸促迫症候群でみられる。

▶ 拡散障害

これはガス交換を司る領域で障害がある場合に生じる。代表的な疾患として間質性肺炎があるが，肺胞隔壁が病的に肥厚していると，拡散能が低下して低酸素血症につながる。健常人では大気から吸入した酸素は肺胞に取り込まれ，0.25秒前後で肺胞隔壁に存在する毛細血管に受け渡されて，全身にすみやかに酸素が行き渡るが，間質性肺炎で隔壁の肥厚がある場合には，肺胞から毛細血管まで酸素が到達するのに0.75秒もかかるため，心臓に不十分な量の酸素しか送られずに低酸素状態が持続する。

これらの3つの機序による低酸素血症では，血液ガス分析での肺胞気動脈酸素分圧の較差が開大する。肺胞気動脈酸素分圧の正確な値は室内気での値であることに留意する。

▶ 肺胞低換気

これは肺胞レベルでの換気が低下するメカニズムで生じ，血液ガス分析での肺胞気動脈酸素分圧の較差が開大しないことがポイントである。具体例として，先天性の肺胞低換気症候群，肥満低換気症候群，慢性閉塞性肺疾患で高炭酸ガス血症によるナルコーシス，神経変性疾患，過鎮静などによる換気低下などが挙げられる。この病態では，低換気の理由を突き止めることが重要で，急性期には鼻マスクによる非侵襲的陽圧換気により換気の補助が必要になる。これらの患者では，もともと二酸化炭素の値が高いことが多い。患者の呼吸状態，血液ガスでは pH をモニターして7.35以上程度に徐々に戻していくことが大切である。二酸化炭素分圧の正常化のみを目標にすると，呼吸性アルカローシスの状態を来し，気道れん縮やけいれんのリスクが高まるので注意を要する。薬剤が換気低下の理由になることも多く，高齢者での睡眠導入薬，抗けいれん薬を複数内服している患者，抗精神病薬を多数内服中の患者などでは，急性期の管理後，薬剤の整理をすることがその後の予防につながる。

▶ 吸入気酸素濃度の低下

これは具体的には，高度 2,000 m 以上の地域に居住している人などでは，大気の酸素濃度が低い状態に体が適応しているので，酸素分圧が低いことが多く，pH と本人の呼吸状態などをみて総合的に判断する。

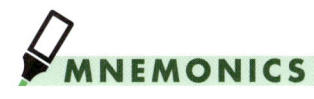

MNEMONICS

日本語

コンセプト

感極まり，低酸素状態になった人。

語呂合わせ

低予算が原因で感極まり，ちゃんと「格さん」，「ハイホー」とも叫べず，酸素が足りなくなる。

語呂の説明

低予算のため感極まり，嗚咽して酸素が足りなくなるイメージ。

医学的説明

低予算＝低酸素血症
感極まり＝換気血流不均等
ちゃんと＝シャント
格さん＝拡散障害
ハイホー＝肺胞低換気
酸素が足りなくなる＝吸入気酸素濃度の低下

英　語

語呂合わせ

$V^{1)} S^{2)} D^{3)} A^{4)} f^{5)}$

（VSD：心室中隔欠損症と Af：心房細動）

1) **V**entilation perfusion ratio mismatch：換気血流量不均等
2) **S**hunt：シャント
3) **D**iffusion disturbance：拡散障害
4) **A**lveolar hypoventilation：肺胞低換気
5) Decrease of **F**iO_2(fraction of inspired oxygen)：吸入気酸素濃度の低下

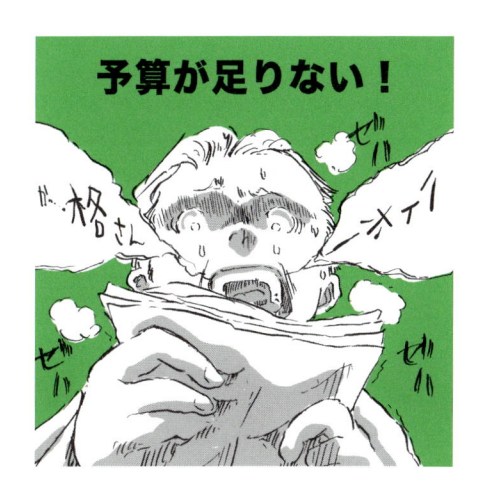

予算が足りない！

11 慢性閉塞性肺疾患の診断基準

喜舎場朝雄

解説

慢性閉塞性肺疾患は，日本では95%前後が喫煙が原因で，残りの5%ほどが大気汚染，受動喫煙，遺伝性のものとなる。したがって，喫煙歴をしっかりと問診することが出発点である。一般に，男性では30 pack-year以上，女性では20 pack-year以上で慢性閉塞性肺疾患になる可能性が出てくる。一般外来では，慢性の息切れと湿性咳嗽に喫煙歴を組み合わせて疑う。息切れに関しては，modified Medical Research Council(mMRC) Breathlessness Scaleで表現するのが世界の標準で，日本でよく用いられるHugh-Jones分類による表現は推奨されない。このスケールは，0〜4の5段階で表現されるが，「患者への問診では駐車場から病院玄関まで何回休むか」など身近な具体的な例を挙げて質問して，どの段階かに置き換える。咳嗽については喀痰をよく伴うか毎日のようにあるか，など質と量，頻度などを聞くようにする。慢性閉塞性肺疾患の患者は，どちらかというと午前中に喀痰が多く，進行して気管支拡張症を伴ってくると喀痰の量が増え，膿性化する傾向が出てくる。また，体重の変化はとても重要で，体重減少と息切れの進行も疑うポイントとなる。

▶診断基準

スパイロメトリーで，気管支拡張薬吸入後の1秒量(forced expiratory volume in 1 second：FEV_1)/努力肺活量(forced vital capacity：FVC)で算出される1秒率が70%以下の場合に，慢性の気流制限があると判断され，慢性閉塞性肺疾患の確定診断となる。測定する場合には，慢性で安定していることが条件であり，急性増悪や肺炎を起こした場合には，最低でも1か月以上，臨床状態が安定した後に測定することが正しい診断につながる。また，1秒率が低下する疾患として，他にも気管支拡張症，細気管支炎，一部のびまん性肺疾患などがあるので，総合的に判断する。次に，重症度は，FEV_1の実測値を年齢，性別，体格から導かれる予測値で割った%FEV_1で層別化する。Stage 1は%FEV_1が80%以上，Stage 2は50%≦%FEV_1<80%，Stage 3は30%≦%FEV_1<50%，Stage 4は%FEV_1<30%となる。Stage 2以上で慢性の息切れがある患者では，長時間作動型のムスカリン受容体拮抗薬やβ受容体刺激薬などの気管支拡張薬を導入する。重症度に応じて，気管支拡張薬の合剤なども検討する。Stage 2の群は，経時的に肺機能をモニターすると，1秒量の減少が速いともいわれており，時間軸も意識してフォローすることが大切となる。また，慢性閉塞性肺疾患自体が，喫煙と独立して肺がんのリスク因子となることもわかってきている。Stage 2の段階で合併することも多く，注意を要する。慢性閉塞性肺疾患に伴う肺がんは比較的上肺野の縦隔寄りに発生することが多く，胸部単純写真を読む際に注意する。Stage 3以上の重症群では，急性増悪が多くなり，入院を必要とすることも多くなるので，冬季のインフルエンザワクチンや肺炎球菌ワクチンの定期接種などの予防対策もしっかりと行っておく。Stage 4の群では，気管支拡張症の合併も多くなり，緑膿菌感染が増えてくるので，入院を要する増悪では，喀痰塗抹をしっかりと評価しながら，緑膿菌の関与にも気をつける。慢性閉塞性肺疾患に定期薬として吸入ステロイドを使用していると肺炎の頻度が増えるので，そのような症例では，気管支拡張薬主体の治療への変更も考慮する。

　診断してからは，息切れ，咳嗽などの患者の日常生活への影響を生活行動範囲，食欲，睡眠状況など多角的なアプローチで問診し，同居している家族などからも情報を得て治療戦略を練っていく。合併症として，肺がん，気管支拡張症以外に睡眠時無呼吸症候群も多く，問診で日中傾眠，早朝の頭痛，倦怠感，夜間頻尿，いびき，実際の無呼吸の家族の目撃などの有無を確認する。古典的にいう痩せ型の肺気腫型では，body mass index(BMI)が徐々に低下してくることがよくあり，BMIの低下と予後は逆相関する。一方，青ぶくれ型の慢性気管支炎タイプでは，気管支拡張症の合併による感染症の増加，肺性心の進行による息切れ，体重増加，顔面および足首の浮腫などの悪化に気をつける。また，慢性閉塞性肺疾患では，男女を問わず骨粗鬆症の合併が多く，重症度が上がると，うつの合併も多くなるので全身性疾患と認識して管理することが重要である。

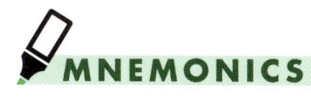

MNEMONICS

日本語

コンセプト

スパイが逃げ惑う様子。

語呂合わせ

<u>慢性に閉塞</u>した部屋においては，<u>薬を吸った後のスパイ</u>であっても，<u>1 秒間に 70% 以下</u>の確率でしか逃げ切ることができない。しかも息切れすると，<u>ムスッ</u>として，<u>アッカンベー</u>をする症状が現れるという。

語呂の説明

閉め切られた部屋においては，さすがのスパイでも逃げ切れないイメージ。

医学的説明

<u>慢性に閉塞</u>＝慢性閉塞性肺疾患
<u>薬を吸った後のスパイ</u>＝気管支拡張薬吸入後のスパイロメトリー
<u>1 秒間に 70% 以下</u>の確率＝1 秒率が 70% 以下
<u>ムスッ</u>として＝ムスカリン受容体拮抗薬
<u>アッカンベー</u>＝β 受容体刺激薬

英　語

語呂合わせ

Golden[1] **Ratio**[2] **7**[3] · **Volume**[4]−**infinite**(∞*)
(8)[5,6] **hive(five)**[7] **tree(three)**[8]
（Golden ratio 7 · volume−infinite hive tree＝黄金比は 7・量が無限大のミツバチの巣の木々）

1) **Gold** guideline：COPD のゴールド基準
2) FEV_1%（**Ratio**）：1 秒率
3) FEV_1%≦70%
4) %FEV_1（**Volume**）：%1 秒量
5) %FEV_1≧80%
6) 80%＞%FEV_1≧50%
7) 50%＞%FEV_1≧30%
8) %FEV_1＜30%

＊ 8 を 90 度回転したものとして。

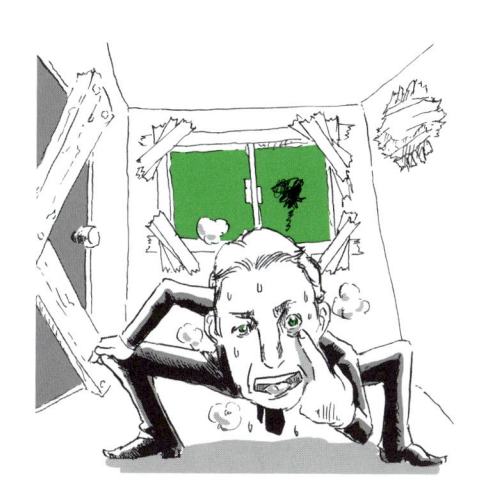

12 市中肺炎の原因病原体

喜舎場朝雄

解説

肺炎は、発症した患者の状況で分類すると、一般市中で発生する市中肺炎が代表的な群になる。まず、最初に肺炎の診断について述べる。呼吸器感染症を示唆する発熱、咳嗽、呼吸困難、胸痛などに加えて、胸部聴診で主として片側に crackles を聴取し、胸部単純写真で新しい浸潤影がある場合に、総合的に肺炎と診断される。市中肺炎では、一般に約半数のみで原因微生物が判明するといわれており、主な病原体について臨床所見なども合わせて解説する。

▶ 肺炎球菌肺炎

市中肺炎で最も多い原因菌で、筆者の所属する病院のデータでも約 35% の原因となっている。臨床経過が速いのが特徴で、典型的には、突然の悪寒戦慄と高熱のみで救急室を受診する場合があり、1 回のみの戦慄が多い。また、湿性咳嗽がある場合には、鉄錆色と表現される喀痰の色が特徴である。さらに、胸膜直下に病巣をつくるのを好むことから、胸膜刺激痛を訴える場合があり、胸痛を伴う場合に問診で呼吸との関連を確認することが診断の糸口になる。身体所見では、胸部聴診で吸気全般の crackles が聴かれたり、大葉性肺炎になると呼気の音が顕著になる(bronchial breathing と呼ばれる)場合がある。慢性閉塞性肺疾患の急性増悪の原因として 2 番目に多く、慢性心不全や透析患者、インフルエンザウイルス罹患後の肺炎の原因としても比較的多い。軽症肺炎からショック、高度の呼吸不全など多臓器不全を来す重症肺炎まで、さまざまなレベルの肺炎を来す。特に、大酒家や妊娠後期の肺炎球菌肺炎は重篤になることがあり、注意深く観察する。

▶ インフルエンザ桿菌肺炎

市中肺炎のなかで 2 番目に多い原因である。臨床経過は先行するウイルス感染の後に湿性咳嗽、発熱などを呈して受診することが多く、肺炎球菌に比べて数日から 1 週間前後の経過をたどることが多い。リスク因子として、喫煙、インフルエンザウイルス、肺がん、気管支喘息、液性免疫の低下する骨髄腫などが挙げられる。慢性閉塞性肺疾患の急性増悪の原因の第 1 位のことが多い。身体所見では、片側の coarse crackles を聴取することが多い。胸部単純写真では多発の区域に気管支肺炎を生じることが多く、胸部 CT まで撮影すると、気道散布性結核と似通った所見を呈する

ことが多い。治療管理では最近、抗菌薬の感受性からの分類で、βラクタマーゼ陰性で、アンピシリン抵抗性のβラクタマーゼ非産生アンピシリン耐性(β-lactamase non-producing ampicillin resistant strain:BLNAR)と呼ばれる耐性のインフルエンザ桿菌が同定される場合があり、治療開始後の経過と感受性を照合して治療方針を確認する。

▶ モラキセラ肺炎

モラキセラ・カタラリス(*Moraxella catarrhalis*)が原因菌で、インフルエンザ桿菌肺炎と同様に、先行するウイルス感染の後に、湿性咳嗽、微熱などを主訴に受診することが多い。喀痰は肉眼的に膿性なことが多く、典型例では喀痰は洗濯物の生乾きのにおいがすることがある。リスク因子として、慢性閉塞性肺疾患、慢性副鼻腔炎、高齢などが挙げられ、慢性閉塞性肺疾患急性増悪の原因の第 3 位である。胸部聴診所見は軽い coarse crackles のことが多い。胸部単純写真では、区域に沿った気管支肺炎のパターンを示すことが多い。重症化することはまれである。

▶ マイコプラズマ肺炎

非定型肺炎の代表的な微生物である。若年の健常人に生じることが多く、特に学童期に多く、学校内での集団発生、子どもから親への家族内感染がしばしばみられる。経過は 3 日以内から 1 週間以上までさまざまで、典型例では、39℃ を超える高熱と乾性咳嗽が特徴である。咳嗽は頑固で夜間に強い傾向がある。聴診では、ごく軽微な吸気終末の crackles を聴取するか全く正常のことが多く、胸部単純写真の陰影と乖離する。時々、皮疹、関節痛などの肺外症状を伴うことがあり、全身の丹念な診察が必要である。治療はマクロライド系の経口の抗菌薬が第 1 選択で、投与後 3 日以内に、すみやかに全身状態の改善が得られることが多い。

▶ レジオネラ肺炎

頻度は高くないが、重症市中肺炎の原因となる。経過は 5 日以内の比較的急性なことが多い。リスク因子として、喫煙、腎不全、ステロイドや生物学的製剤の投与などがある。感染経路として 1 か月以内の温泉、24 時間風呂、噴水やスプリンクラーなどへの接触、庭いじりなどが挙げられる。リスク因子があり高度の呼吸不全を呈した市中肺炎では、積極的に疑って適切な全身管理を行う。身体所見では、吸気終末の crackles が聴かれる。肺外症状として、下痢、意識

障害がみられることがある。第1選択の抗菌薬としては，マクロライド系とキノロン系が代表的であるが，日本の結核の発生状況を考えると，結核に部分的に効くキノロンはとっておいて，アジスロマイシンを選んでもよいと考える。

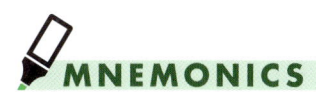

MNEMONICS

日本語

コンセプト

市中で逃げ惑う様子。

語呂合わせ

市中では肺炎の球が猛威をふるい，1つも楽観できない。いざというときのためにマイ・ラジオを持ち歩く。

語呂の説明

肺炎の球が猛威をふるっているため，自分のラジオを持って逃げるイメージ。

医学的説明

市中＝市中肺炎
肺炎の球＝肺炎球菌肺炎
猛威をふるい＝インフルエンザ桿菌肺炎
1つも楽観できない＝モラキセラ肺炎
マイ＝マイコプラズマ肺炎
ラジオ＝レジオネラ肺炎

英　語

語呂合わせ

S[1]m[2]i[3]le[4] My Cop[5]
（Smile my cop＝笑顔の私の警察官）
1) *Streptococcus pneumoniae*：肺炎球菌
2) *Moraxella catarrhalis*：モラキセラ
3) *Haemphilus influenza*：インフルエンザ桿菌
4) *Legionella pneumophila*：レジオネラ
5) *Mycoplasma pneumoniae*：マイコプラズマ

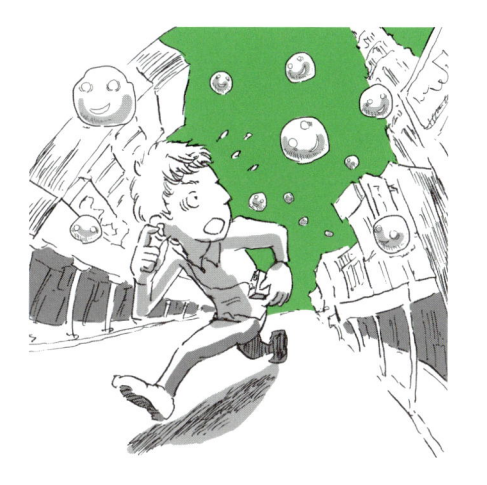

13 医療介護関連肺炎の原因病原体

喜舎場朝雄

解説

医療介護関連肺炎は，日本呼吸器学会の定義では，療養型病院または施設入所中，90 日以内に入院歴がある，performance status（PS）が 3 あるいは 4 のレベルの高齢者や障害のある患者，透析，長期の抗菌薬の静注，抗がん剤の投与，免疫抑制剤内服中，90 日以内に 2 日以上の抗菌薬の投与歴がある患者の肺炎，と定義される。背景として，脳血管障害の既往，神経疾患，認知障害などで嚥下機能や咳嗽反射が低下している患者，胃瘻が造設されている患者などが多い。以下に当院でのデータをもとに頻度の多い原因菌別に述べる。

▶ 肺炎球菌

医療介護関連肺炎といえども，ていねいに問診し，喀痰が得られれば，グラム染色も施行することでより原因菌を絞ることが可能である。肺炎球菌は原因として最も多い可能性がある。市中肺炎における肺炎球菌よりは発症形式が緩やかにみえる場合があり慎重に判断する。胸部単純 X 線写真では，気管支肺炎の形をとることが多い。医療介護関連肺炎の患者は，抗菌薬の曝露歴が多く，耐性菌を保持している可能性がある。初期治療は第 3 世代のセファロスポリン系の抗菌薬やβラクタム系にアレルギーがある場合には，バンコマイシンを腎機能に注意しながら投与する。ただし，喀痰の培養で肺炎球菌の感受性が良好な場合には，より狭域なペニシリン系の抗菌薬に変更することが将来の耐性菌の発生の予防になる。

▶ インフルエンザ桿菌

臨床経過は 1 週間以内のことが多く，喀痰のグラム染色を施行することで，より正確に原因菌を予想することができる。医療介護関連肺炎では，βラクタマーゼ非産生アンピシリン耐性（β-lactamase non-producing ampicillin resistant strain：BLNAR）に代表される耐性菌が原因の可能性を加味して，初期治療では，第 3 世代のセファロスポリン系の抗菌薬を投与することが多い。

▶ 嫌気性菌

基礎疾患として，中枢神経疾患，神経変性疾患などの嚥下機能が低下する疾患が挙げられ，かつ口腔内の衛生状態が不良の患者が多い。したがって，多数の嫌気性菌が原因となり，喀痰のグラム染色でいわゆる polymicrobial と呼ばれる多菌種の菌がみられることがある。患者は自分で喀痰を排出することができないため，中枢気道に分泌物が貯留し，前胸部の触診で"rattling"と呼ばれる吸気時の波動を手掌で確認することができる。rattling が陽性の部位での聴診所見は，rhonchi と呼ばれる低調な連続性雑音が聴取されることが多い。

▶ 肺炎桿菌

施設入所患者では，肺炎桿菌に代表される腸内細菌が口腔内に常在して，時に誤嚥されて肺炎の原因菌となることがある。喀痰培養から腸内細菌が同定される場合には，九州（沖縄など）に多くみられる成人 T 細胞ウイルスのキャリアが糞線虫を体内に保持していることがあるので，便の幼虫を確認すること。初期治療では第 3 世代のセファロスポリン系の抗菌薬を投与することが多いが，感受性結果をみて，必要に応じて第 2 世代セファロスポリン系などへ切り替えることも考える。

　医療介護関連肺炎の患者は，嚥下，咳嗽反射が低下していて肺炎を繰り返すことが多いので，予防戦略が重要である。日本でエビデンスの出ている施設入所中の高齢者での肺炎球菌ワクチンの接種，毎年のインフルエンザワクチンの接種は必須である。また，特に大脳基底核領域の脳梗塞の既往がある場合には，イミダプリル（タナトリル®）やエナラプリルなどのアンジオテンシン変換酵素（angiotensin-converting enzyme：ACE）阻害薬が肺炎の予防に有効との日本でのエビデンスがある。また，入院でみる場合には，日中は枕を高くして 30 度前後の高さを維持して，可能な限り誤嚥の頻度を減らす姿勢を保つことが重要である。また，抗菌薬の投与だけでなく，病棟で嚥下評価を行いながら，頬粘膜の刺激などの嚥下訓練も同時並行で行ったり，舌ブラシを用いた口腔内のケアなどを行ったりすることも，その後の肺炎予防という観点で大切な管理のポイントである。さらに，嚥下機能の低下に結びつくような過剰な睡眠導入薬，抗精神病薬の使用，投与意義の不明瞭なプロトンポンプ阻害薬，5 つ以上の投薬（polypharmacy と呼ばれる）がある場合には，薬剤の整理も必要である。医療介護関連肺炎では，特に現在の対応のみならず肺炎を繰り返さないという意味からも，予防対策も考慮することが肝要である。

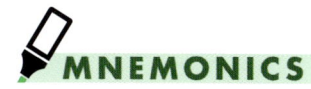

MNEMONICS

日本語

コンセプト

介護ストレス。

語呂合わせ

介護のときも肺炎の球が猛威をふるい，嫌気がさすが，やっぱり肺炎はあかん。

語呂の説明

介護のときも肺炎の球が猛威をふるうイメージ。

医学的説明

介護＝医療介護関連肺炎
肺炎の球＝肺炎球菌
猛威をふるい＝インフルエンザ桿菌
嫌気がさす＝嫌気性菌
肺炎はあかん＝肺炎桿菌

英　語

語呂合わせ

$S^{1)}h^{2)}a^{3)}k^{4)}(e)$

（Shake＝シェイクする）

1) *Streptococcus pneumoniae*：肺炎球菌
2) *Haemphilus influenzae*：インフルエンザ桿菌
3) *A*naerobes：嫌気性菌
4) *K*lebsiella pneumoniae：肺炎桿菌

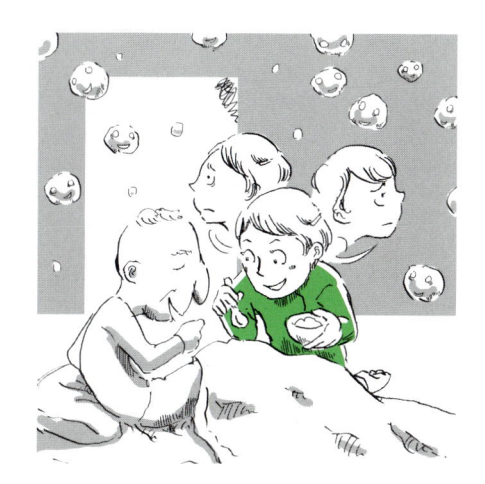

14 肺高血圧症

喜舎場朝雄

📖 解説

肺高血圧症の定義は平均肺動脈圧が 25 mmHg 以上で肺静脈楔入圧が 15 mmHg 未満であることである。診断のゴールドスタンダードは心臓カテーテルであるが，施行が困難な場合には，心臓超音波（心エコー）で代用する場合がある。臨床症状としては，労作時呼吸困難，失神，易疲労感，胸痛，右季肋部痛，下腿浮腫などが挙げられる。経過としては，月単位の亜急性から慢性のことが多い。肺高血圧症患者の呼吸困難のレベルは，世界保健機関（World Health Organization：WHO）の分類が有名で，1～4 までの4段階で評価する。4 は身の回りのことをするだけでも苦しい最重症のレベルであり，臨床試験で治療効果判定をする場合にも大切な指標となる。身体所見では，頸部での頸静脈の怒張，胸部触診で胸骨近傍で右室の拍動が触れる parasternal heave，聴診における胸骨第 3～第 4 肋間左縁での Ⅱ 音の亢進がみられ，胸骨近傍での吸気で増強する汎収縮期雑音が聴かれる。腹部所見では，肝腫大，右季肋部痛，四肢での下腿浮腫，特に足首の浮腫がみられることがある。前脛骨部の浮腫はうっ血を反映して slow edema が多い。心電図では，右軸偏位，前胸部誘導の V_1～V_2 での R 波の増高などがある。血液検査では，慢性の低酸素血症を反映した多血症，右室負荷による BNP（brain natriuretic peptide：脳性ナトリウム利尿ペプチド）の上昇がみられ，強皮症関連の肺高血圧では，ヒト脳性ナトリウム利尿ペプチド前駆体N端フラグメント（N-terminal pro-brain natriuretic peptide：NT-proBNP）が上昇する。肺高血圧患者での酸化ストレスに伴う高尿酸血症などが主な異常所見として挙げられる。肺機能では拡散能の有意な低下が特徴で，他の項目に比べ突出して低下していることが多い。6 分間歩行試験も疾患の進行を推し量るうえでは有用な検査で，6 か月以上間隔をあけて歩行距離が 50 m 以上減少している場合は，予後不良の徴候である。以下に WHO の最新のニース分類に従って 5 つの群別に解説する。

▶ Group 1

肺動脈性肺高血圧が本態で，古典的に若年女性に多いといわれてきた原発性肺高血圧に代表されるが，最近は高齢者でも原因不明の肺高血圧が多い，との報告がある。この疾患は最近，開発されてきた肺高血圧特異的な治療薬で予後が改善されてきており，診断後，重症度判定をしっかり行って適切な治療を提供すること

が重要である。主な治療薬としては，エンドセリン拮抗薬，ホスホジエステラーゼ阻害薬，プロスタサイクリン系があり，さらに新規の薬剤でグアニレートシクラーゼ刺激薬も注目を浴びている。その他に，強皮症に代表される膠原病関連もこの群に入り，原発性ほどの劇的な効果は得られないものの，早期からの積極的な治療介入で予後が改善してきている。強皮症，全身性エリテマトーデス，混合性結合組織病などでは，肺高血圧の出現に注意する。その他に，ヒト免疫不全ウイルス（human immunodeficiency virus：HIV）関連や遺伝性，日本住血吸虫症などがある。

▶ Group 2

弁膜症，心筋症，虚血性心疾患などの循環器疾患による後毛細血管由来の肺高血圧に代表される。治療は原疾患の管理で，心機能の改善，安定化が標準的な治療戦略となる。強皮症の肺高血圧では，肺静脈閉塞による肺高血圧も合併することがあり，病態としてはこの群の機序と似通ったものになる。

▶ Group 3

慢性閉塞性肺疾患，間質性肺炎，肺結核後遺症，気管支拡張症，閉塞型睡眠時無呼吸症候群などの慢性の呼吸器疾患に伴う右心負荷による肺高血圧である。この群では，肺高血圧特異的な治療は一般に無効で，原疾患の進行する低酸素血症をいかに防ぐかが重要となる。慢性閉塞性肺疾患や間質性肺炎では，診断したら治療適応を見極め，経過を丹念にたどり，疾患の進行を抑制する治療戦略を立て，在宅酸素療法の適応レベルまで進行した場合には，すみやかに酸素療法を導入する。また，閉塞型睡眠時無呼吸症候群は，診断が遅れると突然死や肺高血圧の進展につながる。疑った場合には，早めにポリソムノグラフィーを施行して，迅速な診断をして鼻マスクによる持続気道陽圧（continuous positive airway pressure：CPAP）を導入することで，肺高血圧の改善も期待できる。

▶ Group 4

慢性肺血栓塞栓性肺高血圧で肺塞栓を生じた患者の数％にみられ，胸部造影 CT や換気血流シンチグラフィーで診断する。中枢部に血栓がある場合には，血栓摘出術の適応である。末梢の肺動脈の多発血栓がある場合には，肺動脈バルーン術や最近は内服薬で保険収載になった薬剤もある。

▶ Group 5

サルコイドーシス，肺リンパ脈管筋腫瘍，ランゲルハンス細胞組織球症，溶血性貧血などがあり，それぞれの疾患の適切な治療が軸となる。

ここまで述べたように，肺高血圧は診断したら，原因を検索してどの群に属するかを考えて治療戦略を立てることが肝要である。

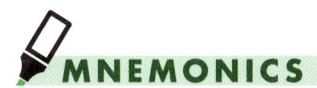

MNEMONICS

日本語

コンセプト

ストレスフルな患者。

語呂合わせ

肺が大好きな背の高い医師から頻繁に「肺，どうですか？」と尋ねられると，こうもうざいものかと思ってしまう。そのうち，右の心がしんどくなって，慢性的に肺に血がたまり，即座に逃げたくなるが，逃げられない原因はいろいろある。

語呂の説明

医師から頻繁に尋ねられ，患者にストレスがたまっているイメージ。

医学的説明

肺が大好きな背の高い医師＝肺高血圧症の原因
肺，どうですか＝Group 1（肺動脈性肺高血圧症）
こうもうざい＝Group 2（後毛細血管由来の肺高血圧症）
右の心がしんどくなって＝Group 3（右心負荷による肺高血圧症）
慢性的に肺に血がたまり即座に逃げたくなる＝Group 4（慢性肺血栓塞栓性肺高血圧症）
原因はいろいろ＝Group 5（多因子のメカニズムに伴う肺高血圧症）

英 語

語呂合わせ

Pa[1]**le**[2] **Heart**[2] **Lung**[3], **Throne**(m)[4] **Ms**[5]
（Pale heart lung, throne Ms＝青ざめた心臓と肺だが，王座についたミス）

1) **P**ulmonary **a**rterial hypertension（**PAH**）：肺動脈性高血圧症（**Group 1**）
2) Pulmonary hypertension with left **heart** diseases：左心性疾患に伴う肺高血圧症（**Group 2**）
3) Pulmonary hypertension with **lung** diseases and/or hypoxia：肺疾患および／または低酸素に伴う肺高血圧症（**Group 3**）
4) Pulmonary hypertension due to chronic **throm**botic and/or embolic diseases：慢性血栓性および／または塞栓性疾患による肺高血圧症（**Group 4**）
5) **Ms**(Mis)cellaneous：その他のメカニズムによる肺高血圧症（**Group 5**）

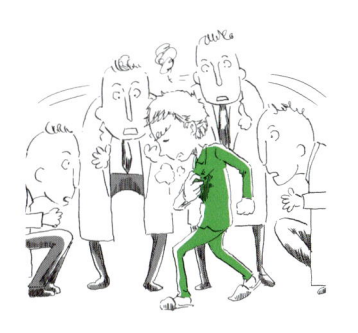

15 肺塞栓症のリスク因子

喜舎場朝雄

解説

肺塞栓は一般に，下腿の深部静脈の血栓が下大静脈を介して肺動脈に塞栓した状態を指す。臨床経過は突然の発症から1か月前後の経過までさまざまであるが，急性発作のことが多い。臨床症状は，意識障害，呼吸困難，胸痛，などである。身体所見では，肺高血圧症と同様に，頸部での頸静脈の怒張，胸部触診で聴診における胸骨第3〜第4肋間左縁でのⅡ音の亢進がみられ，胸骨近傍での吸気で増強する汎収縮期雑音が聴かれる。経過が長い場合には，腹部所見では，肝腫大，右季肋部痛などの右心負荷の所見を伴う。血液ガス分析では，シャントによる低酸素血症を反映して，肺胞気動脈酸素分圧較差が開大し，過換気となるため，もともと低換気の病態がなければ炭酸ガス分圧は低下する。心電図では，洞性頻脈，右軸偏位，新規の右脚ブロック，右前胸部誘導のR波の増高，V_5〜V_6の深いS波などがみられる。ＳⅠＱⅢＴⅢは特異度は高いが，15%前後の感度にとどまる。心臓超音波（心エコー）検査では，右心圧の上昇，右心室の拡大などがみられるが，肺動脈の推定収縮期圧が40 mmHgを超える場合には，基礎に右心負荷を来す疾患がある可能性が高くなる。血液検査では，D−ダイマーの上昇，乳酸脱水素酵素（lactic acid dehydrogenase：LDH）の上昇などがある。D−ダイマーが陰性であることは否定の大きな根拠となる。胸部造影CTが診断の軸になり，区域レベルの肺動脈までの造影不良域が指摘できれば診断に至る。また，塞栓の元は下腿のヒラメ筋の静脈や大腿部深部静脈にあることが多く，特に膝より近位の静脈血栓は肺動脈に移動しやすいので，エコーでcompression testと呼ばれる方法で通常の圧迫で静脈がつぶれるかどうかで，簡便に確認することができる。

次にリスク因子について述べていく。

▶ 肥満

日本も，食生活の欧米化で，body mass index（BMI）が30を超える肥満が増えてきており，静脈血栓塞栓のリスク因子となる。外来では，食事指導をしながら肥満患者が肺炎や心不全など別の理由で入院になった場合，特に，集中治療室などでの集中管理を要する状態の場合は，下肢弾性ストッキングやヘパリンの皮下注などの肺塞栓予防対策を行っておく。

▶ 喫煙

20 pack−year以上の喫煙者も肺塞栓のリスクとなる。動脈硬化ががんの原因にもなるので，外来では，禁煙について必ず聞くことが大事である。

▶ 不動

患者が自力で動けない，あるいは日常生活動作（activity of daily living：ADL）が低下している，長期の集中治療での入院などでベッドから動かない状況にあった後に初めて体を起こしたりトイレに移動したりするときに突然，呼吸困難や意識消失がみられる場合に肺塞栓を疑う。入院でも施設でも，長期臥床になっている場合には，体位変換，下肢挙上など安価で予防できる方法は意識的に行っておく。

▶ 悪性疾患

一般的な検索を施行しても塞栓の原因がわからない場合，特に高齢者で喫煙歴がある場合には，がんが隠れていないかを考える。腺がんは他の組織型に比べて組織因子の放出が多く，血栓塞栓を形成しやすいといわれており，腺がんが生じる可能性のある肺，上部および下部消化管，膵臓などの臓器，また女性の場合には乳房，卵巣などを，造影CTなどでしっかり検索する。なかでも乳がんや胃がんでは，pulmonary tumor thrombotic microangiopathy（PTTM）と呼ばれる腺がんに伴う肺動脈の強い内皮障害で血栓塞栓状態を引き起こし，急性肺性心になる病態があり，基礎疾患にこれらの臓器の腺がんがある患者では，注意して評価する。

▶ 精神疾患

精神疾患を抱える患者では，ハロペリドールなどの薬剤も塞栓をつくりやすい傾向を来すとともに，患者自身が多くの薬剤の影響で過鎮静になったり不動状態になりやすいので，肺塞栓のリスクが高くなる。このような患者が別の理由で入院が長引く場合には，予防対策が必要なのはいうまでもない。

▶ 抗リン脂質抗体症候群

全身性エリテマトーデスに合併することが多く，血栓傾向が強いため，突然の呼吸困難などがあれば肺塞栓症は疑うべきである。

▶ 慢性閉塞性肺疾患・特発性間質性肺炎

いずれも健常人に比べて血栓塞栓のリスクは高く，入院が長期化する場合に早期離床などの予防対策をとっておく。

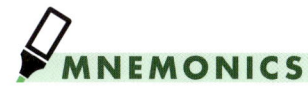

MNEMONICS

日本語

コンセプト

怠惰で変わった人。

語呂合わせ

<u>ハイソックス</u>を履いて<u>動かずに太ったスモーカー</u>は，「<u>あ！ くせえ！</u>」と思われても<u>精神</u>的に強く，<u>凛</u>と構えて<u>コップで特別に乾杯</u>だ。

語呂の説明

周囲の目を気にせず，変わった行動をとる人。

医学的説明

ハイソックス＝肺塞栓症
動かずに＝不動
太った＝肥満
スモーカー＝喫煙
あ！くせえ！＝悪性疾患
精神的に＝精神疾患
凛と＝抗リン脂質抗体症候群
コップで＝COPD：慢性閉塞性肺疾患
特別に乾杯＝特発性間質性肺炎

英 語

語呂合わせ

C$^{1)}$i$^{2)}$ a$^{3)}$ o$^{4)}$ P$^{5)}$i$^{6)}$ c$^{7)}$s$^{8)}$!!

（Ciao pics!!＝こんにちは，写真さん）

1) **C**OPD：慢性閉塞性肺疾患
2) **I**diopathic interstitial pneumonia（IIP）：特発性間質性肺炎
3) **A**ntiphospholipid syndrome（APS）：抗リン脂質抗体症候群
4) **O**besity：肥満
5) **P**sychiatric disorder：精神疾患
6) **I**mmobility：不動
7) **C**ancer：悪性疾患
8) **S**moke：喫煙

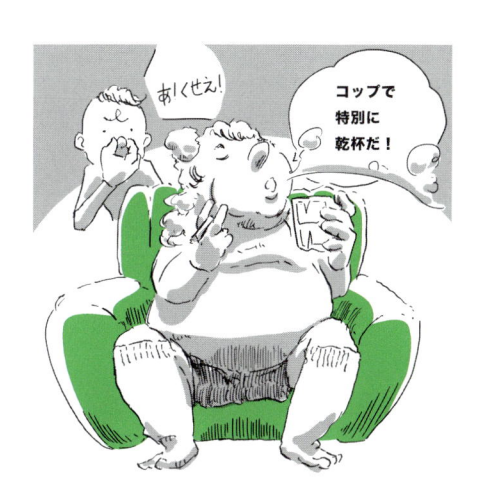

16 間質性肺疾患の分類

喜舎場朝雄

解説

間質性肺疾患は、広義には、リンパ路、気管支血管束と呼ばれる静脈・リンパ管が発達した領域を広く侵す疾患の総称である。大きく分類すると、原因不明、膠原病関連、薬剤性、職業性などに分けられる。本項では、原因不明とされる特発性間質性肺炎を中心に、主な鑑別疾患に触れながら分類の解説をする。

日本は健康診断が発達しているため、胸部異常陰影として発見される場合があり、その際には、過去の写真が入手可能なら比較して、陰影出現が初めてなのか、何年か経過しているのので鑑別疾患も変わってくる。一方、症状発見の場合、最も多い症状は、乾性咳嗽と労作時呼吸困難である。咳嗽は日内変動はあまりないが、会話のときに多くなったり、労作後増える傾向があり、一度出現すると、持続する場合が多い。初期の頃は喀痰は伴わないことが多いが、胸部画像所見で蜂巣肺が出現するような進行した状況では、湿性咳嗽になってくることも多い。呼吸困難は労作後に多く、外来でフォローする場合には、mMRC(modified British Medical Research Council)で経時的な変化に注意しながら定量化する習慣をつける。呼吸困難の変化は、肺機能での%FVC(forced vital capacity：努力肺活量)の変化とも相関があり、重要なチェック項目である。間質性肺疾患は、進行するとしばしば肺高血圧も合併するので、胸部画像所見の変化があまりないわりに症状の悪化がある場合には、肺機能での拡散能の低下も確認しながら、肺高血圧症の評価を行う。身体所見では、頸部の呼吸補助筋のなかで特に中斜角筋が発達してくることがある。胸部では、両側肺底部で吸気終末の fine crackles が聴取されることが多く、胸部画像所見でびまん性の陰影があって聴診所見に乏しい場合には、サルコイドーシスなどの肉芽腫性疾患なども鑑別になる。心音については、肺高血圧の出現も意識して、Ⅱ音の亢進や汎収縮期雑音などに注意する。四肢では、特に 6 か月以上の慢性の経過のある特発性肺線維症や関節リウマチ関連の間質性肺炎の患者で、ばち指を伴うことがある。若年から中年の女性の間質性肺疾患では、常に膠原病の可能性を念頭において、眼瞼、手および肘・膝関節伸側の特徴的な紅斑、爪周囲の毛細血管、対称性の多発関節炎などの所見にも注意して評価する。中年男性では、近位筋の痛み、脱力、機械工の手と呼ばれる角質肥厚、手の第 2 指・3 指橈骨側の亀裂、剥離などの筋炎を示唆する所見に留意する。体重減少は疾患の進行に伴う場合や肺がんの合併などが背景にあることがあり、原因を十分に評価する。肺機能では、予測努力性肺活量に対する実測値の比較である%FVC が予後予測に結びつく強い因子であり、拡散能の変化とともに定期的な評価が重要である。%FVC が 1 年以内に 10% 以上低下する場合は、進行が速いと考える。血液検査では、古典的なマーカーで乳酸脱水素酵素(lactic acid dehydrogenase：LDH)、さらに感度のよいバイオマーカーで KL-6(Krebs von den Lungen-6)、SP-D(surfactant protein：肺サーファクタントプロテイン D)が挙げられる。KL-6 の場合、基礎値が 1,000 IU/L を超える場合に急性増悪を起こす可能性が高く、臨床的な情報も合わせてモニターする。SP-D は比較的経過の速い間質性肺疾患で、予後予測に有用である。以下に、2013 年に発表された特発性間質性肺炎の最新の国際分類に基づいて解説する。

▶ 急性 / 亜急性群

中年に多い急速進行性の原因不明の間質性肺炎(Hamman-Rich 症候群とも呼ばれる)と器質化肺炎がある。器質化肺炎は、感染、膠原病、薬剤性、吸入性などを十分に除外して治療方針を立てる。

▶ 慢性群

この群には、日常診療で最も多く遭遇する特発性肺線維症と、非特異的間質性肺炎が入る。特発性肺線維症では、無症状で年余にわたり推移するものから着実に進行するものまでさまざまな患者がいることに気を配り、急性増悪と呼ばれる、特に基礎の肺機能障害が強い患者において、1 か月以内の経過で高度の呼吸不全を呈する状態がみられ、日常生活動作(activity of daily living：ADL)の低下などの変化を早期に捉えることが肝要である。非特異的間質性肺炎では、膠原病などの原因があったり後になって出現する患者が多く、全身性疾患を頭におきながら管理していくことが重要である。

▶ 喫煙関連群

この群を原因不明のカテゴリーに分類するのはいささか問題があるが、現在のガイドラインでは、鑑別疾患のうえで重要とされている。この群には、剥離性間質性肺炎、呼吸細気管支関連間質性肺炎がある。剥離性間質性肺炎は中年の喫煙者に比較的多く、臨床経過は慢性のことが多いが、時に膠原病や吸入性の因子が原因となることがある。呼吸細気管支関連間質性肺炎に

は全例，喫煙歴があり，大部分の患者は無症状のことが多い。しかし，慢性の経過で息切れが出ることがあり，胸部単純写真では，他の間質性肺炎と異なって，しばしば上肺野中心に淡い陰影がみられる。

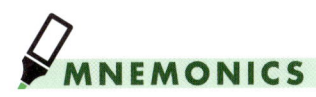

MNEMONICS

日本語

コンセプト

質屋で服を買った人。

語呂合わせ

この間行った質屋は素敵でくらっとするくらいのお店であったが，そこで買った服は急に破けたり，慢性的に繊維が伸びたりするので，タバコを買いに行くついでに返品しに行った。

語呂の説明

素敵な質屋で服を買ったが，質が悪いため，返品しに行くイメージ。

医学的説明

この間行った質屋＝間質性肺疾患
素敵でくらっとする＝ fine crackles
急に＝急性 / 亜急性
慢性的に繊維＝慢性群
タバコ＝喫煙関連群

英　語

語呂合わせ

A[1)]C[2)]S[3)]

1) **A**cute / sub-acute group：急性 / 亜急性群
2) **C**hronic group：慢性群
3) **S**moking related group：喫煙関連群

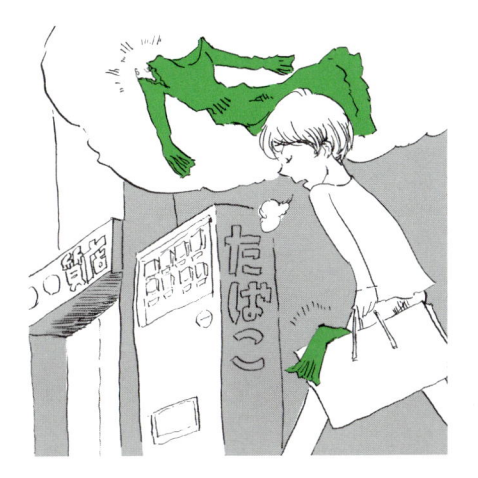

PART Ⅲ 消化器疾患

17 急性下痢症の原因

野々垣浩二

📖 解説

1日に3回以上の排便回数の増加，便の液状化がみられる場合に，下痢と定義づけられ，下痢が急性に発症し，持続期間が14日以内であるものを急性下痢とする。急性下痢は，感染性（細菌性・ウイルス性・原虫）か，非感染性の原因かを分けて鑑別疾患を考える。急性下痢症の90％以上は感染症が原因で，多くは嘔吐，発熱，腹痛を伴うが，ほとんどで自然治癒する。

▶感染性下痢

感染性下痢は，汚染された食品や水を介して経口的に感染する。細菌性，ウイルス性，原虫があり，微生物や毒素による小腸からの分泌物増加が原因である小腸型と，腸管粘膜が破壊される大腸型に分類される。

小腸型：毒素型または微生物型
- 腸管毒素原性大腸菌，黄色ブドウ球菌，コレラ，ビブリオ，セレウス
- ノロウイルス，ロタウイルス
- ランブル鞭毛虫，ジアルジア，クリプトスポリジウム，シクロスポラ

大腸型：侵襲型
- サルモネラ，エルシニア，赤痢，カンピロバクター，腸管出血性大腸菌
- サイトメガロウイルス
- アメーバ赤痢

▶偽膜性腸炎

最近の抗菌薬使用があり，入院後，3日以上続く下痢を認めた場合，偽膜性腸炎を考える。抗菌薬投与による腸内細菌叢の変化により，*Clostridium difficile* 毒素が原因となる。

▶非感染性腸管病変

虚血性腸炎では，急性の下腹部痛と水様性の血性下痢を伴うことがある。また，憩室炎や虫垂炎，腹膜炎も初期に下痢を来すことがある。

▶薬剤性下痢

非感染性の下痢では，薬剤性が最も多く，薬剤の使用中に下痢を来す場合は常に鑑別に入れる。通常は原因薬剤の投与を中止すると症状は改善する。

緩下薬，抗がん剤，コルヒチン，抗菌薬，免疫抑制剤，非ステロイド性抗炎症薬，制酸薬，抗うつ薬などがしばしば下痢の原因となる。

▶中毒

- 有機リン中毒
- キノコ類
- ヒ素

▶その他

腸管以外の病変においても全身疾患の症状の1つとして急性下痢が起こりうる。
以下の疾患が当てはまる。

- 髄膜炎
- レジオネラ肺炎
- 尿路感染症
- トキシックショック症候群
- 敗血症
- 甲状腺クリーゼ
- 急性心筋梗塞

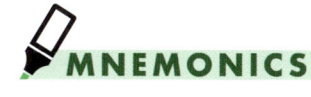

MNEMONICS

日本語

コンセプト

薬物中毒者が監獄に入れられて下痢に困っている様子。

語呂合わせ

ヤク中，監禁され，下痢にがーんと苦労。

語呂の説明

薬物中毒者が罪を犯し，監獄に入れられ監禁された。投獄前に体調を崩し，摂取した抗菌薬が原因だったようだが，急な下痢にがーんと衝撃を受け，症状がおさまるまで苦労した。

医学的説明

ヤク＝薬剤性
中＝中毒
監＝感染性
禁＝急性心筋梗塞
がーん＝薬剤性（抗がん剤）
苦労＝偽膜性腸炎（クロストリジウム・ディフィシル）

英　語

語呂合わせ

$I^{1,2}D^{3}$, $o^{4}n^{5}$ CD^{6}

（ID on CD＝CD の上に印刷された ID）

1) Infectious(small or large bowl type)：感染性
2) Intoxication：中毒
3) Drug-induced：薬剤性
4) Others：その他
5) Non-infectious：非感染性
6) *Clostridium difficile*：クロストリジウムディフィシル腸炎

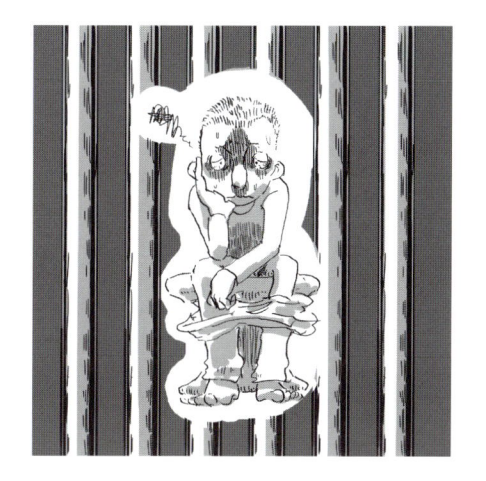

18 消化管出血（上部＋下部）の原因

野々垣浩二

解説

消化管出血の原因は，たいていの場合は内視鏡検査で診断可能である。上部消化管出血は Treitz 靱帯よりも口側からの出血で，下部消化管出血はそれよりも肛門側，主として大腸からの出血である。上下部内視鏡検査を行っても，出血源が明らかでない原因不明の消化管出血（obscure gastrointestinal bleeding：OGIB）では，小腸カプセル内視鏡やダブルバルーン内視鏡の普及により，小腸出血の診断が格段に向上した。まれではあるが，膵胆道系出血や大動脈腸管瘻も吐下血の原因となりうる。

▶ 炎症性疾患による消化管出血

消化性潰瘍は最も一般的な上部消化管出血の原因である。下部消化管出血では，急性の経過であれば感染性腸炎，慢性経過では炎症性腸疾患が原因となる。

- 逆流性食道炎，食道潰瘍
- 急性胃粘膜病変
- 胃・十二指腸潰瘍
- 非特異的小腸潰瘍
- 感染性腸炎
- 炎症性腸疾患（潰瘍性大腸炎，Crohn 病）

▶ 腫瘍性疾患による消化管出血

悪性腫瘍では，貧血の症状を伴うことが多い。消化管のどの部位においても良悪性および転移性問わず，腫瘍出血は起こりうる。

▶ 血管性病変による消化管出血

門脈圧亢進症による静脈瘤では大量出血の原因となる。そのほかにも，血管の走行異常や，毛細血管の拡張が原因で，血管が破綻することにより，消化管出血の原因となる。

- 胃・食道静脈瘤
- Dieulafoy 潰瘍

- angiodysplasia（血管形成異常）
- 門脈圧亢進胃腸症
- 胃前庭部毛細血管拡張症（gastric antral vascular ectasia：GAVE）

▶ 血行障害による消化管出血

便秘や，動脈硬化，寝たきりの患者など血流障害により，下血を来すことがある。

- 虚血性腸炎
- 直腸潰瘍

▶ 医原性

薬剤〔非ステロイド系抗炎症薬（nonsteroidal anti-inflammatory agent：NSAID），抗凝固薬，抗血小板薬，抗菌薬など〕，内視鏡的治療後，放射線腸炎などが吐下血の原因となる。

▶ 膵胆道系疾患による消化管出血〔hemobilia（胆道出血），hemosuccus pancreaticus〕

発熱，黄疸，腹痛など急性胆管炎や急性膵炎症状を疑う病歴に，吐下血があれば，消化管出血の原因となりうる。既往歴に肝胆膵疾患がないか確認する。間欠的な出血を認めることもあり，内視鏡検査で出血を捉えられない可能性もある。

▶ 大動脈腸管瘻による消化管出血

通常，間欠的な出血で始まり，突然の大量出血を来し，ショック状態となる。人工血管置換後に発生する二次性の大動脈腸管瘻が原因となることが多い。

▶ その他

- Mallory-Weiss 症候群
- 憩室出血
- Meckel 憩室
- 痔核

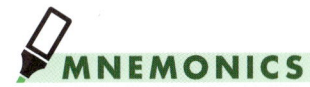

MNEMONICS

日本語

コンセプト

村の長老が自身のクローン人間を作製したが，欠陥があったため燃やそうとしている様子。

語呂合わせ

威厳ある長老のクローン，結構欠陥あり，落胆し燃やすつもり。

語呂の説明

ある村の厳かな長老が苦労の末，自身のクローン人間を作成した。しかし多くの欠陥がみつかり，どうしようもなくなったので燃やして処分しようとしている。

医学的説明

威厳＝医原性
長老＝大動脈腸管瘻
クローン＝Crohn 病
結構＝血行障害
欠陥＝血管性
胆＝膵胆道系
燃やす＝炎症性
つもり＝tumor（腫瘍性）

英 語

語呂合わせ

$B^{1)}a^{2)}n^{3)}$ $V^{4)}I^{5,6)}P^{7)}$

（Ban VIP＝VIP 制度を禁止する）

1) **B**lood flow：血行障害性
2) **A**ortoenteric fistula：大動脈腸管瘻
3) **N**eoplastic：腫瘍性
4) **V**ascular：血管性
5) **I**nflammatory：炎症性
6) **I**atrogenic：医原性
7) **P**ancreaticobiliary：膵胆道系

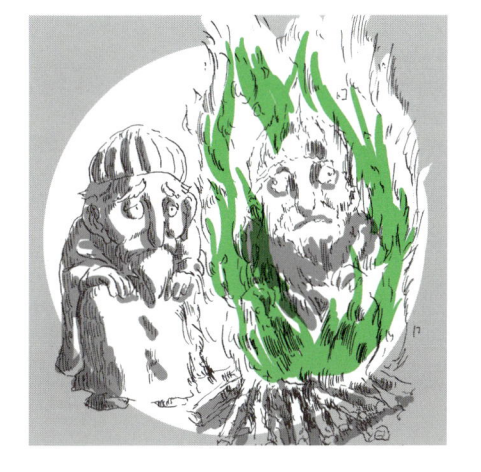

19 脾腫の原因

野々垣浩二

📖 解説

脾腫は，身体所見や画像所見の有用性が報告されているが，ゴールドスタンダードは脾臓の重量である。実際には，正常の成人では，脾臓重量は 50〜250 g で年齢とともに減少する。

正常では，胸郭の範囲内におさまる。脾臓が腫大する原因として，血液疾患，感染症，自己免疫疾患，門脈圧亢進症，浸潤性疾患がある。巨脾（1,000 g 以上）を来す疾患は限定されている。

▶ 血液疾患による脾腫

髄外造血を伴う骨髄性疾患，脾臓の腫瘍浸潤，異常赤血球除去のため，脾機能亢進が脾腫の原因となる。血液疾患の鑑別には，末梢血液像の異常や貧血症状に注目して鑑別する。

- **骨髄増殖性**：骨髄線維症，慢性骨髄性白血病，骨髄異形成症候群
- **リンパ増殖性**：リンパ腫，急性・慢性リンパ性白血病
- **赤血球異常**：サラセミア，鎌状赤血球症，遺伝性球状赤血球症，真性赤血球増加症

▶ 感染症による脾腫

感染症に対する免疫機序による過形成が原因となる。細菌，ウイルス，寄生虫が原因となる。旅行，職業，娯楽などによる感染曝露の可能性を考慮する。

- **細菌性**：結核，梅毒，感染性心内膜炎，腸チフス，ブルセラ，レプトスピラ
- **ウイルス性**：伝染性単核球症，サイトメガロウイルス感染症，ウイルス性肝炎（A 型，B 型，C 型），ヒト免疫不全ウイルス（human immunodeficiency virus：HIV）
- **熱帯性または寄生虫**：マラリア，リーシュマニア病，トキソプラズマ症，住吸血虫症

▶ 自己免疫性疾患による脾腫

免疫制御異常に伴う，脾機能亢進が原因となる。

- Felty 症候群
- 全身性エリテマトーデス（systemic lupus erythematosus：SLE）
- Sjögren 症候群
- 自己免疫性溶血性貧血

▶ 門脈圧亢進症による脾腫

門脈圧亢進を起こす病態で，脾臓，門脈血流の異常に基づくうっ血が原因となる。

- 肝硬変
- 門脈血栓症
- Budd-Chiari 症候群

▶ 浸潤性疾患による脾腫

細胞内あるいは細胞外の物質沈着が原因となる。
- アミロイドーシス
- Gaucher 病
- Niemann-Pick 病

腫瘍細胞の浸潤が原因となる。
- リンパ腫
- 白血病
- 転移性腫瘍

▶ 巨脾を来す疾患

脾臓が著しく腫大している場合の鑑別疾患は限定されており，以下の疾患がある。

- 慢性骨髄性白血病
- 慢性リンパ性白血病
- 骨髄線維症
- 真性赤血球増加症
- サラセミア
- リーシュマニア病
- マラリア
- 住血吸虫症
- Gaucher 病
- Niemann-Pick 病

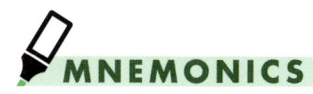

MNEMONICS

日本語

コンセプト

男友だちが好きな女の子に告白したが振られる様子。

語呂合わせ

ぐれんなアミーゴ！ 脈ありで告白しても関心なく拒否されるさ。

語呂の説明

男友だち（アミーゴ）が自分が好かれていると思い女の子に告白したが，失敗に終わりグレようとしている。それをいさめ励まそうとしている。

医学的説明

ぐれん＝シェーグレン＝Sjögren 症候群
アミ＝アミロイドーシス
ゴ＝ゴーシェ＝Gaucher 病
脈＝門脈圧亢進症
り＝リンパ増殖性
告＝骨髄増殖性
白＝白血病
関＝感染症
心＝浸潤性疾患
拒否＝巨脾

英 語

語呂合わせ

【脾腫の原因】

$He^{1)}$ $Im(n)^{2,3)}$ $po^{4)}rt(auto)^{5)}$

（He import＝彼は輸入する）

【巨脾を来す疾患】

$Bi^{6)}g^{7)}$ $Lei^{8)}thal^{9)}$ $Ma^{10)}ps^{11,12)}$, $Fi^{13)}les^{14,15)}$

（Big lethal maps, files＝大きな致死的な地図と，ファイル）

【脾腫の原因】

1) Hematological：血液疾患
2) Infectious：感染症
3) Infiltrative：浸潤性疾患
4) Portal hypertension：門脈圧亢進症
5) Autoimmune：自己免疫疾患

【巨脾を来す疾患】

6) Bilharziasis：住血吸虫症
7) Gaucher 病
8) Leishmania：リーシュマニア病
9) Thalassemia：サラセミア
10) Malaria：マラリア
11) Niemann-Pick 病
12) Polycythemia vera：真性赤血球増加症
13) Myelofibrosis（MF）：骨髄線維症
14) chronic myelocytic leukemia（CML）：慢性骨髄性白血病
15) chronic lymphatic leukemia（CLL）：慢性リンパ性白血病

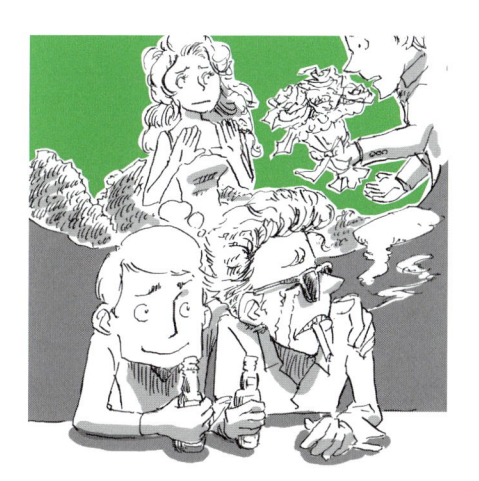

20 致死的急性腹症の原因

野々垣浩二

🔍 解説

急性腹症の定義は，発症 1 週間以内の急性発症で，手術など迅速な対応が必要な腹部(胸部なども含む)疾患である。急性腹症では，激痛，突然発症，進行性増悪などが問診におけるポイントで，心血管性病変，高齢者，バイタルサインの変調は危険サインである。急性心筋梗塞，大動脈瘤破裂，大動脈解離，肺塞栓は，見逃すと致死的になる超緊急疾患である。「詰まる」，「捻れる」，「破れる」病気を想起すると，危険な急性腹症の鑑別診断が挙がる。

▶心血管性病変

急性腹症といえども，最も緊急性があり，見逃せない疾患は心血管性病変である。血管が「破れる」か，「詰まる」疾患が最も危険な急性腹症である。

- 急性心筋梗塞
- 大動脈瘤破裂
- 大動脈解離
- 肺塞栓

▶急性腸管虚血

高齢者で，動脈硬化性疾患，心房細動，心臓弁膜症，心不全，凝固亢進状態などの病歴があり，腹痛を認めた場合に考慮する。腸管を栄養する血管が「詰まる」と虚血が進み，腸管壊死の状態に至るとアシドーシスの進行により，ショックバイタルとなり致死的となる。

- 腸間膜動脈塞栓 / 血栓症
- 非閉塞性腸間膜虚血(non occlusive mesenteric ischemia：NOMI)
- 腸間膜静脈血栓症

▶絞扼性腸閉塞

腸管が「捻れる」絞扼性腸閉塞では，腹痛は持続性で，見逃すと腸管壊死となる。腸管壊死の範囲が多ければ致死的となる。

▶婦人科疾患

女性の腹痛をみたら，常に妊娠，危険な婦人科疾患を鑑別に挙げる必要がある。

- 異所性妊娠
- 卵巣茎捻転
- 卵巣出血

▶膵胆道系疾患

胆石に伴う急性胆管炎は頻度が高く，内視鏡的処置を行い適切なドレナージを施行しなければ，重症敗血症から致死的な状態に陥ることがある。また，重症急性膵炎では，予後因子，CT Grade ともに重症の場合，致死率は高い。

- 重症急性膵炎
- 重症急性胆管炎

▶消化管穿孔

消化管が「破れる」消化管穿孔では，上部消化管穿孔よりも，下部消化管穿孔において，敗血症性ショックから致死的状態に陥りやすく危険である。

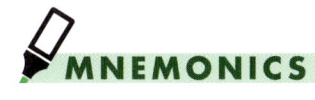

MNEMONICS

日本語

コンセプト

学校の試験の出来が悪く，先生にこってり絞られて参っている様子。

語呂合わせ

試験が不良…。センコーに絞られ，おなか空いたし超虚しい。

語呂の説明

かなり準備をして学校の定期試験を受けたが結果は悪く，先生に呼び出されて叱られている。叱られる時間は長く，夕方になっても叱責は終わらないのでお腹も空き，虚しさを感じている。

医学的説明

試験＝心血管性
不＝婦人科疾患
センコー＝消化管穿孔
絞＝絞扼性腸閉塞
空いた＝膵胆道系
超虚＝急性腸管虚血

英語

語呂合わせ

$E^{1)}s^{2)}c^{3)}a^{4-6)}p^{7-9)}e^{9)}$ Mess(s)$^{10-12)}$ Ove(a)r$^{13,14)}$

（Escape mess over＝逃亡の混乱は終わった）

1) **E**ctopic pregnancy：異所性妊娠
2) **S**trangulating intestinal obstruction：絞扼性腸閉塞
3) Severe acute **c**holangitis：重症急性胆管炎
4) **A**cute myocardial infarction（AMI）：急性心筋梗塞
5) **A**ortic dissection：大動脈解離
6) **A**ortic aneurysm rupture：大動脈瘤破裂
7) **P**erforation of the digestive tract：消化管穿孔
8) Severe acute **p**ancreatitis：重症急性膵炎
9) **P**ulmonary **e**mbolism：肺塞栓
10) Non occlusive **mes**enteric ischemia（NOMI）：非閉塞性腸間膜虚血
11) **Mes**enteric artery embolism：腸間膜動脈塞栓／血栓症
12) **Mes**enteric venous thrombosis：腸間膜静脈血栓症
13) **Ova**rian torsion：卵巣茎捻転
14) **Ova**rian hemorrhage：卵巣出血

21 急性膵炎の重症度基準

野々垣浩二

解説

重症急性膵炎はいまだ死亡率が高く，重症度によって急性膵炎の治療法が異なる。重症度評価には，9 つの予後因子からなる重症度判定基準がある。さらに，造影 CT による CT Grade 分類がある。9 つの予後因子と造影 CT Grade ともに重症と判定された場合は，より死亡率が高い（2011 年の全国調査では，死亡率は 25.9%）。急性膵炎と診断したら，重症度判定を行い，その後も経時的に重症度判定を繰り返す必要がある。

▶ 予後因子（3 項目以上で重症）

予後因子は下記の 9 項目からなり，各因子 1 点で，3 点以上では重症急性膵炎と判定される。9 つの予後因子のみで重症度を判定できる。2011 年の全国調査では，予後因子スコアのみで重症と判定した場合は，死亡率は 7.5% であった。

1. base excess（塩基過剰）≦−3 mEq/L，またはショック（収縮期血圧≦80 mmHg）
2. PaO_2≦60 mmHg（室内気），または呼吸不全（人工呼吸管理が必要）
3. BUN≧40 mg/dL〔またはクレアチニン（Cr）≧2 mg/dL〕，または乏尿（輸液後も 1 日尿量が 400 mL 以下）
4. LDH≧基準値上限の 2 倍
5. 血小板数≦10 万/mm^3
6. 総 Ca≦7.5 mg/dL
7. C 反応性蛋白（C-reactive protein：CRP）≧15 mg/dL
8. 全身性炎症反応症候群（systemic inflammatory response syndrome：SIRS）診断基準における陽性項目≧3
9. 年齢≧70 歳

SIRS 診断基準項目：（1）体温＞ 38℃ または＜36℃，（2）脈拍＞90 回/分，（3）呼吸数＞20 回/分または$PaCO_2$＜32 mmHg，（4）白血球数＞12,000/mm^3 か＜4,000/mm^3 または 10% 幼若球出現

▶ 造影 CT Grade

急性膵炎の膵造影不良域の判定や合併症の診断に造影 CT は有用である。

CT Grade 分類：CT Grade 2 以上で重症とする（予後因子と独立した重症度判定項目）。2011 年の全国調査では，CT Grade 分類で重症と判定した場合，死亡率は 4.2% であった。

- **判定基準**：炎症の膵外進展度と膵の造影不領域の合計スコアで判定する。
  - ・炎症の膵外進展度
    前腎傍腔：0 点
    結腸間膜根部：1 点
    腎下極以遠：2 点
  - ・膵の造影不良域：膵臓を 3 つの区域（頭部，体部，尾部）に分けて判定を行う。
- **各区域に限局している場合，または膵の周辺のみの場合**：0 点
- **2 つの区域にかかる場合**：1 点
- **2 つの区域全体を占めるか，またはそれ以上の場合**：2 点

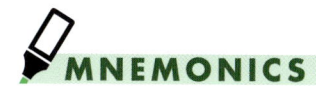

MNEMONICS

日本語

コンセプト

還暦を迎えた父親にシャツをプレゼントしたが，小さすぎて着られず落ち込んでいる様子。

語呂合わせ

おなかぶよぶよのパパの還暦，2L サイズのシャツをプレゼント。小さくてかなり難渋しショック。

語呂の説明

太っている父親の還暦祝いにシャツをプレゼントした。しかし，以前より体重が増えており着ることができず，とても落ち込んでしまった。

医学的説明

ぶよぶよ＝BUN≧40 mg/dl
パパ＝PaO₂
還暦＝60 mmHg
2L＝LDH≧基準値上限の 2 倍
サイズ＝3 項目
シャツ＝SIRS
プレゼント＝CRP（後ろから読む）
小さく＝血小板
て＝テン＝10 万/mm³
か＝総 Ca
なり＝7.5 mg/dL
難渋＝70 歳
ショック＝ショック

英　語

語呂合わせ

A[1)] B[2,3)] C[4,5)] L[6)] (i) p[7)] p[8)] s[9)]

（ABC Lipps）

【予後因子】

1) Age：年齢
2) Base excess：塩基過剰
3) BUN：血中尿素窒素
4) Ca：血中カルシウム濃度
5) CRP：C 反応性蛋白
6) LDH：乳酸脱水素酵素
7) PaO₂：動脈血中酸素分圧
8) Platelet：血小板数
9) SIRS：全身性炎症反応症候群

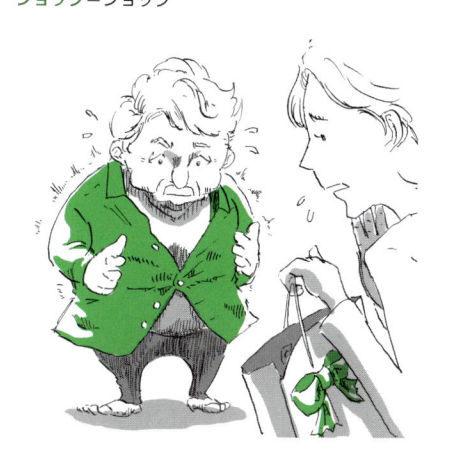

22 黄疸の原因

野々垣浩二

📖 解説

黄疸は，血中ビリルビン値が 3 mg/dL 以上になると身体所見で観察される。黄疸の鑑別診断では，ビリルビンの代謝過程を理解することが重要である。高ビリルビン血症の原因が，肝前性，肝性，肝後性なのか，そして，抱合型ビリルビン（直接ビリルビン）か非抱合型ビリルビン（間接ビリルビン）のどちらが上昇しているか，分けて考える。非抱合型ビリルビンが上昇する疾患は，溶血性貧血，体質性黄疸，薬剤性などがある。一方，抱合型ビリルビンが上昇する疾患は，多岐にわたるが，黄疸の原因が，肝細胞性か胆汁うっ滞性なのか，胆汁うっ滞であれば，胆管拡張がみられる肝外性胆管閉塞と胆管拡張がない肝内胆汁うっ滞する疾患に分けて考える。

▶ 非抱合型ビリルビンが上昇する疾患

肝前性：溶血または無効造血によるビリルビン過剰産生，もしくは遺伝性や薬剤の影響で，肝臓でのビリルビン取り込みや抱合の障害が原因となる。

- 溶血性疾患
  - (1) 先天性
    - ・遺伝性球状赤血球症
    - ・鎌状赤血球症
    - ・グルコース-6-リン酸デヒドロゲナーゼ欠損症
  - (2) 後天性
    - ・微小血管障害性溶血性貧血
    - ・自己免疫性溶血性貧血
    - ・発作性夜間ヘモグロビン尿症
- 無効造血
  - ・巨赤芽性貧血
  - ・サラセミア
  - ・高度の鉄欠乏
- **体質性黄疸**：ビリルビンの抱合障害が原因となる。
  - ・Gilbert 症候群
  - ・Crigler-Najjar 症候群
- **薬剤性**：ビリルビンの肝取り込み減少が原因となる。
  - ・リファンピシン
  - ・プロベネシド

▶ 抱合型ビリルビンが上昇する疾患

肝内性：肝臓でのビリルビン排出障害によるものと肝細胞から肝内胆管への胆汁分泌異常に分けられる。

- **体質性黄疸**：ビリルビンの胆管への排出，肝臓での貯蔵障害が原因となる。
  - ・Dubin-Johnson 症候群
  - ・Rotor 症候群
- **ウイルス性肝炎**：急性ウイルス肝炎では，肝細胞性，もしくは胆汁うっ滞により黄疸の原因となる。また慢性肝炎では，肝予備能低下により黄疸を来しうる。
  - ・A，B，C，D，E 型肝炎
  - ・Epstein-Barr ウイルス
  - ・サイトメガロウイルス
  - ・単純ヘルペスウイルス
- **アルコール性肝炎**
- **薬剤性**：肝細胞性と胆汁うっ滞性に分けられる。
  - (1) 肝細胞性
    - ・アセトアミノフェン
    - ・イソニアジド
  - (2) 胆汁うっ滞性
    - ・ペニシリン
    - ・経口避妊薬
    - ・クロルプロマジン
    - ・蛋白同化ステロイド
- **肝浸潤性疾患**
  - ・アミロイドーシス
  - ・リンパ腫
  - ・サルコイドーシス
  - ・結核
- **敗血症**：敗血症では，ビリルビンや胆汁酸塩の合成，細胞外排出などの過程を阻害し，黄疸の原因となりうる。間接ビリルビンから直接ビリルビンのグルクロン酸抱合過程には影響しないといわれている。
- **完全静脈栄養**：中心静脈栄養ともいう。小腸での細菌増殖による bacterial translocation や胆泥の形成などにより，胆汁うっ滞が生じる原因となる。
- **妊娠**：妊娠時の胆汁うっ滞により生じる。遺伝性，ホルモン，環境因子などが原因と考えられているが，十分には解明されていない。
- **自己免疫疾患**：自己免疫的機序にかかわる原因として以下の 2 つが挙げられる。
  - ・自己免疫性肝炎
  - ・原発性胆汁性肝硬変
- **原発性硬化性胆管炎**：肝内および肝外胆管の多発性胆管狭窄により黄疸の原因となりうる。
- **移植片対宿主病**：骨髄移植後の黄疸の原因となりうる。

肝外性：肝外胆汁うっ滞で，良性疾患もしくは悪性腫瘍による胆管狭窄により黄疸の原因となる。

- 良性胆管狭窄
  - ・総胆管結石
  - ・胆石による Mirizzi 症候群
  - ・自己免疫性膵炎
  - ・慢性膵炎
  - ・術後胆管狭窄
- ・寄生虫
- 悪性腫瘍
  - ・膵がん
  - ・胆管がん
  - ・乳頭部がん
  - ・リンパ節転移

MNEMONICS

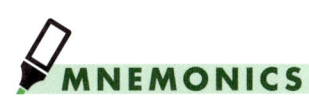

日本語

コンセプト

ヤクザが飲酒運転で事故を起こし入院した。飲酒していたことがバレないか心配している様子。

語呂合わせ

ヤクザの容態完全回復！ 酒で事故したこと心配でも，良悪なければ直接バラすぞ。

語呂の説明

ヤクザが車で事故を起こし，大怪我をしたため入院した。退院することになったが，飲酒して事故を起こしたことが警察にバラされようとしていて心配している。

医学的説明

ヤクザ＝薬剤性
容＝溶血性
態＝体質性
完全＝肝前性
酒＝アルコール
事故＝自己免疫性
心＝肝浸潤性
配＝敗血症
良＝良性胆管狭窄
悪＝悪性腫瘍
直接＝直接（抱合）型ビリルビン
バラす＝ウイルス（virus）性肝炎

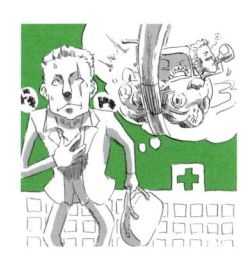

英 語

語呂合わせ

$Co^{1)}in^{2)}$ He(a)$^{3)}d^{4)}$ $P^{5)}a^{6)}n^{7)}d^{8)}a^{9)}$ $P^{10)}V^{11)}$ $C^{12)}$ $S^{13)}i^{14)}g^{15)}n^{16)}s^{17)}$

（Coin head panda PVC signs＝コインの表が出たパンダの PVC の徴候）

【非抱合型：肝前性】
1) Constitutional jaundice：体質性黄疸
2) Ineffective erythropoiesis：無効造血
3) Hemolytic：溶血性
4) Drug induced：薬剤性

【抱合型：肝内性】
5) Primary biliary cirrhosis（PBC）：原発性胆汁性肝硬変
6) Alcoholic hepatitis：アルコール性肝炎
7) Total parenteral nutrition（TPN）：完全静脈栄養
8) Drug induced：薬剤性
9) Auto immune disease：自己免疫疾患
10) Pregnancy：妊娠
11) Viral hepatitis：ウイルス性肝炎
12) Constitutional jaundice：体質性黄疸
13) Sepsis：敗血症
14) Hepatic infiltration：肝浸潤性疾患
15) Graft versus host diseases（GVHD）：移植片対宿主病

【肝外性】
16) Neoplasm（malignant）：悪性腫瘍
17) Benign stenosis of common bile duct：良性胆管狭窄

PART Ⅳ 腎疾患

23 急性腎障害の原因

廣瀬知人

🔍 解説

急性腎障害は 2004 年の RIFLE〔Risk, Injury, Failure, Loss, ESKD(end-stage kidney disease：末期腎不全)〕分類以降，統一した定義がなされるようになり，現在では，主に 2012 年の KDIGO(Kidney Disease：Improving Global Outcomes)ガイドラインが使用されている。48 時間以内の血清クレアチニン(creatinine：Cr)値の 0.3 mg/dL 以上の上昇，7 日間以内の血清 Cr 値の基礎値からの 1.5 倍以上の上昇，尿量<0.5 mL/kg/時が 6 時間以上持続する場合，を急性腎障害と定義している。

急性腎障害の原因としては，腎前性腎不全，腎性腎不全，腎後性腎不全，と解剖学的に原因を分けて鑑別を行うことが一般的である。腎性腎不全はさらに部位別に 4 つに分けられ，急性尿細管壊死，急性間質性腎炎，糸球体腎炎，血管性，がある。

急性腎障害を診た際には，腎後性の要素があれば真っ先に閉塞解除およびドレナージ術を施行すべきであり，エコーでの水腎症の有無確認は必須である。また，volume status の改善や腎毒性物質の中止も，毎回必ず行うべき治療である。

▶ 腎前性腎不全

有効循環血液量減少に伴い，腎灌流量が減少し，糸球体濾過量(glomerular filtration rate：GFR)の減少が起きるため，体液量減少を起こす嘔吐，下痢，出血，利尿薬使用や，体液量は正常ないし増加しているが有効循環血液量減少が起こる心不全(心腎症候群)，ネフローゼ症候群，肝硬変(肝腎症候群)などで生じる。

このほか，腎動脈レベルの腎灌流量減少として，腎動脈塞栓症，腎動脈狭窄症が挙げられ，同様の患者層において，最近の抗凝固薬開始や血管内カテーテル検査・治療歴がある場合に忘れてはならないのがコレステロール塞栓症である。コレステロール塞栓症では，腎生検で"ghost cells"と呼ばれる，弓状ないし葉間動脈レベルでの針状の裂け目が見え，結晶が溶解した痕が確認できる。輸出入細動脈レベルに作用することで腎灌流量減少を起こし，糸球体内圧ならびに GFR を低下させるものとして，輸入細動脈収縮を起こす非ステロイド系抗炎症薬(nonsteroidal anti-inflammatory agent：NSAID)，カルシニューリン阻害薬，造

影剤，高カルシウム血症や，輸出細動脈拡張を起こすレニン-アンジオテンシン(renin-angiotensin：RA)系阻害薬，敗血症などがある。

これらの要因により腎虚血が遷延すると，尿細管壊死による腎性腎不全へと移行する。

▶ 腎性腎不全

腎実質の異常により起こる急性腎障害であり，部位により 4 つに大別される。

急性尿細管壊死は前述した虚血性のほか，薬剤性にも起こり，アミノグリコシド，バンコマイシン，アムホテリシン B，シスプラチン，ビスホスホネート，ワルファリン，造影剤などで起こる。また，ミオグロビン尿，多発性骨髄腫での cast nephropathy，アシクロビルやシプロフロキサシンなどによる crystal nephropathy においても，尿細管閉塞による尿細管障害を引き起こす。

急性間質性腎炎は，原因として最多なのが薬剤性であり，抗菌薬全般，NSAID，利尿薬，プロトンポンプ阻害薬(proton pump inhibitor：PPI)，H_2 受容体拮抗薬，アロプリノールなどがあるほか，感染症では，サイトメガロウイルス，EB(Epstein-Barr：エプスタイン・バー)ウイルス，ヒト免疫不全ウイルス(human immunodeficiency virus：HIV)，レジオネラ，トキソプラズマ，リケッチアなどにより起こる。

糸球体腎炎は急性腎障害＋血尿(±蛋白尿)であり，急速進行性糸球体腎炎の鑑別となるため，抗 GBM (anti-glomerular basement membrane：抗糸球体基底膜)抗体関連腎炎，ANCA(antincutrophil cytoplasmic antibody：抗好中球細胞質抗体)関連腎炎，免疫複合体関連腎炎の精査を進めていく。

血管性としては前述した血管炎のほか，溶血性尿毒症症候群(hemolytic uremic syndrome：HUS)や血栓性血小板減少性紫斑病(thrombotic thrombopenic purpura：TTP)などの血栓性微小血管症でも急性腎障害を起こす。

▶ 腎後性腎不全

尿路閉塞により生じるため，尿閉を引き起こす前立腺肥大，前立腺がん，神経因性膀胱や，両側尿管閉塞を起こす後腹膜線維症，悪性腫瘍(尿管がん，骨盤内浸潤)，腹腔内血腫などで生じうる。エコーなどで水腎

症が確認できると治療に結びつけやすいが，水腎が明らかではなくとも腎後性腎不全を来しうる点に注意が　必要である。

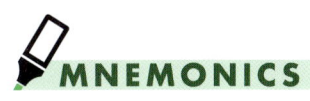

MNEMONICS

日本語

コンセプト

列に並んでいたら，なぜだか血が出ている前後の人が，オレの女房と絵の間のスペースで止血を始めるという訳のわからない光景を目にした。

語呂合わせ

急に前後の人が女房と絵の間で止血した。

語呂の説明

列に並んでいたら，なぜだか血が出ている前後の人がオレの女房と絵の間のスペースで止血を始めた。

医学的説明

急に＝急性腎障害の原因
前＝腎前性(腎不全)
後＝腎後性(腎不全)
人＝腎不全
女房(＝尿細管)と絵(＝壊死)＝急性尿細管壊死
間＝急性間質性腎炎
止＝糸球体腎炎
血＝血管性

英語

語呂合わせ

H$^{1)}$e$^{2)}$'s$^{3)}$ T$^{4)}$i$^{5)}$g(e)$^{6)}$r$^{7,8)}$
〔He's(He is) tiger＝彼はトラです〕

【腎前性】
1) **H**ypovolemia：循環血液量減少
2) Renal artery **e**mbolism：腎動脈塞栓症
3) Renal artery **s**tenosis：腎動脈狭窄症

【腎性】
4) Acute **t**ubular necrosis：急性尿細管壊死
5) Acute **i**nterstitial nephritis：急性間質性腎炎
6) **G**lomerulonephritis：糸球体腎炎
7) **R**enovascular：腎血管性

【腎後性】
8) Urinary **r**etention：尿閉

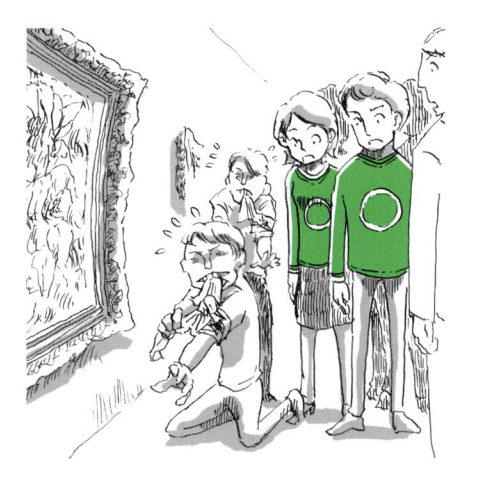

24 ネフローゼ症候群の原因

廣瀬知人

解説

ネフローゼ症候群は，糸球体からの大量のアルブミン漏出による低蛋白血症に加えて，浮腫，高 LDL（low density lipoprotein：低密度リポ蛋白質）コレステロール血症を合併する症候群であり，尿蛋白排泄量 ≧3.5 g/日，血清アルブミン値≦3.0 g/dL が必須条件である。

浮腫の発生機序としては，腎臓でのナトリウム再吸収増加，低蛋白血症による血管内膠質浸透圧低下，毛細血管透過性亢進などが考えられているが，成人では，遠位尿細管や集合管における一次的なナトリウム再吸収亢進により浮腫を来す "overfilling" が多いと考えられている。

原因疾患は原発性糸球体疾患が主であり，40 歳未満では微小変化型が 70 % 前後と圧倒的に多いが，65 歳以上では 16.7 % と減少し，一方で，膜性腎症は 40 歳以上では 50 % 以上を占め，次いで多い疾患が巣状糸球体硬化症である。また，続発性糸球体疾患では，特に 15〜64 歳でループス腎炎，40 歳以上で糖尿病性腎症とアミロイド腎症が増加する。

そのほか，鑑別疾患としては，M 蛋白沈着症（monoclonal immunoglobulin deposition disease：MIDD），膜性増殖性糸球体腎炎，急速進行性糸球体腎炎，IgA 腎症，紫斑病性腎症，Alport 症候群，血栓性微小血管症などが挙げられる（膜性増殖性糸球体腎炎，急速進行性糸球体腎炎，IgA 腎症，紫斑病性腎症，ループス腎炎，血栓性微小血管症に関しては，次項「腎炎症候群の原因」を参照）。

また，薬剤性に糸球体疾患が発生することもある。

▶微小変化型

腎生検で光学顕微鏡や蛍光抗体法では変化がないか微小であり，電子顕微鏡でしか上皮細胞の足突起の消失といった異常を指摘できないことから，微小変化型と呼ばれる。一部，非ステロイド系抗炎症薬（non-steroidal anti-inflammatory agent：NSAID）などの薬剤や Hodgkin リンパ腫などの腫瘍関連として発症することもある。

▶膜性腎症

病理学的には糸球体基底膜の肥厚を認め，基底膜上皮側への免疫複合体沈着と補体活性化を呈する。成人では原発性が多いが，続発性として，B 型肝炎ウイルス（hepatitis B virus：HBV），C 型肝炎ウイルス（hepatitis C virus：HCV），梅毒などの感染症や，悪性腫瘍，ループス腎炎Ⅴ型などの自己免疫疾患などの疾患が原因となり，また，D-ペニシラミン，NSAID などの薬剤性でも起こる。膜性腎症のうち悪性腫瘍関連は 10 % 以下といわれるが，その除外のための全身検索が必要となる。

また，これら原発性，続発性やループス腎炎の鑑別には，腎生検における蛍光抗体法での IgG サブクラス染色が有用である。

▶巣状糸球体硬化症

腎生検で，全糸球体ではなく，一部の糸球体（巣状）の一部分（分節性）に硬化病変がみられる疾患群のこと。原発性のものと二次性のものがあり，二次性では，高血圧性腎硬化症や糖尿病などのほか，HIV 腎症，肥満関連腎症，逆流性腎症，妊娠高血圧腎症などの疾患が原因となる。また，インターフェロン，ビスホスホネート，シクロスポリンなどによる薬剤性もある。

なお，腎生検の際に検体内に病変を検出することができず，微小変化型との鑑別が困難となる場合もある。

▶糖尿病性腎症

糖尿病の細小血管障害として現れ，腎結節性病変の有無は網膜症の有無と相関があるといわれる。腎生検では輸入出細動脈の硝子化を認め，メサンギウム領域に Kimmelstiel-Wilson 結節と呼ばれる結節性病変や，糸球体内に fibrin cap や capsular drop といった滲出性病変を認めるのが特徴である。腎障害進展予防，透析回避のためには，レニン-アンジオテンシン（renin-angiotensin system：RA）系阻害薬を中心とした蛋白尿，および血圧 130/80 mmHg 未満の厳格な降圧療法，厳格な血糖管理が必須である。

▶アミロイド腎症

単クローン性の軽鎖による AL アミロイドーシス，関節リウマチなど慢性炎症に起因する AA アミロイドーシスなどに起因した腎障害のこと。診断は腎生検における Congo-red 染色でアミロイド沈着の証明を行う。

▶M蛋白沈着症（monoclonal immunoglobulin deposition disease：MIDD）

多発性骨髄腫，意義不明の単クローン性 γ グロブリン血症（monoclonal gammopathy of undetermined significance：MGUS），リンパ形質細胞腫などの疾

患により生じる単クローン性免疫グロブリン血症に合併する糸球体病変。糸球体基底膜に免疫グロブリンの沈着を認め，ネフローゼレベルの蛋白尿および腎機能障害を来す。IgG，IgA，IgMのほか，軽鎖でも発症する。

▶ Alport症候群

感音性難聴，眼異常を伴う遺伝性の腎炎であり，糸球体基底膜のⅣ型コラーゲンの異常に伴う顕微鏡的血尿および蛋白尿を呈する。思春期から30代までに末期腎不全となることが多い。

▶ 薬剤性

NSAID，ビスホスホネート，D-ペニシラミン，インターフェロン，リチウムなどにより微小変化型，膜性腎症，巣状糸球体硬化症が起こりうる。

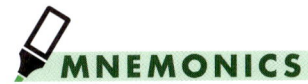

MNEMONICS

日本語

コンセプト

ノイローゼになっておかしくなっている様子。

語呂合わせ

<u>ノイローゼ</u>の<u>マック</u>が<u>変化</u>を求めて<u>空き巣</u>をした。<u>トーマス</u>と<u>アミー</u>はこういった。
"He is <u>mad</u>."

語呂の説明

マックが空き巣したことに友達のトーマスとアミーが呆れている様子。

医学的説明

ノイローゼ＝ネフローゼの鑑別
マック＝膜性腎症
変化＝微小変化型
空き巣＝巣状糸球体硬化症
トーマス＝糖尿病性腎症
アミー＝アミロイド腎症
M＝M蛋白沈着症
A＝Alport症候群
D＝薬剤性（Drug）

英 語

語呂合わせ

Mini[1] Me(m)n[2] Fo(r)[3] Di[4]am[5]ond[6] A[7]ds[8]

（Mini men for diamond Ads＝ダイアモンド広告のための小さい男たち）

1) Minimal-change nephropathy：微小変化型
2) Membranous nephropathy：膜性腎症
3) Focal glomerulosclerosis：巣状糸球体硬化症
4) Diabetes mellitus：糖尿病性腎症
5) Amyloidosis：アミロイド腎症
6) Monoclonal Immunoglobulin deposition disease（MIDD）：M蛋白沈着症
7) Alport syndrome：Alport症候群
8) Drugs：薬剤性

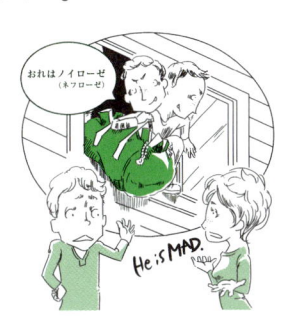

25 腎炎症候群の原因

廣瀬知人

📖 解説

急性腎炎症候群(acute nephritis syndrome)は，急性経過で血尿，蛋白尿とともに，浮腫，乏尿，高血圧を来す症候群である。

代表的な疾患として，急性糸球体腎炎(acute glomerulonephritis：AGN)，IgA腎症，紫斑病性腎症(IgA血管炎)，ループス腎炎，膜性増殖性糸球体腎炎(mesangioproliferative glomerulonephritis：MPGN)，クリオグロブリン血管炎，急速進行性糸球体腎炎(rapidly progressive glomerulonephritis：RPGN)，巣状糸球体硬化症，血栓性微小血管症(thrombotic microangiopathy：TMA)，などが挙げられる。

▶ 急性糸球体腎炎(AGN)

種々の先行感染の後，潜伏期を経て発症する。特に，溶連菌感染後の急性糸球体腎炎(post-streptococcal acute glomerulonephritis：PSAGN)が有名であるが，ほかにも，ブドウ球菌や肺炎球菌，クレブシエラなどの細菌や，EB(Epstein-Barr：エプスタイン・バー)ウイルス，サイトメガロウイルスなどウイルス感染でも発症するといわれる。PSAGNであれば，多くの場合で自然軽快するため腎生検を施行しない場合も多いが，診断に迷う場合は腎生検を施行する。

▶ IgA腎症

日本では，原発性糸球体腎炎のなかで最多の疾患である。健診などの機会に蛋白尿や血尿で偶然発見されることが多い。また，上気道炎など感染をきっかけとして増悪し，肉眼的血尿や浮腫を呈して発見されることもある。原因は明らかではないが，メサンギウム領域に蛍光抗体法でIgA沈着を認め，IgAとなんらかの抗原や補体などによる免疫複合体が原因と考えられている。血清IgA値は正常か軽度上昇を呈する。腎機能が悪化せず経過する例も多いが，約20年で40%が末期腎不全に陥ると報告されている。

▶ 紫斑病性腎症(IgA血管炎)

2012年よりIgA血管炎に名称変更となっている。下肢優位の蕁麻疹様皮疹〜点状紫斑，下肢優位の関節痛，腹痛，腎障害を四徴とする。基本的に小児期の疾患であるが，10%で成人発症もあり，成人例では腎予後が不良となることが多い。

腎生検では，メサンギウム領域にIgAの沈着を認め，組織学的には，前述したIgA腎症と同一である。皮膚生検では，小血管の血管壁へのIgA沈着を認める。

▶ ループス腎炎

全身性エリテマトーデス(systemic lupus erythematosus：SLE)の腎合併症であり，ISN／RPS(International Society of Nephrology／Renal Pathology Society)分類により病型分類される。V型では膜性腎症を呈しネフローゼ症候群を呈することが多いが，ほかはメサンギウム増殖や半月体形成などを来し，腎炎を呈する。補体の低下を伴うことが多く，また，尿所見や腎機能低下が乏しくても，腎生検を行うと半月体形成がみられることもある。

▶ 膜性増殖性糸球体腎炎(MPGN)

病理学的には，糸球体基底膜の肥厚による二重化とメサンギウム細胞の増殖，分葉化を呈し，蛍光抗体法でC3沈着を認め，持続性低補体血症を認める。このうち，免疫グロブリンの沈着や古典的経路(C1q，C4)の沈着を伴わずにC3のみ沈着する疾患を，C3腎症とする概念が提唱されている。特発性と二次性があり，二次性の原因として，感染症ではB型肝炎ウイルス(hepatitis B virus：HBV)，C型肝炎ウイルス(hepatitis C virus：HCV)，ヒト免疫不全ウイルス(human immunodeficiency virus：HIV)感染に伴うものや，感染性心内膜炎，膿瘍形成，シャント感染に伴うものなどがあり，自己免疫疾患や悪性腫瘍関連，血栓性微小血管症(溶血性尿毒症症候群(hemolytic uremic syndrome：HUS)／血栓性血小板減少性紫斑病(thrombotic thrombocytopenic purpura：TTP))などさまざまである。

なお，MPGNのうち35%はネフローゼ症候群を呈するといわれ，血尿や蛋白尿がさまざまな程度で認められる。

▶ クリオグロブリン血管炎

紫斑，関節痛，筋力低下を三徴とする小血管炎であり，糸球体腎炎を起こし，低補体血症を来す。多くの症例でHCVが関与している。多発性骨髄腫，意義不明の単クローン性ガンマグロブリン血症(monoclonal gammopathy of undetermined significance：MGUS)，リンパ形質細胞腫，また，関節リウマチなどの自己免疫疾患に関連して発症することがある。血尿・蛋白尿を呈し，ネフローゼ症候群となることや急速に進行する腎障害を伴うこともある。

▶ 急速進行性糸球体腎炎（RPGN）

数週から数か月単位で進行する腎機能障害および血尿・蛋白尿を呈する疾患群で，病理学的には半月体形成性腎炎であり，蛍光抗体法の結果により3つに分けられる。免疫複合体関連腎炎ではIgGやC3の顆粒状沈着を認め，抗GBM（anti-glomerular basement membrane：抗糸球体基底膜）抗体関連腎炎ではIgGやC3の糸球体基底膜への線状沈着を認め，ANCA（antineutrophil cytoplasmic antibody：抗好中球細胞質抗体）関連腎炎では，pauci-immune（IgGやC3などの沈着がない）であることから区別される。

ANCA関連腎炎はその臨床像から，好酸球性多発血管炎性肉芽腫症（eosinophilic granulomatosis with polyangiitis：EGPA），多発血管炎性肉芽腫症（granulomatosis with polyangiitis：GPA），顕微鏡的多発血管炎（microscopic polyangiitis：MPA），また，血清がANCA陰性であった場合にはANCA陰性のANCA関連腎炎とされる。免疫複合体による腎炎は，ループス腎炎やIgA腎症など，他の腎炎症候群を呈する疾患群である。

▶ 血栓性微小血管症（TMA）：HUS, TTP

微小血管性溶血性貧血，破砕性血小板減少，細血管内血小板血栓を三徴とし，HUSおよびTTPの総称である。主病態としては微小血管の内皮細胞障害であり，腎生検では内皮細胞浮腫や血管内腔の血栓や閉塞，基底膜の二重化などを認める。内皮細胞障害および閉塞により，血尿・蛋白尿および腎機能障害を呈する。

治療は原疾患治療であるが，志賀毒素によるHUS以外では，抗体除去および凝固因子補充のため，迅速な血漿交換が必要となる。

私の記憶術

日本語語呂作成者の1人

このようなコラムを書かせていただきますが，私は非常に暗記が苦手です。教科書に線を引いても，語呂合わせをいくら覚えても，暗記事項を何回もノートに書きなぐっても，3日経てば記憶から大方消えてしまいます…。ここでは，そんな私がどのように覚えているのか，について書きたいと思います。個人の方法・感想なので全員には当てはまらないと思いますが，少しでも皆さんの参考になれば幸いです。

端的にいうと，「しゃべる，使う」，「流れを知る」の2つが私にとってのポイントです。

まず1点目です。皆さんは大学受験のとき，「聞いただけ，一度読んだだけで記憶に残るのは20%程度だから，復習をしましょう」という話を聞いたことはありませんか？

最近非常に実感しますが，復習・反復って本当に大事です…。

そんな「復習」のなかでも実際に口に出してアウトプットすることをお勧めします。定期試験ももちろんですが，講義，実習，あるいは各大学で行われている勉強会など，アウトプットに使える機会がそこかしこにあります。そういった場でとにかく発言してみることが大事だと思います。合っていれば自信に，そしてモチベーションにつながりますし，間違えたとしても，自分の「わかっていない部分」がより記憶に残るのでお得だと思いましょう（笑）。また，必ずしもインプット→アウトプットの順番でなくとも，うろ覚えでアウトプットしてみて，理解が足りていないところをインプットし直す，でもよいと思います。

次に2点目です。こちらは実習が始まってより重要性を感じるようになったのですが，やはり疾患が起こる機序・流れを考え，知ることが大事かなと思います。私は前述のとおりもともと暗記が苦手なので，実際の患者さんについての考察や講義で行われる症例検討を通じて，問題となっている「疾患」や「薬剤」について学ぶように心がけています。

まだ実習の始まっていない学年の方も，学生が読みやすい症例を取り扱った本は多数あります。ぜひ活用してみてください。

ここまで私なりの方法を書かせていただきましたが，いちばん大事なことは「自分にとって印象に残りやすい方法」をみつけることです。ぜひいろんな人のやり方を聞いてみたり，実践してみてください。そして皆さん自身のやりやすさ，また環境に合わせてベストな記憶法を探してみてください。

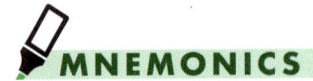

MNEMONICS

日本語

コンセプト

エンジンを増やして，船を進行させたが…。

語呂合わせ

<u>エンジン</u>増やして，<u>至急</u>，<u>船</u>を<u>進行</u>させた<u>クルー</u>たちが<u>決戦</u>をして，<u>目</u>が<u>紫</u>に。

語呂の説明

エンジンを増やして，船を進行させたものの，クルーたちが喧嘩をしてしまっている様子。

医学的説明

エンジン＝腎炎症候群の鑑別
増やして＝膜性増殖性糸球体腎炎
至急＝急性糸球体腎炎
進行＝急速進行性糸球体腎炎
ク＝クリオグロブリン血管炎
ルー＝ループス腎炎
決戦＝血栓性微小血管症
目（eye）＝IgA 腎症
紫＝紫斑病性腎症

英 語

語呂合わせ

Ag(i)**n**(g)[1] **IgAs'**[2-4] **Mes**(s)**ag**(e)[5] about **R**[6]**C**[7]**T**[8]（Randomized controlled trial）
〔Aging IgAs' message about RCT（Randomized Controlled Trial）＝老化した IgA からのランダム化比較試験についてのメッセージ〕

1) **A**cute **g**lomerulo**n**ephritis（**AGN**）：急性糸球体腎炎
2) **IgA** nephropathy：IgA 腎症
3) **IgA** vasculitis（Henoch-Schönlein purpura）：IgA 血管炎
4) Lupus nephritis（**SLE**）：ループス腎炎
5) **Mes**angioproliferative **g**lomerulonephritis（MPGN）：膜性増殖性糸球体腎炎
6) **R**apidly progressive glomerulonephritis（RPGN）：急性進行性糸球体腎炎
7) **C**ryoglobulinaemic vasculitis（cryoglobulinemia）：クリオグロブリン血管炎
8) **T**hrombotic microangiopathy（TMA）：血栓性微小血管症

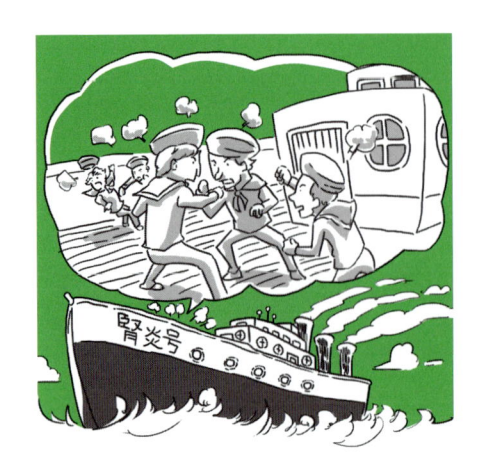

私の記憶術

記憶のLong-term potentiation(長期増強)! 蟹江崇芳

　私自身はどちらかというと記憶が苦手でこの場で大そうなことを語る立場ではないのですが,貴重な機会をいただけたので少しだけお話しさせていただきます。

　読者の皆さんは記憶が得意ですか? 医学の世界には記憶しなくてはならない事項がそれはそれは莫大に存在し,よほど生まれつきの記憶力がよい人でも,日々進歩しupdateされていく医学知識を亢進し,それを保ち続けることは容易ではないといっていいでしょう。

　Ebbinghausの忘却曲線で有名なように,人間の脳は忘れるのが非常に得意に設計されており,単純な記憶については1時間後には約半分が失われ,1週間後には約8割が失われるといわれています。私自身も医学生の頃は試験のたびに,研修医のころには各科のローテートのたびに,必死に詰め込んだ知識を次から次へと忘れ,また覚えて…の繰り返しでした。逃げたくても逃げられない日々のこの葛藤,大多数の皆さんが感じていますよね?

　"Long-term potentiation(長期増強)"

　読者の皆さんも医学生時代の生理学の授業で耳にしたことがあるかもしれません。これは人間の記憶のメカニズムの1つとされており,「海馬の神経線維に短時間で高頻度の刺激(テタヌス刺激tetanus)を加えると,その後シナプスを介する信号伝達が増強される」というものです。

　前述のごとく記憶が苦手な私ですが,学生時代に友人とあぁでもないこうでもないと語ったことや自分でつくった語呂合わせ,研修時代の恥ずかしい経験やこわい経験は今でも鮮明に記憶されています。もっと日常的な話でいうと,「あの曲を聴くとその頃の出来事や思い出が蘇ってくる」といった類のものでしょうか? 皆さんも経験があると思うアレです。人間はとりわけ強烈な印象や感情に結びつけられた記憶は強く記憶に刻まれるようで,強い感動や喜びを感じた物事,肝を冷やす経験や失敗,必死に奮闘した苦難や議論は頭のなかで反芻され,記憶として定着しやすいようです。

　とあるテレビドラマで「私,失敗しないので」というフレーズが有名になっているようですが,現実問題「失敗しない」人間はいないわけです(失敗を認識できていない人間は存在するのかもしれませんが…)。当たり前のことなのですが,「失敗しないので」ではなくその貴重な体験を生かして,「二度と同じ失敗はしないので」の精神が非常に大事なのだと思います。

　人間誰しも失敗するのは嫌なのですが,特に若い先生(自分もまだ若造ですが)は失敗を恐れずにどんどんいろんな経験をして,どんどん失敗して,たくさんの心に残るエピソードを経験していただきたいです。そして,ぜひ今日の失敗・感動・悩んだことを身近な人と共有して互いに"Long-term potentiation"していきましょう。すべてを記憶しようとするのは難しいかもしれませんが,「情報へのアクセス手段」くらいを押さえておければ上々だと思います。

　医師としての年次が上がるとなかなか失敗ができなくなりますし,それを指摘してくれる人も次第に少なくなります。歳を重ねるごとになかなかこの種の貴重な経験をする機会が減ってしまうんですね。皆さんも自らの脳に「意識的に」テタヌス刺激を与え続け,今後も臨床医としての武器を増やしていってください。私自身,自分にもそういい聞かせながら日々鍛錬を続けていこうと思います。

26 腎尿細管間質障害の原因

廣瀬知人

解説

原因としては，尿細管性アシドーシスや尿細管間質性腎炎が挙げられる。尿細管間質性腎炎はさらにその原疾患が多様であり，慣習的に形態学的ないし臨床的に，その経過により急性および慢性分類される。急性間質性腎炎では，急速に腎機能低下が起こり，著明な間質の炎症が起こり，間質浮腫，尿細管障害が誘発される。慢性間質性腎炎では，緩徐に進行し，尿細管間質の線維化や萎縮を生じる点が特徴である。

▶ 尿細管性アシドーシス

後述する anion gap（AG）正常型代謝性アシドーシスの項に記載（**28 章**参照）。

▶ 急性尿細管間質性腎炎

発熱，関節痛，皮疹，好酸球増加などとともに，間質性腎炎や尿細管による急性腎障害を呈する。

原因としては薬剤性が最多であるが，そのなかでも抗菌薬が最も多く，メチリシンに代表されるペニシリン系で起こりやすく，セファロスポリン系では比較的まれ，ほかには，リファンピシン，スルファメトキサゾール・トリメトプリム（ST）合剤，キノロン，バンコマイシンなどでみられる。他の薬剤では，非ステロイド系抗炎症薬（nonsteroidal anti-inflammatory agent：NSAID），プロトンポンプ阻害薬（proton pump inhibitor：PPI），H_2受容体拮抗薬，利尿薬（例：フロセミド，ヒドロクロロチアジド），アロプリノール，アシクロビル，抗けいれん薬などが原因となる。

次いで，自己免疫性疾患〔全身性エリテマトーデス（systemic lupus erythematosus：SLE），Sjögren 症候群，サルコイドーシスなど〕，感染症〔サイトメガロウイルス，EB（Epstein-Barr：エプスタイン・バー）ウイルス，ヒト免疫不全ウイルス（human immuno-deficiency virus：HIV），レジオネラ，マイコプラズマ，リケッチア，レンサ球菌など〕，TINU 症候群（尿細管間質性腎炎およびぶどう膜炎症候群），多発性骨髄腫による cast nephropathy，悪性リンパ腫，IgG4 関連疾患などがある。

検査所見としては，顕微鏡的血尿や非ネフローゼレベルの蛋白尿，特に尿中 β_2 ミクログロブリン上昇や尿中 NAG（N-acetyl-β-D-glucosaminidase：N-アセチル-β-D-グルコサミニダーゼ）上昇を認め，無菌性白血球尿や白血球円柱などを呈することもある。診断のために尿中好酸球や Ga シンチグラムなどが行わ

れることがあるが感度・特異度ともに悪く，確定診断のためには腎生検が必要である。

▶ TINU 症候群〔tubulointerstitial nephritis（TIN）and uveitis syndrome：尿細管間質性腎炎ぶどう膜炎症候群〕

若年女性に多いまれな疾患であり，尿細管間質性腎炎およびぶどう膜炎を起こす。発熱，体重減少，貧血，高 γ グロブリン血症，Fanconi 症候群を呈する。原因は明らかではなく，EB ウイルス感染などが関与しているといわれる。治療はステロイドであり，予後は良好である。

▶ 慢性尿細管間質性腎炎

慢性の経過で間質の線維化や尿細管萎縮を起こし，徐々に糸球体や血管にも障害を起こし，腎臓全体の進行した線維化や硬化を起こす。

薬剤では，NSAID などの鎮痛薬による間質性腎炎が有名であり，過去にフェナセチン含有の市販鎮痛薬を慢性的に過剰服用していた患者で多く腎障害が発生し，日本でも販売中止となった歴史がある。また，アリストロキア酸（中国名は馬兜鈴酸）を含む漢方薬による間質性腎炎も過去に多く報告があり，クロアチアでは，バルカン半島でアリストロキア酸による間質性腎炎が流行したことから，バルカン腎症と呼ばれている。現在の日本で認可された医薬品には，アリストロキア酸は含まれていないが，海外製品の個人輸入には注意が必要である。そのほか，鉛中毒や，シスプラチンなどの抗がん剤，シクロスポリン，リチウムなどによっても起こる。

自己免疫疾患では，SLE や Sjögren 症候群，サルコイドーシス，多発血管炎性肉芽腫症（granulomatosis with polyangiitis：GPA）などでみられる。その他には，多発性骨髄腫や軽鎖病，痛風腎，逆流性腎症，慢性低カリウム血症，高カルシウム血症（腎石灰沈着症）などでも間質性腎炎を呈する。

▶ 痛風腎

高尿酸血症が持続することにより，尿酸塩結晶が尿細管腔および間質に析出および沈着し，その結晶周囲に炎症が引き起こされ，巨細胞が取り囲み微小痛風結節を形成する。そのため，間質の線維化，肉芽腫性変化および尿細管萎縮を起こし，腎機能障害を来す。

▶逆流性腎症

膀胱尿管逆流に伴って腎盂内圧が上昇し，ひいては尿細管上皮の破壊や繰り返す腎盂腎炎のため腎実質の線維化が生じて，不可逆的な腎障害を呈した状態のことである。小児期の繰り返す尿路感染症や高血圧症，慢性腎臓病の原因として重要で，組織学的には，巣状糸球体硬化症を呈することが多い。

▶慢性低カリウム血症

低カリウム血症では，近位尿細管でのアンモニア産生が亢進し，補体系が活性化されることにより，尿細管上皮細胞の空胞変性や間質の線維化，尿細管萎縮などが起こる。

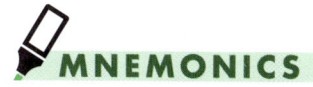

MNEMONICS

日本語

コンセプト

乾湿計の前で，足の痛みのあまり T シャツを破ってしまった。

語呂合わせ

<u>乾湿</u>計の前で<u>円陣</u>組んだら，<u>足</u>が<u>痛く</u>なって<u>逆上</u>して<u>カリカリ</u>。<u>T</u> シャツ破った。

語呂の説明

乾湿計の前で円陣組んだら，足の痛みのあまり T シャツを破ってしまった。

医学的説明

乾湿＝腎尿細管間質障害
円陣＝急性・慢性尿細管間質性腎炎
足＝尿細管性アシドーシス
痛く＝痛風腎
逆上＝逆流性腎症
カリカリ＝慢性低カリウム血症
T＝TINU 症候群

英　語

語呂合わせ

Are the(RTA)[1] G[2]re(e)[3]k(ch)[4] Twin you (Tin[5-7] u)[7]?

（Are the Greek twin you?＝例のギリシャ人の双子はあなたたちですか？）

1) **R**enal **t**ubular **a**cidosis(RTA)：尿細管性アシドーシス
2) **G**out kidney：痛風腎
3) **Re**flux nephropathy(RN)：逆流性腎症
4) **Ch**ronic hypokalemia：慢性低カリウム血症
5) Acute tubulointerstitial nephritis(**TIN**)：急性尿細管間質性腎炎
6) Chronic tubulointerstitial nephritis(**TIN**)：慢性尿細管間質性腎炎
7) Acute tubulointerstitial nephritis(**TIN**) and **u**veitis syndrome：TINU 症候群

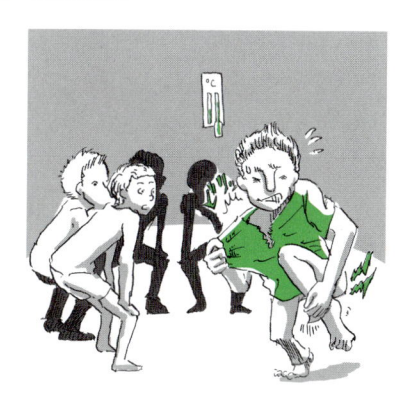

27 AG開大型代謝性アシドーシスの原因

廣瀬知人

📖 解説

anion gap（AG）開大は不揮発酸の蓄積により生じ，これが通常，検査では測定できないため，gap を形成する。原因は 4 つに大別され，乳酸アシドーシス，ケトアシドーシス，末期腎不全，中毒，である。

▶ 乳酸アシドーシス

原因により，末梢組織灌流低下による組織虚血で起こる Type A 乳酸アシドーシスと，組織灌流は正常な状態で生じる Type B 乳酸アシドーシスに大別され，Type B 乳酸アシドーシスは予後がよいとされる。

　ビタミン B_1 はピルビン酸脱水素酵素の補酵素であり，欠乏により乳酸産生が亢進することから，ビタミン B_1 欠乏では乳酸アシドーシスを呈しうる。糖負荷により解糖による乳酸産生が増加するため，ビタミン B_1 欠乏が疑われる症例にブドウ糖投与を行う際には，必ず先にビタミン B_1 の補充を行う。ちなみに，最近汎用されているビタミン B_1 含有アミノ酸製剤では，製剤内に含有される糖を解糖するためのビタミン B_1 しか含まれず，ビタミン B_1 欠乏に対しての補填効果はほとんどないことに注意が必要である。

▶ ケトアシドーシス

脂肪酸代謝の増加とケト酸（アセト酢酸，3-β-ヒドロキシ酢酸）の蓄積が原因であり，糖尿病性ケトアシドーシス（diabetic ketoacidosis：DKA）ではアセト酢酸：3-β-ヒドロキシ酢酸は 1：1〜10 に，アルコール性ケトアシドーシス（alcoholic ketoacidosis：AKA）では，比率はそれ以上になるといわれている。汎用されている尿ケトン定性では，3-β-ヒドロキシ酢酸を検出できないため偽陰性となりやすく，AG 増加の原因を確かめるためにも血清学的な評価が必要である。

　DKA では，絶対的インスリン欠乏により，肝臓での脂肪分解亢進とそれによるケト酸合成増加が起こる。AKA はアルコール多飲後に惹起された悪心・嘔吐や腹痛，そして，それによる 24〜48 時間の絶食期間を伴い，アルコールによる糖新生抑制と糖質不足によるインスリン分泌低下によって脂肪分解が亢進し，ケト酸合成が増加する。飢餓によるケトアシドーシス（starvation ketoacidosis）でも，AKA 同様に，糖質不足によるインスリン分泌低下によって脂肪分解が亢進する。

▶ 末期腎不全

腎機能低下によりネフロンの減少が起こると，排泄すべきアンモニアの産生低下が起こる。このため，進行した腎不全においては，AG 正常型代謝性アシドーシスを呈するようになるが，さらに腎機能が低下し，末期腎不全，特に糸球体濾過量（glomerular filtration rate：GFR）＜20 mL/分になると，リン酸，硫酸，馬尿酸，尿酸などを含めた尿毒性物質の蓄積が起こるようになり，AG 開大型代謝性アシドーシスを呈することがある。

▶ 中毒

右ページのネモニクス"KUSSMAL-P"に含まれるサリチル酸，メタノール，アルコール，パラアルデヒドのほかにも，エチレングリコール，プロピレングリコール，トルエン，ピログルタミン酸（アセトアミノフェンの慢性使用）などが挙げられる。これらを疑った場合には，浸透圧ギャップ（osmolar gap）の計算が有効である。

> 推定血漿浸透圧＝2Na＋BUN/2.8＋Glu（血糖）/18
> 浸透圧ギャップ＝実測血漿浸透圧－推定血漿浸透圧

　浸透圧ギャップ＞10 mOsm/kg であれば，血中に測定されない浸透圧物質の存在が疑われ，中毒物質の推定に役立つ。たとえば，エタノールであれば分子量は 46 であり，浸透圧ギャップが 50 mOsm/kg なら，血中エタノール濃度は 50 mOsm/kg×46 g/Osm÷10＝230 mg/dL（1 kg＝1 L）となり，中等度酩酊と判断される。

　なお，アスピリン中毒では，代謝物であるサリチル酸の延髄呼吸中枢刺激により呼吸性アルカローシスも合併するが，AG 開大型代謝性アシドーシスと呼吸性アルカローシスを合併した場合にまず考えるのは，アスピリン中毒か重症敗血症である。血漿サリチル酸濃度が 40〜50 mg/dL を超えると，多くの例で中毒症状として，耳鳴，眩暈，悪心などを呈する。

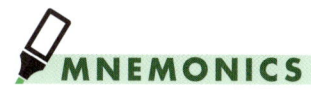

MNEMONICS

日本語

コンセプト

メタメタにやられた人が仕返しをする様子。

語呂合わせ

大きな足に蹴飛ばされて毒に敗れて去り，メタメタに
やられた仕返しにアルコールと牛乳をパラパラまいた。

語呂の説明

蹴飛ばされたり，毒をかけられるなど，メタメタにや
られた仕返しにアルコールと牛乳をパラパラまいた。

医学的説明

大きな足＝AG 開大型代謝性アシドーシスの原因
蹴飛ばされて＝ケトアシドーシス
毒＝尿毒症(末期腎不全)
敗れて＝敗血症
去り＝サリチル酸(アスピリン)
メタメタ＝メタノール
アルコール＝アルコール
牛乳＝乳酸アシドーシス
パラパラ＝パラアルデヒド

英語

語呂合わせ

$K^{1)}u^{2)}s^{3)}s^{4)}m^{5)}a^{6)}l^{7)}$-$P^{8)}$
（Kussmal-P＝クスマルの P）

1) Ketoacidosis：ケトアシドーシス
2) Uremia：尿毒症(末期腎不全)
3) Sepsis：敗血症
4) Salicylate：サリチル酸
5) Methanol：メタノール
6) Alcohol：アルコール
7) Lactic acidosis：乳酸アシドーシス
8) Paraldehyde intoxication：パラアルデヒド

28 AG正常型代謝性アシドーシスの原因

廣瀬知人

解説

anion gap（AG）正常型代謝性アシドーシスは，相対的に Cl が高いことから，高 Cl 性代謝性アシドーシスといわれることもある。原因は"HARD-UP"と覚えるとよい。

▶過栄養

アミノ酸含有製剤投与によるアルギニンや NH_4Cl 負荷によるとされる。

▶希釈性アシドーシス

生理食塩液（生食）の大量迅速投与では，相対的な HCO_3^- 欠乏による希釈性アシドーシスを起こすといわれる。機序に関しては諸説あり，Cl 負荷のためにアシドーシスを来すという考えもある。

▶炭酸脱水酵素阻害薬：アセタゾラミド

近位尿細管での HCO_3^- の再吸収を阻害することにより HCO_3^- 排泄が亢進し，アシドーシスを呈する。

▶尿細管性アシドーシス（renal tubular acidosis：RTA）

RTA は近位尿細管性アシドーシス（proximal RTA：pRTA），遠位尿細管性アシドーシス（distal RTA：dRTA）のほかに，以前は type 4 RTA と呼ばれていた高カリウム血症性 RTA，慢性腎臓病（chronic kidney disease：CKD）による RTA がある。

不揮発酸は蛋白代謝により，通常，50〜100 mEq/日産生され，血液の pH 7.4，すなわち，$[H^+]=0.00004$ mEq/L であることを考えれば，50〜100 mEq/日の $[H^+]$ はすみやかに緩衝され，かつ，すべてをすみやかに排泄しなければならない。不揮発酸の排泄は約 30 mmol/日の HPO_4^{2-} と，残りは NH_4^+ で行われる。そのため，不揮発酸排泄量の調整は NH_4^+ で行われており，最大で約 10 倍の排泄能をもつ。NH_4^+ は近位尿細管で合成され，ヘンレ上行脚で一度再吸収されるが，皮質集合管に H^+ が分泌され，尿 pH が低下すると，そこに再度 NH_3 分泌が起こり，NH_4^+ の形で排泄される。

pRTA では，近位尿細管の HCO_3^- 再吸収が障害されることでアシドーシスを呈し，主に，アセタゾラミド，アミノグリコシドや cidofovir などで薬剤性に起こり，HCO_3^- 再吸収閾値低下により，通常よりも低い血清 HCO_3^- 値で HCO_3^- 排泄が起こるため，ある値以下には低下せず，進行性ではないが治療に必要な

HCO_3^- は大量となり，かつ，HCO_3^- 正常化は難しい。また，Fanconi 症候群を呈すると，低 P 血症，尿糖も合併する。dRTA では，上記の NH_4^+ 排泄過程が障害されることでアシドーシスを呈し，厳密には皮質集合管での H^+ 分泌障害を指すが（狭義の dRTA），近位尿細管での NH_4^+ 合成障害によっても類似の病態が起こる（広義の dRTA）。dRTA では H^+ 分泌障害のために代わりに K^+ 排泄が促進され，低 K 血症を呈する。主には，Sjögren 症候群，全身性エリテマトーデス（systemic lupus erythematosus：SLE），クリオグロブリン血症などの疾患に続発し，薬剤性では，アムホテリシン B，リチウム，トルエン，ホスカルネットなどで起こる。

高カリウム血症性 RTA では，高カリウム血症により NH_4^+ 排泄過程のすべての部分を阻害し，背景に低アルドステロン状態を認める。原疾患としては，Addison 病，糖尿病性腎症，腎硬化症，尿細管間質性腎症，ループス腎炎，閉塞性腎症，HIV 腎症などがあり，薬剤性では ENaC（epithelial sodium channel：尿細管腔側の Na チャネル）を阻害するカリウム保持性利尿薬，ペンタミジン，トリメトプリム，Na^+-K^+-ATPase を阻害するシクロスポリン，タクロリムス，アルドステロンの作用を阻害するスピロノラクトン，アンジオテンシン変換酵素（angiotensin-converting enzyme：ACE）阻害薬，アンジオテンシン II 受容体阻害薬（angiotensin II receptor blocker：ARB），シクロオキシゲナーゼ（cyclooxygenase：COX）-2 阻害でレニン放出を抑制する非ステロイド系抗炎症薬（nonsteroidal anti-inflammatory agent：NSAID），副腎皮質球状帯への直接毒性でアルドステロン合成を抑制するヘパリンなどがある。

CKD では一般的に，糸球体濾過量（glomerular filtration rate：GFR）<50 mL/分で，機能するネフロン数の低下と髄質での NH_4^+ 保持力の低下により酸排泄能が低下し，広義の dRTA を呈する。

▶下痢・膵液瘻

総塩基濃度 50〜70 mEq/L と比較的アルカリ性である腸液・膵液の喪失によりアシドーシスを起こす。

▶尿管腸瘻（ウロストミー）

50% 以上で高 Cl 性代謝性アシドーシスが認められるといわれており，機序としては，腸管に流れてきた尿中 Cl^- が，Cl^-/HCO_3^- 対向輸送体で CO_3^- に交換されて尿中排泄されることに加えて，腸管で NH_4^+ 再吸

収が起こることによるといわれている。

また尿管腸瘻では，使用する部位により K バランスが変化する。具体的には，S 状結腸を使用した場合には K 分泌によって低 K 血症を起こし，空腸を使用した場合には K 吸収によって高 K 血症を起こしうるが，回腸ではわずかな変化しかない，とされている。

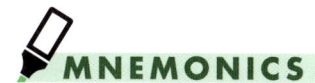

MNEMONICS

日本語

コンセプト

クロールのし過ぎで水泳が嫌いになった人の話。

語呂合わせ

普通にバタ足したら，クロールのしすぎで足引きつった。尿意を催し焦ってトイレに行って下痢してウロウロ，水泳嫌いだ。

語呂の説明

普通にバタ足の練習をしたら，クロールのしすぎで足を引きつってしまい，焦ってトイレに行ったら，下痢して余計に焦ることになった。それが原因で水泳が嫌いになった。

医学的説明

普通（＝正常）にバタ足（＝アシドーシス）＝AG 正常型代謝性アシドーシスの原因
クロール＝高 Cl 性代謝性アシドーシス
しすぎで＝過栄養
足（＝アシドーシス）引き（＝希釈性）つった＝希釈性アシドーシス
尿意＝尿細管性アシドーシス
焦って＝アセタゾラミド（炭酸脱水酵素阻害薬）
下痢＝下痢
ウロウロ＝ウロストミー
水泳＝膵液瘻

英　語

語呂合わせ

$H^{1)}a^{2)}r^{3)}d^{4)}-U^{5)}p^{6)}$
（Hard-up＝金欠病）

1) HCL, Hyperalimentation：塩化水素，過栄養
2) Acetazolamide（and other carbonic anhydrase inhibitors）：アセタゾラミド（炭酸脱水酵素阻害薬）
3) Renal tubular acidosis：尿細管性アシドーシス
4) Diarrhea：下痢
5) Ureteroenteric fistula：尿管腸瘻（ウロストミー）
6) Pancreaticoduodenal fistula：膵液瘻

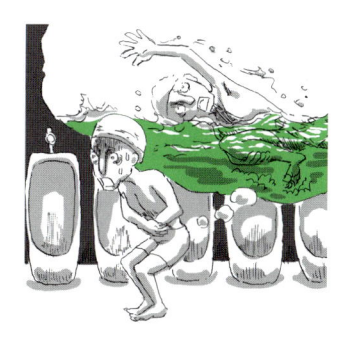

29 代謝性アルカローシスの原因

廣瀬知人

📖 解説

代謝性アルカローシスの形成には，酸（H^+）の喪失ないしはアルカリ（HCO_3^-）の増加のいずれかが必要である。前者には消化管・腎臓の2つの喪失経路がある。また，アルカリの増加には，外因性投与によるものと内因性の増加があり，内因性の原因としては，脱水（Cl depletion alkalosis）が重要である。頻度が高いのは，脱水，嘔吐，利尿薬使用である。

代謝性アルカローシスの維持には，重要な4つの因子があり，有効循環血漿量低下（脱水），Cl欠乏，低カリウム血症，腎機能低下，である。そのメカニズムは，近位尿細管でのHCO_3^-再吸収増加，皮質集合管でのHCO_3^-分泌低下，糸球体濾過量（glomerular filtration rate：GFR）低下によるHCO_3^-排泄低下である。

▶ アルカリ負荷

慢性腎臓病（chronic kidney disease：CKD）患者などで投与される重曹（炭酸水素ナトリウム）／メイロンの過剰投与によりアルカリ負荷となりうるが，そのほかにも，輸血においては含有されるクエン酸によりアルカリ負荷となり，胃薬や下剤ではカルシウム塩やマグネシウム塩が最終的にはアルカリ負荷となり，カリウム製剤のうちL-アスパラギン酸カリウムではアスパラギン酸がアルカリとして作用する。

これらアルカリの投与によりアルカレミアになると，遠位尿細管のカルシウム感受性受容体の作用が亢進し，カルシウム再吸収が亢進するが，この際にカルシウム製剤，ビタミンD製剤の併用投与によって血清カルシウム高値を来し，calcium-alkali症候群を呈しうる。特に，腎機能の低下した高齢者で起こりやすく，高カルシウム血症やビタミンD過剰により腎臓でのHCO_3^-再吸収亢進やGFR低下によるHCO_3^-排泄低下も来しうるため，作用を深め合って進行する。以前はmilk-alkali症候群といわれていたが，近年はミルクではなくカルシウム製剤やビタミンD製剤での発症が多いことから，呼び名が変わった。

▶ Cl⁻ depletion alkalosis

以前はcontraction alkalosisといわれていた。腎性ないし腎外性（消化管）からのCl⁻喪失により起こり，体液喪失を伴っている。尿Cl⁻濃度の低下を認め，集合管β介在細胞にあるpendrin（HCO_3^-／Cl⁻ ex-changer）からのHCO_3^-分泌が阻害されることにより，アルカローシスが維持される。また，体液喪失に伴うGFR低下もその維持に関与するといわれる。そのため，NaClなどのCl⁻負荷で尿量改善，尿中Cl⁻排泄亢進が起こることによって，アルカローシスが改善する。

腎性の喪失としては，利尿薬（例：サイアザイド，ループ），Bartter症候群，Gitelman症候群が挙げられる。腎外性喪失は消化管由来であり，嘔吐，胃管からの胃液ドレナージ，下痢，下剤使用などが挙げられる。

▶ 低カリウム血症

低カリウム血症により腎臓でのアンモニア合成が進み，酸排泄が亢進するため，体内のHCO_3^-増加が起こる。また，その維持には集合管でのH^+-K^+-ATPaseが主に関与しているとされる。なお，重症低カリウム血症に伴う代謝性アルカローシスの治療では，尿中Cl⁻減少を認めずNaCl負荷に抵抗性のことがあり，カリウム欠乏の改善が必須となることがある。また，マグネシウム欠乏に伴う低カリウム血症の改善にはMg補充が必須となる。

▶ posthypercapnic state

呼吸性アシドーシスによりCO_2貯留が起こると代償性にHCO_3^-再吸収が亢進するが，腎臓での代謝のほうが時間がかかるため，呼吸性変化が改善した後に高HCO_3^-血症が残存してしまい，代謝性アルカローシスとなってしまう現象のこと。時間経過とともにHCO_3^-が排泄され，自然軽快する。

▶ 鉱質コルチコイド作用過剰

鉱質コルチコイド作用が亢進する病態があるために集合管でのENaC（epithelial sodium channel：尿細管腔側のNaチャネル）の作用が増し，体液過剰，低カリウム血症，代謝性アルカローシスを来す。

腎動脈狭窄やレニン産生腫瘍では，レニン高値，アルドステロン高値となるが，原発性アルドステロン症では，レニン低値，アルドステロン高値となり，Cushing症候群，Cushing病，副腎皮質ステロイド投与や，偽性アルドステロン症である甘草やグリチルリチン（licorice）の過剰摂取においてはレニン低値，アルドステロン低値となる。また，ENaCの異常であるLiddle症候群においても同様の現象は起こるが，この際にも，レニン低値，アルドステロン低値となる。

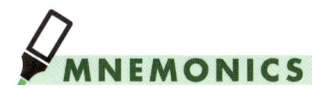
MNEMONICS

日本語

コンセプト

相当忙しくないと交代させてくれないブラック企業の話。

語呂合わせ

<u>交代あるのは鉱物増えてたまって借りる人足りないときだけあるよ</u>(by とある中国人)。

語呂の説明

あるブラックな採掘場のお話です。その採掘場は鉱物がたまるほどたくさんとれて借りる人がいないほど忙しいときしか交代させてくれないそうだ。

医学的説明

交代ある＝代謝性アルカローシスの原因
鉱物増えて＝鉱質コルチコイド作用過剰
たまって＝ CO_2 貯留(posthypercapnic state)
借りる人＝低カリウム血症
足りない＝ Cl^- depletion alkalosis
ある＝アルカリ負荷

英 語

語呂合わせ

Alkali(le)[1] **Hi**(y)[2-3]**ke**(ch)[4], **Mine**[5]
(Alkali hike, mine＝アルカリでハイキングをして,発掘する)

【脾腫の原因】

1) **Alkali** load：アルカリ負荷
2) **Hy**pokalemia：低カリウム血症
3) post**hy**percapnic state：高炭酸ガス血症後の状態
4) **Ch**loride(Cl) depletion alkalosis：クロール欠乏性アルカローシス
5) **Mine**ral corticoid excess：鉱質コルチコイド作用過剰

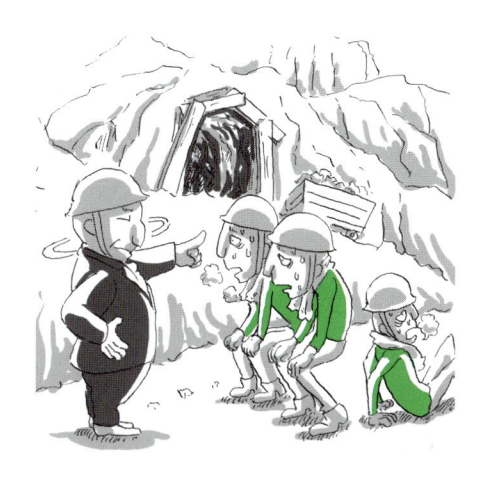

30 低カリウム血症の原因

廣瀬知人

📖 解説

主に原因は 3 つに大別され，摂取不足，排泄亢進，細胞内シフト，である。頻度は低いが，偽性低カリウム血症の除外も忘れてはならない。

▶ 偽性低カリウム血症

白血病などで白血球の著明な増殖が起こっている際に生じる。室温で検体を放置することにより，細胞内へのカリウム取り込みが生じていることによるとされる。中央検査室での検査ではなく，血液ガス分析での血清カリウム値を参照することで鑑別可能である。

▶ 摂取不足

摂取不足が生じた際には，腎臓での代償反応としてカリウム排泄を減らす働きが起こるが，集合管でのナトリウム再吸収に伴うカリウム排泄は，最低でも 5〜15 mEq/日となるといわれる。そのため，摂取不足が長期間に及んだ際に低カリウム血症が生じうる。

加えて，細胞内外のカリウム濃度勾配を保ち細胞膜の静止膜電位を保つため，通常，細胞外カリウム濃度の低下に対しては細胞内から細胞外へのカリウムシフトが起こる。そのため，摂取不足により細胞外カリウム濃度の低下，すなわち，低カリウム血症が起こるには，同時に細胞内カリウム濃度の低下も伴っており，血清カリウム濃度が 1 mEq/L 低下するためには，体内総カリウム量が約 300 mEq 欠乏しないと起こらないと考えられる。

ただし，これは純粋に摂取不足のみにより低カリウム血症を生じるとしたら，であり，摂取不足のみでの低カリウム血症はまれである。通常は排泄亢進や体液量減少による細胞内シフトなど他因子と相まって低カリウム血症を形成していることが多い。

▶ 排泄亢進

排泄には 2 つの経路があり，腎性のカリウム喪失と，腎外性のカリウム喪失がある。

腎外性はすなわち，消化管からの喪失であり，嘔吐や下痢，あるいはそれと同様の現象を引き起こす消化管ドレナージチューブ，下剤乱用などによる。

腎性の排泄亢進の原因としては，代謝性アシドーシスを伴う場合は尿細管性アシドーシスが考えられる。代謝性アルカローシスを伴う場合は，さらに体液量により分けることができ，体液量が正常ないし減少傾向，すなわち，血圧正常の場合は，ループ利尿薬やサイアザイドなどの非カリウム保持性の利尿薬，Bartter 症候群，Gitelman 症候群が原因として考えられる。体液量増加，すなわち，血圧高値である場合には，鉱質コルチコイド作用過剰による集合管からのナトリウム再吸収亢進およびカリウム排泄亢進が原因として挙げられ，その原因としては，代謝性アルカローシスの項でも述べたが，原発性アルドステロン症や甘草(グリチルリチン)による偽性アルドステロン症，Cushing病 / 症候群，Liddle 症候群などが考えられる(29 章参照)。

▶ 細胞内シフト

細胞内シフトは摂取・排泄に比べ素早く発生し，分単位での変化が起こる。また，この場合は体内総カリウム量の変化がないことに注意が必要である。

細胞内シフトを起こしうる因子としては，インスリン，β_2 刺激薬(ないし甲状腺ホルモン)，アルカローシス，白血病などの急激な細胞増殖時，が挙げられる。

β_2 刺激により Na^+-K^+-ATPase が直接活性され，また，インスリンにより Na^+-H^+ exchanger を介して Na^+-K^+-ATPase が活性され，細胞内にカリウムが取り込まれる。

甲状腺ホルモンは β 作用により同様の現象を起こし，低カリウム血症性周期性四肢麻痺を起こす。この作用は一時的であるため，発作的に脱力などの症状が起こり，時間経過とともに改善する。周期性四肢麻痺は炭水化物の摂取や運動により誘発されやすくなるのが特徴である。

アルカローシスでは，細胞内のプロトンを細胞外に排出することによって細胞外のアルカローシスを改善させようとする働きが起こるため，その代償として，細胞内にカリウムが取り込まれる。

細胞増殖時はその生成において細胞内にカリウムが取り込まれる。

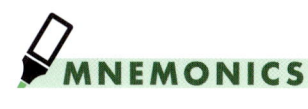

MNEMONICS

日本語

コンセプト

家を安く借りたものの，家が偽物で住むことができない。偽物の家にお金を使ってしまい，お金が足りない。ああ，かわいそう。

語呂合わせ

<u>低く借りたうちが偽物。金を捨ててしまって，足りない</u>。

語呂の説明

安く借りた家が偽物の家で住めない。お金を使ってしまい，お金が足りない。

医学的説明

低く借りた＝低カリウム血症の原因
うち＝細胞内シフト
偽物＝偽性低カリウム血症
捨てて＝排泄亢進
足りない＝摂取不足

英　語

語呂合わせ

$P^{1)}i^{2)}e^{3)}s^{4)}$
（Pies＝パイ）

1) **P**suedohypokalemia：偽性低カリウム血症
2) **I**nadequate intake：摂取不足
3) increased **e**xcretion：排泄亢進
4) **S**hift to the intracellular space：細胞内シフト

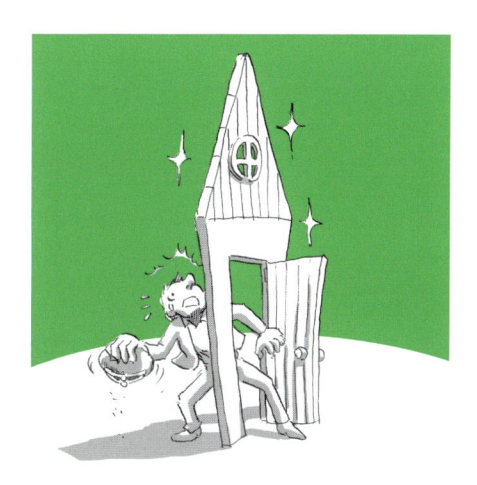

31 低ナトリウム血症の原因

廣瀬知人

解説

低ナトリウム血症は「ナトリウムの異常」ではなく「free water の異常」であり，相対的に free water が多い状態を指す。まず，検査上の問題で起こる偽性低ナトリウム血症，他の浸透圧物質による高張性低ナトリウム血症を除外し，低張性であれば，尿浸透圧や尿電解質，体液評価などから鑑別を進める。

▶偽性（等張性）低ナトリウム血症：パラプロテイン血症，中性脂肪高値

測定器では非水成分を含めて計測され，水成分中のナトリウム濃度が算出されている。そのため，非水成分である蛋白や中性脂肪などが多く存在する場合，実際の水成分中のナトリウム濃度は正常だが，非水成分を加えた全体では見かけ上，低濃度と測定されてしまう。

▶高浸透圧性低ナトリウム血症：高血糖，マンニトール，グリセオール

有効浸透圧物質の増加により，細胞内から細胞外への free water のシフトが起こり，血清ナトリウム濃度が低下する。

▶心因性多飲症

統合失調症などでみられ，腎臓での正常の尿排泄能を超える飲水が行われたときに生じる。通常，1 日に 12 L 以上の水分を摂取することで生じる。純粋な心因性多飲症では，低ナトリウム血症の形成に ADH（抗利尿ホルモン）分泌が関与していないため，尿浸透圧は 100 mOsm/kg 未満となる。

▶溶質摂取不足（beer potomania, tea and toast）

食事を摂取せず，ひたすらビール多飲することで溶質が極端に少なく，free water だけ摂取され，溶質が不足するために尿生成障害を来す状態。純粋な beer potomania では最大希釈尿となっており，溶質負荷をすることで大量の希釈尿排泄が起こり，血清ナトリウム濃度の改善がみられる。海外では，高齢者で紅茶とトーストしかとらないことでも同様の現象が生じるため，"tea and toast"といわれる。

▶末期腎不全

腎機能低下により尿の濃縮能，希釈能が低下し，尿浸透圧調整が正常の 50〜1,000 mOsm/kg から 200〜300 mOsm/kg にまで低下するため，常に希釈尿生成が障害されている。そこに 1 日数 L 以上の free water 摂取をすることで，血清ナトリウム濃度の低下を来す。

▶心不全, 肝硬変, ネフローゼ症候群

有効循環血液量減少による刺激で ADH 分泌が起こり，そこに free water の過剰摂取が起こることで血清ナトリウム濃度が低下する状態。

▶甲状腺機能低下症

粘液水腫など重症の場合にのみみられるといわれ，循環血液量減少を来して，ADH 分泌が起こり生じるとされる。

▶副腎不全

糖質コルチコイドは ADH の強力な阻害薬であるが，糖質コルチコイドが欠乏することにより ADH の抑制がなくなり，free water 摂取により低ナトリウム血症を呈するといわれる。

▶循環血液量減少

下痢や出血などの腎外性体液喪失による循環血液量減少で ADH 分泌が起こり，free water 摂取により低ナトリウム血症を呈する。

▶ストレス：痛み, 嘔吐, 術後

痛み刺激や嘔吐刺激などは強い ADH 分泌刺激となるため，これによる一時的な ADH surge が起こり，ここに free water 摂取を伴うことで低ナトリウム血症を惹起する。

▶抗利尿ホルモン不適切分泌症候群（syndrome of inappropriate ADH secretion：SIADH）（肺疾患, 中枢神経系疾患, 悪性腫瘍, 薬剤）

脱水や浮腫性疾患，内分泌異常や心因性多飲などの他の原因がないにもかかわらず ADH が分泌され，free water 摂取で血清ナトリウム濃度の低下が起こる病態。主に肺疾患，中枢神経系疾患，悪性腫瘍，薬剤性で起こるとされる。

▶腎性塩類喪失〔MRHE（mineralcorticoid responsive hyponatremia of the elderly：老人性鉱質コルチコイド反応性低Na血症），CSW（central salt wasting：中枢性塩類喪失），サイアザイド〕

腎臓からのナトリウム利尿が亢進することで相対的に

ナトリウム欠乏に陥り，血清ナトリウム濃度が低下し，また，循環血液量減少も起こす病態。利尿薬のなかでもサイアザイド系は高張尿を形成しうるため，腎性塩類喪失を起こしうるとされる。フロセミドなどループ利尿薬においては 1/2 生理食塩液（生食）様の低張利尿を起こすとされ，循環血液量減少に伴う ADH 分泌を起こさなければ，低 Na 血症の原因とはならない。

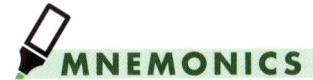

MNEMONICS

日本語

コンセプト

偽物を高く売られてやけになっている様子。

語呂合わせ

低い値段の偽物が不適切に高く売られたストレスでやる気が低下。飲みすぎて，財布を全部失ってお金が不足。

語呂の説明

偽物を高く売られてやけになって，飲みすぎたら財布をすべてなくしてしまった。

医学的説明

低い＝低ナトリウム血症の原因
偽物＝偽性低ナトリウム血症
不適切＝抗利尿ホルモン不適切分泌症候群（SIADH）
高く＝高浸透圧性低ナトリウム血症
ストレス＝ストレス：痛み，嘔吐，術後
低下＝甲状腺機能低下症，循環血液量減少
飲みすぎ＝心因性多飲症
財布を全部＝不全（末期腎不全，心不全，肝硬変，ネフローゼ症候群，副腎不全）
失って＝腎性塩類喪失
不足＝溶質摂取不足

英 語

語呂合わせ

Be[1)2)]c[3)]h[4)]e[5)]t P[6,7)]a[8)]ss[9-11)]
（Bechet pass＝ベーチェットのパス）

1) Beer potomania：溶質摂取不足
2) Decreased effective circulating volume：有効循環血液量減少（心不全，肝硬変，ネフローゼ症候群）
3) Hyperosmolar hyponatremia：高浸透圧性低ナトリウム血症
4) End-stage renal failure：末期腎不全
5) hypothyroidism：甲状腺機能低下症
6) Pseudo hyponatremia：偽性（等張性）低ナトリウム血症
7) Psychogenic polydipsia：心因性多飲症
8) Adrenal failure：副腎不全
9) Stress：ストレス
10) Syndrome of inappropriate ADH secretion（SIADH）：抗利尿ホルモン不適切分泌症候群
11) Salt wasting nephropathy：腎性塩類喪失

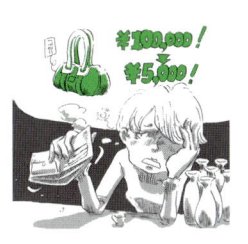

PART V 感染症

32 不明熱の原因となる主要感染症（急速に進行する感染症も含む）

成田 雅

📖 解説

▶全身疾患としての広がり

血管炎様：熱の原因がはっきりしない場合は，まず，多臓器（multi-system）を侵す全身疾患を想起することが肝腎である。

感染性心内膜炎はその代表であり，さまざまな塞栓症状や免疫学的異常を呈する。

感染症以外で同様の症状を呈する血管炎，全身性エリテマトーデス（systemic lupus erythematosus：SLE）などを想起する。

全身性リンパ節腫脹，伝染性単核球症様症候群：ウイルス感染症としてのインフルエンザ，サイトメガロ，EB（Epstein-Barr）ウイルス，肝炎ウイルス（A型，B型など），風疹ウイルス，ヒト免疫不全ウイルス（human immunodeficiency virus：HIV）は，全身のリンパ節腫脹を来し，いわゆる伝染性単核球症様症候群を呈する。

トキソプラズマ症も伝染性単核球症様のリンパ節腫脹を伴うことがある。

深部にある感染症：深部膿瘍（肝臓・腎臓・脾臓・腸腰筋膿瘍など），椎体炎，椎間板炎その他の骨髄炎など。副鼻腔炎，脳膿瘍なども見逃されることがあるので注意。

zoonosis（人獣共通感染症）：レプトスピラ症，ツツガ虫病など，野外活動歴や動物との接触が疑われる場合は，具体的にその内容を明らかにする。いずれも全身病を呈する。動物の種類によっては，ネコひっかき病，野兎病，鼠咬症（rat bite fever）も想起する。

海外渡航歴がある場合：enteric fever，サルモネラ症。

enteric fever としての腸チフスは，下痢などの消化器症状よりも原因不明の発熱として発症し，血液培養陽性の所見を見いだすことが重要となる。浸淫地域への海外渡航歴があれば疑う。同時に，マラリア，デング熱，ジカ熱なども一緒に想起しよう。サルモネラ症は，腸管症状が目立たずに，感染性動脈瘤，骨髄炎で発症することもあるので注意を要する。

寄生虫疾患その他：全身に播種する寄生虫疾患としての播種性糞線虫症は，想起しないと診断できない。まれではあるが，臓器移植後やステロイド使用後などの免疫不全者の場合一度は疑おう。

下痢，体重減少があるものの腹部症状が乏しく，非特異的神経障害，移動性関節痛などの全身症状を伴う場合，Whipple 病も疑う。

great imitator / mimicker：結核（粟粒結核），梅毒を忘れないで常に想起する。

薬剤熱：原因となりやすい薬剤をおさえておく（抗菌薬，抗けいれん薬，抗不整脈薬，高尿酸血症薬など）。

▶時間経過

急速に進行する場合，髄膜炎菌感染症，電撃性紫斑病としての敗血症（Waterhouse-Friedrichsen 症候群を来しうる肺炎球菌感染症など），Capnocytophaga 感染症などを疑う。

「昨日元気で今日ショック症候群」：トキシックショック症候群，髄膜炎菌感染症，感染性心内膜炎（特にブドウ球菌性），リケッチア症（日本紅斑熱，ツツガ虫病など），ビブリオ・バルニフィカス（Vibrio vulnificus）敗血症，脾臓摘出後の感染症〔overwhelming post-splenectomy infection（OPSI）に伴う肺炎球菌感染症，Capnocytophaga 感染症など〕

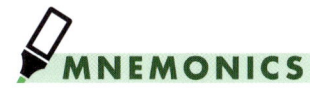

MNEMONICS

日本語

コンセプト

役者と喧嘩し，深く反省して海外へ帰省することにした様子。

語呂合わせ

原因不明の欠陥によりストッキングが全身伝線し役者と喧嘩。けっこうまいって深く反省し，ずーっと海外へ帰省。

語呂の説明

原因不明の欠陥によりストッキングが体じゅう伝線。それが原因で役者と喧嘩してしまい，かなりまいってしまい，深く反省して，ずーっと海外へ帰省することにした。

医学的説明

原因不明＝不明熱の原因

欠陥＝血管＝血管炎様

全身＝全身性リンパ節腫脹

伝線＝伝染＝伝染性単核球症症候群

役者＝薬剤熱

けっこうまいって＝結核＋まいって（＝great imitator / mimicker）

深く＝深部にある感染症

ずーっと＝zoonosis（人獣共通感染症）

海外＝海外渡航関連感染症

帰省＝寄生＝寄生虫疾患

英　語

語呂合わせ

In(m)$^{1,2)}$va$^{3)}$de$^{4)}$ Zoo$^{5)}$ Tra$^{6)}$p$^{7)}$

（Invade zoo trap＝動物園に侵襲するトラップ）

1) **In**fectious mononucleosis（IM）like syndrome / Generalized lymphadenopathy：伝染性単核球症様症候群 / 全身性リンパ節腫脹

2) Great **im**itator / Mimicker（結核，梅毒）

3) **Va**sculitis-like：血管炎様

4) **De**ep space infection：深部にある感染症

5) **Zoo**nosis：人獣共通感染症

6) **Tra**vel-related infection：海外渡航関連感染症

7) **P**arasitic infection：寄生虫疾患

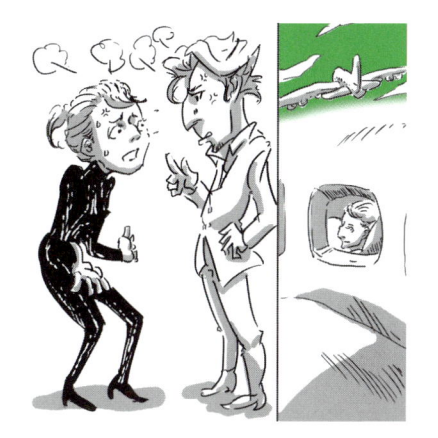

33 皮膚・軟部組織感染症の原因病原体

成田 雅

🔍 解説

▶ 皮膚表面の限局した病変

膿痂疹：A群β溶連菌，黄色ブドウ球菌（*Staphylococcus aureus*）

疱疹（小水疱の集合）：単純ヘルペスウイルス，水痘・帯状疱疹ウイルス（皮疹の分布に注意する），手足口病，ヘルパンギーナ（コクサッキーウイルス）。

▶ 蜂窩織炎と丹毒

黄色ブドウ球菌，*Streptococcus pyogenes*。

▶ 海水・淡水に関連する軟部組織感染症

エロモナス（*Aeromonas*）属，*Vibrio vulnificus*，*Erysipelothrix rhusiopathie*，*Edwardsiella tarda*，*Mycobacterium marinum*。

▶ *Candida* 感染症

皮膚の損傷や湿度温度の上昇，免疫抑制状態（ステロイド，免疫抑制剤の使用，糖尿病など），菌交代現象（広域スペクトラム抗菌薬の使用後）などがリスクとなる。

▶ リンパ節・リンパ管炎

Streptococcus pyogenes，*S. dysgalactiae* subspp. *equisimilis*（G群溶連菌など）。

ネコひっかき病（*Bartonella henselae*），野兎病（*Francisella tularensis*），ペスト（*Yersinia pestis*），炭疽（*Bacillus anthracis*）。

▶ 深部で急速に進行する病変〔壊死性軟部組織感染症（necrotizing soft tissue infection：NSTI）〕

- 嫌気性菌〔ペプトストレプトコッカス（*Peptostreptococci*），バクテロイデス（*Bacteroides*）属〕
- 腸内グラム陰性桿菌〔*Klebsiella pneumoniae*，大腸菌（*Escherichia coli*）など〕
- クロストリジウム（*Clostridium*）属（*C. perfringens*，*C. septicum* など）
- A群β溶連菌
- 黄色ブドウ球菌

▶ 免疫不全状態（悪性腫瘍，好中球減少症など）

エロモナス属，緑膿菌（*Pseudomonas aeruginosa*）〔壊疽性膿瘡（ecthyma gangrenosum）〕に注意。

▶ 糖尿病性足疾患

黄色ブドウ球菌，レンサ球菌，嫌気性菌，腸内グラム陰性桿菌（大腸菌，*Klebsiella pneumoniae*，*Proteus* など），腸球菌，緑膿菌（これらすべてが治療対象となるわけではない）。

▶ 咬傷

- *Pasteurella maltocida*（ネコ・イヌ）
- *Capnocytophaga carnimosus*（イヌ）
- *Staphylococcus intermedius*（イヌ）
- *Eikenella corrodens*（ヒト）
- レンサ球菌属，嫌気性菌（すべての咬傷）
- 黄色ブドウ球菌（すべての咬傷）

▶ 免疫不全に伴う軟部組織感染症

- 好中球減少症に伴うもの
- 発症後7日未満
  - （1）グラム陰性桿菌：大腸菌，クレブシエラ（*Klebsiella*）属，緑膿菌。
    特に，壊疽性膿瘡，緑膿菌が有名。ほかに，エロモナス属，セラチア（*Serratia*）属，黄色ブドウ球菌，*Stenotrophomonas maltophilia*，カンジダ（*Candida*）属，アスペルギルス（*Aspergillus*）属，ケカビ（*Mucor*）属，フサリウム（*Fusarium*）属も原因となりうる。
  - （2）グラム陽性菌：コアグラーゼ陰性ブドウ球菌，緑色レンサ球菌（viridans streptococci），腸球菌，黄色ブドウ球菌，コリネバクテリウム（*Corynebacterium*）属，クロストリジウム属，バシラス（*Bacillus*）属など。
- 発症後7日以降
  - （1）カンジダ属
  - （2）トリコスポロン（*Tricosporon*）属，アスペルギルス属，クモノスカビ（*Rhizopus*）属，ケカビ属，フサリウム属

▶ 細胞性免疫障害に伴うもの

ウイルス：水痘・帯状疱疹ウイルス，単純ヘルペスウイルス，サイトメガロウイルス
細菌：非結核性抗酸菌，ノカルジア症
真菌：クリプトコッカス症
寄生虫：糞線虫症，自由生活性アメーバ，疥癬

▶外傷に伴うもの

細菌：*Bacillus cereus*
真菌：ペシロミセス（*Paecilomyces*）属，ペニシリウ
ム（*Penicillium*）属，トリコスポロン属，フサリウム属，
アルテルナリア（*Alternaria*）属
抗酸菌：*Mycobacterium marinum*
藻類：*Prototheca wickerhamii*

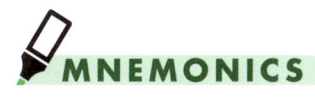

MNEMONICS

日本語

コンセプト

私は進路で迷っている。周りは次々と決めて焦ってい
ろいろとやったが，最終的に自身の希望を反映した進
路にした。

語呂合わせ

評価から農か法か，学校で周りは次々と進路を決めて
いるから，簡単なセルフチェックしたり父さんに相談
したが，足下をみていると感じた。メンタルを強く単
に放送系と決めた。

語呂の説明

進路を決める際，成績の評価から農か法かと考えた。
学校で周りは次々と進路を決めているから，焦って簡
単なセルフチェックしたり父さんに相談したが，自身
でその場しのぎで足下をみていると感じた。メンタル
を強く，自分が本当に就きたい仕事にすべく，単に自
身の希望を反映した放送系と決めた。

医学的説明

評価＝皮膚表面の限局した病変
農か＝膿痂疹
法か＝疱疹
学校＝外傷に伴うもの，咬傷
次々と進路を決めている＝深部で急速に進行する病変
簡単な＝海（かい）水・淡水（たん）に関連する軟（なん）
部組織感染症
セルフチェック＝cell（細胞）＝細胞性免疫障害に伴う
もの
父さんに相談したが足下をみている＝糖尿病性足疾患
感じた＝ *Candida* 感染症
メンタル＝免疫不全状態
単に放送系＝丹毒と蜂窩織炎

英　語

語呂合わせ

Necrotizing[1] **G**[2]**a**[3]**s**[4] **En**[5]**clos**(e)[6]
（Necrotizing gas enclose ＝壊死性のガスで囲
む）

1) 【**Necrotizing** Soft Tissue Infection（NSTI）：
   壊死性軟部組織感染症】
2) Group A *Streptococcus*：A群β溶連菌
3) Anaerobes：嫌気性菌
4) *Staphylococcus aureus*：黄色ブドウ球菌
5) Enteric Gram negative rods：腸内グラム
   陰性桿菌
6) *Clostridium*：クロストリジウム

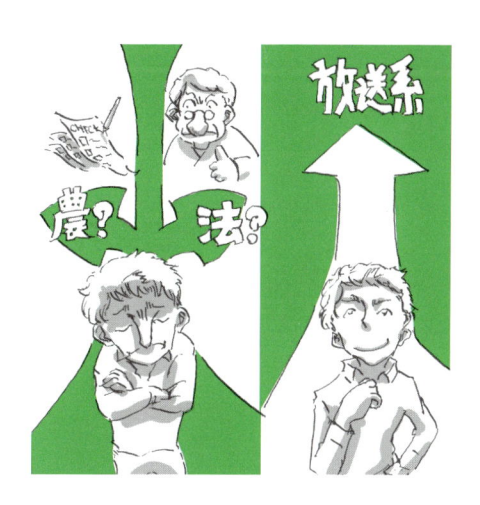

34 主要な医療関連感染症の種類

成田 雅

📖 解説

医療関連感染症として，以下が挙げられる。

- カテーテル関連血流感染症（catheter related blood stream infection：CRBSI）
- カテーテル関連尿路感染症（catheter associated urinary tract infection：CAUTI）
- 院内肺炎（hospital-acquired pneumonia：HAP）
- 人工呼吸器関連性肺炎（ventilator-associated pneumonia：VAP）
- 創部感染症（surgical site infection：SSI）
- クロストリジウム・ディフィシル感染症（Clostridium difficile infection：CDI）

以下，それぞれについて説明する。

▶ カテーテル関連血流感染症（CRBSI）

カテーテルが挿入されている場合は必ず疑う。挿入部位の発赤がみられない場合もある。

▶ カテーテル関連尿路感染症（CAUTI）

本疾患を想起したらカテーテルが機能しているかどうか（つまり，破れの有無）を確認する。

カテーテルの交換が必要なことが多い。菌の定着との区別が困難である場合，他感染症の除外が必要となる。

▶ 人工呼吸器関連性肺炎（VAP）

挿管後少なくとも48時間後の肺炎。原因として，人工呼吸器回路の影響は少ないと考えられている。

▶ 創部感染症（SSI）

手術後30日以内に生じた感染症で，表層切開創，深層切開創，臓器/体腔に分類される。進行性の浮腫，発赤，疼痛を伴い，切開排膿が必要なこともある。

▶ C. difficile 感染症（CDI）

発熱，下痢を伴わない症例，麻痺性イレウスでの発症や，白血球増加症のみの症状を呈することがあり注意を要する。

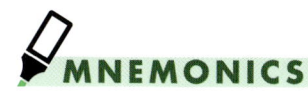

MNEMONICS

日本語

コンセプト

血肉の争いの果てに手に入れたのは片手ほどの大きさの人工の因果のあるクロス（十字架）であった。

語呂合わせ

<u>片手</u>に<u>血</u>肉のあら<u>そい</u>の<u>果て</u>に<u>人工</u>の<u>因果</u>の<u>クロス</u>。

語呂の説明

片手に血肉の争いの果てに人工の因果のクロス。
主人公が血肉の争いの果てに手に入れたのは片手ほどの大きさの人の手でつくられた因果のあるクロス（十字架）であった。

医学的説明

片手＝カテーテル関連
に＝尿路感染症
血＝血流感染症
あらそい（争い）＝創部感染症
果て＝肺炎
人工＝人工呼吸器関連性
因果＝院内
クロス＝クロストリジウム・ディフィシル感染症

英 語

語呂合わせ

2 Shes（cs）[1,2] Ha[3]ve[4] Surgical[5]-CD[6]
（Two shes have surgical CD＝彼女たち2人は外科の CD をもっている）

1) CRBSI（**C**atheter related blood stream infection）
2) CAUTI（**C**atheter associated urinary tract infection）
3) HAP（**H**ospital-**a**cquired pneumonia）
4) VAP（**V**entilator-associated pneumonia）
5) SSI（**Surgical** site infection）
6) CDI（*Clostridium difficile* Infection）

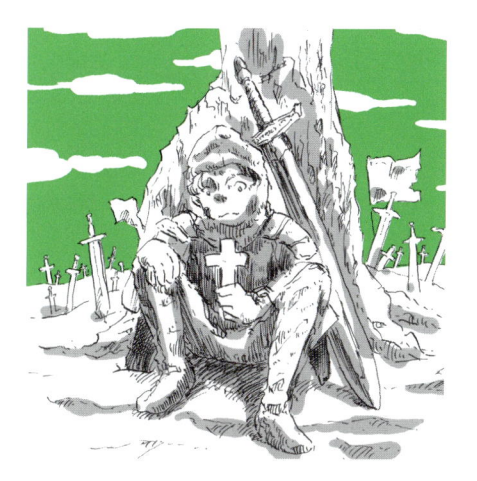

35 感染性心内膜炎の modified Duke 基準

成田 雅

解説

以下の大基準2つ，小基準5つからなる。

▶大基準

1. 血液培養陽性（感染性心内膜炎の起因菌として知られている細菌の検出）。

典型的な病原体が2セット，別の血液培養陽性：黄色ブドウ球菌（*Staphylococcus aureus*），viridans streptococci，*Streptococcus gallolyticus*，HACEK〔*Haemophilus* 属（*H. parainfluenzae*，*H, aphrophilus*，*H. paraphrophilus*），*Actinobacillus actinomycetemcomitans*，*Cardiobacterium hominis*，*Eikenella corrodens*，*Kingella* 属〕，腸球菌属（*Enterococcus*）

持続して陽性：12時間以上あけての2セットまたは3〜4セット以上が陽性。

心臓弁からの病原体の検出：*Coxiella burnetii* の血液培養からの検出（1セット）あるいは Phase I IgG 抗体価上昇＞1：800

2. 心エコーで有意な所見がある（疣贅，膿瘍，人工弁部分裂開，新たな弁閉鎖不全）。

▶小基準

1. 基礎疾患〔心疾患（僧帽弁逸脱，大動脈二尖弁），リウマチ性あるいは先天心疾患，薬物乱用者〕
2. 発熱：38℃以上
3. 血管現象（主要血管塞栓，敗血症性肺塞栓，細菌性動脈瘤，頭蓋内出血，Janeway 病変）
4. 免疫学的現象（糸球体性腎炎，Oslar 結節，Roth 斑，リウマチ因子陽性など）
5. 微生物学的所見（大基準を満たさない血液培養陽性，血清学的検査での証明）

　診断は，
(1) 大基準2つ，
(2) 大基準1つ＋小基準3つ，
(3) 小基準5つ，
でなされる。

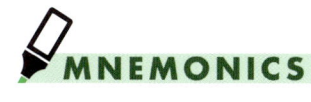

MNEMONICS

日本語

コンセプト

大きい2人のブラザー（兄弟）偏見なく（明らかに）喘息があり。小さい父母も自明だが，ある。

語呂合わせ

大きい2人のブラザー偏見なく喘息あり，小さい父母も自明。

語呂の説明

私の家族はみな喘息もちだ。大きい2人のブラザー（兄弟）偏見なく（明らかに）喘息があり，小さい父母も自明だが，ある。

医学的説明

大きい＝大基準
2人＝2セット
ブラザー＝blood（血）＝血液培養
偏見なく＝心臓弁からの病原体の検出
喘息あり＝持続して陽性

小さい＝小基準
父＝ちち＝血管現象
母＝発熱
自明＝微生物学的所見，免疫学的現象

英 語

語呂合わせ

Major Bad（Blood）[1] **Echo**[2] **and Minor Factor(y's)**[3] **Bad**（Blood）[4] **F**[5]**a(e)**[6]**me(im)**[7]
（Major bad echo and minor factory's bad fame＝メジャーな悪いエコーと，マイナーな工場の悪い評判）

【Major】

1) Positive **blood** culture with typical IE microorganism：血液培養陽性（IE に典型的な病原体）
2) Evidence of **echo**：心エコーで有意所見

【Minor】

3) Predisposing **factor**：基礎疾患
4) Positive **blood** culture that doesn't meet a major criterion：大基準を満たさない血液培養陽性
5) **F**ever：発熱
6) **E**vidence of embolism：塞栓徴候
7) **Im**munological problems：免疫学的現象

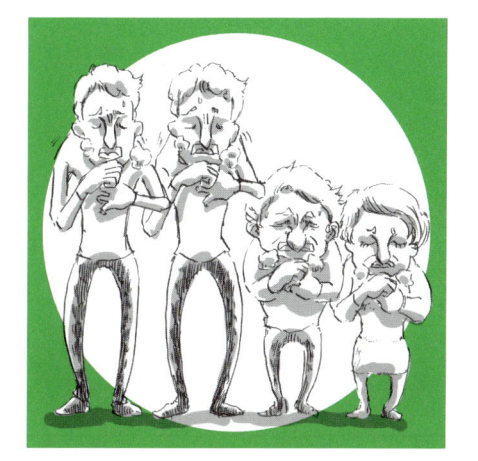

36 AIDS指標疾患の種類

成田／雅

成田／雅

解説

▶後天性免疫不全症候群（acquired immunodeficiency syndrome：AIDS）

I ヒト免疫不全ウイルス（human immunodeficiency virus：HIV）感染症の診断：HIV の抗体スクリーニング検査法：酵素免疫測定法（enzyme-linked immunosorbent assay：ELISA），粒子凝集法（particle agglutination：PA），免疫クロマトグラフィー法（immunochromatography：IC）などの結果が陽性であって，以下のいずれかが陽性の場合に HIV 感染症と診断する。

- 抗体確認検査〔ウエスタンブロット（Western Blot）法，蛍光抗体法（fluorescent antibody technique：IFA）など〕
- HIV 抗原検査，ウイルス分離および核酸診断法〔ポリメラーゼ連鎖反応（polymerase chain reaction：PCR）など〕といった病原体に関する検査（以下，「HIV 病原検査」）

ただし，周産期に母親が HIV に感染していたと考えられる生後 18 か月未満の児の場合は，少なくとも HIV の抗体スクリーニング法が陽性であり，以下のいずれかを満たす場合に HIV 感染症と診断する。

- HIV 病原検査が陽性
- 血清免疫グロブリン高値に加え，リンパ球数の減少，CD4 陽性 T リンパ球数の減少，CD4 陽性 T リンパ球数／CD8 陽性 T リンパ球数比の減少といった免疫学的検査所見のいずれかを有する。

Ⅱ AIDS の診断

Ⅰの HIV 感染症の診断基準を満たし，Ⅲの指標疾患の 1 つ以上が明らかに認められる場合に AIDS と診断する。

Ⅲ 指標疾患（indicator diseae）

A. 真菌症

1. カンジダ症（食道，気管，気管支，肺）
2. クリプトコッカス症（肺以外）
3. コクシジオイデス症
4. （1）全身に播種したもの，（2）肺，頸部，肺門リンパ節以外の部位に起こったもの
5. ヒストプラズマ症
6. （1）全身に播種したもの，（2）肺，頸部，肺門リンパ節以外の部位に起こったもの

7. ニューモシスチス肺炎（*Pneumocystis jiroveci*）

B. 原虫症

1. トキソプラズマ脳症（生後 1 か月以後）
2. クリプトスポリジウム症（1 か月以上続く下痢を伴ったもの）
3. イソスポラ症（1 か月以上続く下痢を伴ったもの）

C. 細菌感染症

1. 化膿性細菌感染症（13 歳未満で，ヘモフィルス，レンサ球菌などの化膿性細菌により，以下のいずれかが 2 年以内に，2 つ以上多発あるいは繰り返して起こったもの）
2. （1）敗血症，（2）肺炎，（3）髄膜炎，（4）骨関節炎，（5）中耳・皮膚粘膜以外の部位や深在臓器の膿瘍
3. サルモネラ菌血症（再発を繰り返すもので，チフス菌によるものを除く）
4. 活動性結核（肺結核または肺外結核）*
5. 非結核性抗酸菌症：（1）全身に播種したもの，（2）肺，皮膚，頸部，肺門リンパ節以外の部位に起こったもの。

D. ウイルス感染症

1. サイトメガロウイルス感染症（生後 1 か月以後で，肝臓，脾臓，リンパ節以外）
2. 単純ヘルペスウイルス感染症
   （1）1 か月以上持続する粘膜，皮膚の潰瘍を呈するもの，（2）生後 1 か月以後で気管支炎，肺炎，食道炎を併発するもの
3. 進行性多巣性白質脳症（progressive multifocal leukoencephalopathy：PML），JC ウイルスによる。

E. 腫瘍

1. Kaposi 肉腫
2. 原発性脳リンパ腫
3. 非 Hodgkin リンパ腫
4. 浸潤性子宮頸がん*

F. その他

1. 反復性肺炎
2. リンパ性間質性肺炎／肺リンパ過形成（lymphoid interstitial pneumonitis／pulmonary lymphoid hyperplasia：LIP／PLH）complex（13 歳未満）
3. HIV 脳症（認知症または亜急性脳炎）
4. HIV 消耗性症候群（全身衰弱またはスリム病）

＊ C11 活動性結核の肺結核および E19 浸潤性子宮頸がんについては，HIV による免疫不全を示唆する所見がみられる者に限る。

● 文献
サーベイランスのための HIV 感染症 / AIDS 診断基準〔厚生労働省エイズ動向委員会，2007（www.mhlw.go.jp/bunya/kenkou/kekkaku-kansenshou11/01-05-07.html）

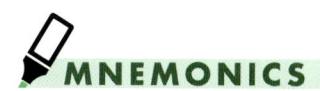

MNEMONICS

日本語

コンセプト

野球部のヒステリーなエースが肉親と喧嘩して疲れる様子。

語呂合わせ

エースの持病はヒステリー。New な感覚でクリ（栗）2 つとシジミを食べたら，スポッと時が過ぎ去り活動停止，結果は単純明快。進んでサイトで原発を否定，肉親に反発して凛として No といい，消耗してしまった。

語呂の説明

野球部のエースにはヒステリーの持病がある。新しもの好きな性分で，クリとシジミの食べ合わせを試したところ，スポッと記憶が飛んでしまい，気づいたら，サイトで原発反対運動に夢中になり，肉親と折り合いが悪くなって疲労困憊してしまった様子。

医学的説明

エースの持病＝AIDS の指標
ヒステリー＝ヒストプラズマ症

New な＝ニューな＝ニューモシスチス肺炎
感覚＝カンジダ症
クリ（栗）＝クリプトコッカス症
クリ（栗）＝クリプトスポリジウム症
シジミ＝コクシジオイデス症
スポッと＝イソスポラ症
時＝トキソプラズマ症
去り＝サルモネラ菌血症
活動＝活動性結核
結果＝非結核性抗酸菌症
単純＝単純ヘルペスウイルス感染症
進んで＝進行性多巣性白質脳症
サイト＝サイトメガロウイルス感染症
原発＝原発性脳リンパ腫
否定＝非ホジキンリンパ腫
肉＝カポジ肉腫
親＝浸＝浸潤性子宮頸がん
反発＝反復性肺炎
凛と＝リンパ性間質性肺炎 / 肺リンパ過形成
No＝HIV 脳症
消耗＝HIV 消耗症候群

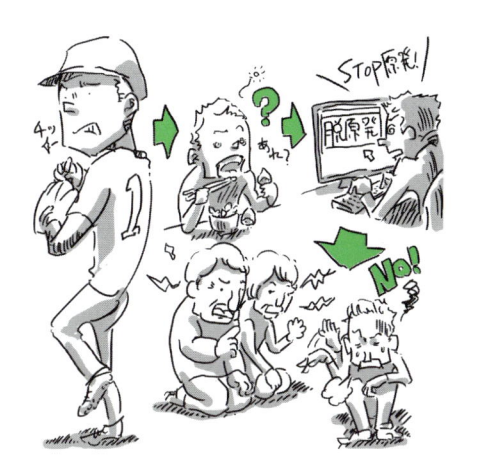

MNEMONICS

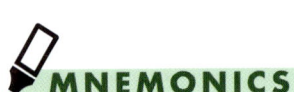

英語

語呂合わせ

His[1] new(pneu)[2] 3C[3-5] Cyst(isto)[6-8] Sal(u)[9]t[10]* NTM[11] Her[12] P[13]C[14] Lin(ym)[15,16] k[17] s(c)ervivc(e)[18] Re[19]ly[20] HIV[21,22]

（His new 3C cyst, salut NTM, her PC-link service rely HIV＝彼の新しい3Cシスト，やぁNTM，彼女のPCのリンクサービスはHIV頼みである）

【真菌症】

1) Histoplasmosis：ヒストプラズマ症
2) Pneumocystis pneumonia：ニューモシスチス肺炎
3) Candidiasis：カンジダ症
4) Cryptococcosis：クリプトコッカス症
5) Coccidioidomycosis：コクシジオイデス症

【原虫症】

6) Cryptosporidiosis：クリプトスポリジウム症
7) Isosporiasis：イソスポラ症
8) Toxoplasmosis：トキソプラズマ症

【細菌感染症】

9) Salmonella bacteremia：サルモネラ菌血症
10) Active tuberculosis：活動性結核

11) Nontuberculous mycobacterial(NTM) infection：非結核性抗酸菌症

【ウイルス感染症】

12) Herpes simplex virus(HSV) infection：単純ヘルペスウイルス感染症
13) Progressive multifocal leukoencephalopathy(PML)：進行性多巣性白質脳症
14) Cytomegalovirus(CMV) infection：サイトメガロウイルス感染症

【腫瘍】

15) Primary cerebral lymphoma：原発性脳リンパ腫
16) Non-Hodgkin lymphoma：非ホジキンリンパ腫
17) Kaposi's sarcoma：カポジ肉腫
18) Invasive cervical cancer：浸潤性子宮頸がん

【その他】

19) Recurrent pneumonia：反復性肺炎
20) Lymphoid Interstitial pneumonitis(LIP) / Pulmonary lymphoid hyperplasia(PLH)：リンパ性間質性肺炎 / 肺リンパ過形成
21) HIV encephalopathy：HIV脳症
22) HIV wasting syndrome：HIV消耗性症候群

＊ Salut はフランス語で「こんにちは」の意味。

私の記憶術

経験という錨を下ろす　　　水野 篤

私も初期研修医のころは Saint-Frances Guide[*1] や，Trascon[*2] を大量に購入した記憶があります。というのも，やはり医師の基本は知識であるということを初期研修医では実感することが多いですし，現場で「記憶」していることが最も有効になるからです。これは患者さんが相手の話のなかでもそうですし，同僚と話をしているときでもそうです。「記憶する」ということは医師の1つの能力の高さを示すよい機会，つまり「信頼」を得るのに非常に重要な能力なのです。逆に，記憶していなければ信頼されません。たとえば，患者の診察が始まってから，薬の名前が思い出せなかったときに「今日の治療薬」を患者の前で開けますか？ 普通の医師であれば，信頼が低下するという感覚があるはずです。もし，それが自然にできている人がいれば，きわめて鈍感なのか，他のことで患者からは強い信頼を得ているのでしょう。つまり，

　記憶＝信頼

となるのです。患者をはじめとした医療従事者の環境というものはそういうものです。えてして，「知の巨人」たるための知識および記憶力勝負になりかねません（笑）。

ここで難しいのが，**記憶できることには限界がある**という悩みです。記憶することが苦手で本書を購入している先生も多いかもしれません。私の意見としては，記憶するためには「経験」するしかありません。Daleの経験の円錐（Dale's Cone of Experience）は聞いたことがありますか？ このなかでも触れていますが，Direct experience, Purposeful experience が必要なのです。わかりますか？ **意図的な経験**ですよ！ もちろん，これらの経験は「バイアス」として我々にもよい意味でも，悪い意味でも深い影響を与えます。定着し忘れないためには意図的に経験することが大切です。

循環器内科医であれば，カルベジロールとかエナラプリルなら処方量とその効果まで想像しながら処方できるわけです。経験が多いからです。逆にいえば，喘息での吸入薬などは投与量で迷うことなどザラにあるわけです。経験が少ないからです。臨床医は，**経験により強く記憶に残された知識**を多くもつ者が強いのです。珍しい疾患の患者さんはぜひ，みんなで診察させていただくべきです。

読者の皆さんは本書を通じて，1つひとつの鑑別方法を丸暗記している最中かもしれません。私からのアドバイスとしては，それらを覚えているうち，もしくは覚えようとしている間に，**経験という大切な錨を記憶に結びつけて下してしまってください**。物語のような形で記憶できるようであれば，きっとその記憶は消えません。そして，そのような物語の数だけよい臨床医が出来上がっていくと思います。

*1 Sanjay Saint と Craig Frances によるガイドブックで，inpatient 版と outpatient 版等がある。日本では，MEDSi から，『セイントとフランシスの内科診療ガイド 第2版』(2005) と『セイントとフランシスの総合外来診療ガイド』(2009) として翻訳出版されている。

*2 Trascon のポケットブックのことで，hospital medicine や primary care, adult emergency 等が出版されている。

37 性感染症の原因病原体

成田／雅

📖 解説

表 37-1 に，代表的なものについて述べる。

表 37-1　代表的な性感染症

疾患名	病原体名	概要
淋病	*Neiserria gonorrhoeae*	曝露後 3～5 日に比較的突然に，排尿時痛，尿道からの分泌物出現。男性の 10% は無症状。グラム染色では，グラム陰性双球菌(kidney shaped)あり
クラミジア	*Chlamydia trachomatis*	非淋菌性尿道炎の代表的かつ最大の起因菌。淋菌との混合感染が多い。比較的徐々に発症。35歳以下の精巣上体炎。女性の骨盤内炎症性疾患
ヘルペス	単純ヘルペスウイルス(herpes simplex virus : HSV)2型>1型	潜伏期間は 4 日間，初期感染の80% は 2 型。初期感染の症状は 3 週間持続する。疼痛あり
梅毒(syphilis)	*Treponema pallidum*	第 1 期梅毒(primary syphilis)の下疳(genital chancre)は疼痛なし
HIV 感染症	ヒト免疫不全ウイルス(human immunodeficiency virus : HIV)	性感染症をみたら，必ず HIV を想起することが重要
肝炎(A型，B型，C型)	hepatitis A, B, C virus	性感染症，HIV を想起する
毛ジラミ(ケジラミ)	*Pthirus pubis*	性行為で伝播し瘙痒強い
赤痢アメーバ	*Entamoeba histolytica*	男性同性愛者の大腸炎，肝膿瘍(膿汁はアンチョビソース様)
尖圭コンジローマ	ヒトパピローマウイルス(human papillomavirus : HPV)	陰部疣贅(genital wart)の原因
鼠径部肉芽腫〔granuloma inguinale (donomanosis)〕	*Klebsiella granulomatis*(旧名：*Calymmatobacterium granulomatis*)	外陰部潰瘍のまれな鑑別診断。ギムザ染色で Donovan 小体(＋)
ウレアプラズマ感染症	*Ureaplasma urealyticum*	培養困難な非淋菌性尿道炎の原因微生物
トリコモナス症	*Trichomonas vaginalis*	非淋菌性尿道炎の鑑別診断の1つ。時に無症状

▶ 陰部潰瘍

梅毒，単純ヘルペスウイルス(herpes simplex virus : HSV)，疥癬，カンジダ症，ヒトパピローマウイルス(human papillomavirus : HPV)。

表 37-2 に，陰部潰瘍の鑑別疾患を挙げる。

表 37-2　陰部潰瘍の鑑別

- Behçet 病
- 外傷
- 鼠径部肉芽腫
- *Haemophilus ducreyi* による軟性下疳
- ヘルペス
- 抗菌薬(ドキシサイクリン)
- 昆虫咬傷
- 外陰部がん
- 反応性関節炎
- 梅毒

▶ 反応性関節炎

上記の性感染症(淋病，クラミジア，B型肝炎，梅毒，HIV，ウレアプラズマ，鼠径部肉芽腫)で生じうる。結膜炎，虹彩炎，口内炎などの症状を探しにいく。

◉ 文献
1) Bloomfield RL, Chander ET. Pocket Mnemonics for Practitioners : Abridged from Mnemonics Volume 1. Harbinger Medical Press : Winston-Salem, 1983.

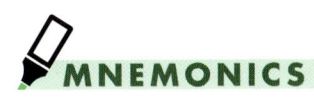

MNEMONICS

日本語

コンセプト

バイトのうらみの片鱗は陰で(裏で)エーアイ(AI：人工知能)が関係しているそうな。

語呂合わせ

バイトのうらみの片鱗は陰でエーアイ(AI：人工知能)の関係白々しい。

語呂の説明

(やめた)バイトのうらみの片鱗は(一部)陰で(裏で)エーアイ(AI：人工知能)が関係しているというもっぱらの噂となっている。

医学的説明

バイト＝ばいどく＝梅毒
うらみ＝クラミジア
片鱗＝ヘルペス，淋菌
陰で＝陰部皮疹
エーアイ＝HIV
関係白々しい＝肝炎，毛ジラミ

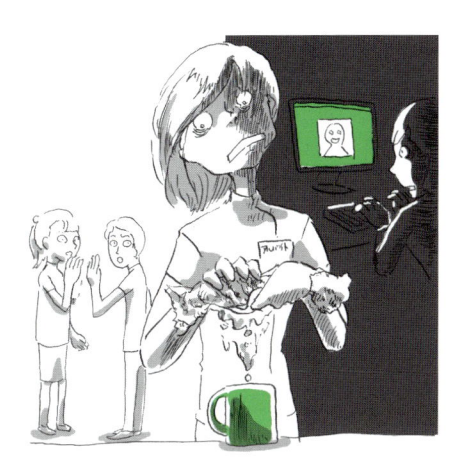

英　語

語呂合わせ*

【性感染症の原因病原体】

$C^{1)}h^{2-4)}a^{5)}n^{6)}c^{7)}re^{8)}s^{9)}=G^{10)}u^{11)}i^{12)}l^{13)}t^{14)}$

(Chancres ＝ guilt＝下疳は罪悪感がある)

1) *Chlamydia trachomatis*：クラミジア・トラコマティス
2) Herpes simplex virus：単純ヘルペス
3) Human immunodeficiency virus(HIV)：ヒト免疫不全ウイルス
4) Human papillomavirus：ヒトパピローマウイルス
5) Amebiasis：アメーバ症
6) *Neisseria gonorrhoeae*：淋菌
7) Condylomata acuminata：尖圭コンジローマ
8) Reactive arthritis(Reiter's syndrome)：反応性関節炎(ライター症候群)
9) Syphilis：梅毒
10) Granuloma inguinale：鼠径部肉芽腫
11) Ureaplasma urealyticum：ウレアプラズマ・ウレアリチカム
12) Infectious hepatitis(Hepatitis A, B andC)：肝炎
13) Pubic louse：毛ジラミ
14) Trichomonas：トリコモナス

【陰部潰瘍の鑑別】

$B^{1)}i^{2)}g^{3)}C^{4)}h^{5)}a^{6)}n^{7)}c^{8)}re^{9)}s^{10)}$

(Big chancres＝大きな下疳)

1) Behçet disease：ベーチェット病
2) Injury：外傷
3) Granuloma inguinale：鼠径部肉芽腫
4) Chancroid：軟性下疳
5) Herpes：ヘルペス
6) Antibiotics：抗菌薬
7) Insect bites：昆虫咬傷
8) Carcinoma：外陰部がん
9) Reactive arthritis(Reiter's syndrome)：反応性関節炎(ライター症候群)
10) Syphilis：梅毒

＊ 文献 1 を改変して引用。

38 非結核性抗酸菌症の種類

成田 雅

📖 解説

免疫不全者〔ヒト免疫不全ウイルス（human immuno-deficiency virus：HIV）感染症など〕，高齢者，免疫抑制剤（化学療法，ステロイド，生物学的製剤など）使用者にみられる。

肺病変，播種性感染症，リンパ節炎，皮膚・軟部組織感染症の4種類の臨床型に分類する。

Mycobacterium avium complex（MAC）：*M. avium*，*M. intracellulare*の2つを*M. avium* complex（MAC）と総称する。

以下に，それぞれの非結核性抗酸菌症の病原体を示す。

▶肺病変

MAC，*M. kansasii*，*M. abscessus*。

▶播種性感染症

MAC，*M. chelonae*，*M. kansasii*，*M. malmoense*。

▶リンパ節炎

MAC，*M. scrofulaceum*，*M. malmoense*。

▶皮膚・軟部組織感染症

M. fortitum，*M. abscessus*，*M. chelonae*。

▶免疫再構築症候群

非結核性抗酸菌症が生じることがある。

ラニヨン（Runyon）分類は表38-1の①～④に相当する。

培養不能の菌として，らい菌（*M. leprae*）を忘れないようにする。播種性感染症と皮膚・軟部組織感染症の鑑別として，らい菌による皮膚病変としての結節性紅斑（erythema nodosum leprosum）を想起する。

● 文献

1) 青木眞. レジデントのための感染症臨床マニュアル 第3版. 医学書院, 2015.
2) 青木正和. "非結核性抗酸菌症(1)（www.jata.or.jp/rit/rj/319kataki10.pdf）.
3) Ramien ML, Wong A, Keystone JS. Severe refractory erythema nodosum leprosum successfully treated with the tumor necrosis factor inhibitor etanercept. Clin Infect Dis 2011：1；52：e133-5.　　　PMID：21292656

表38-1　抗酸菌属のグループと主な菌種

菌群	ヒトの病因となる主要な菌種	まれに病因となる菌種（55種）	ヒトの病原菌にならない菌種（52種）	注
結核菌	結核菌，ウシ型菌，アフリカ菌の3種	*M. microti* など4種	なし	BCGはウシ型菌であるがBCG副反応として別に扱われる
非結核性抗酸菌				
①光発色菌	*M. kansasii*，*M. marinum* の2種	*M. simiae* など2種	なし	
②暗発色菌	*M. scrofulaveum*，*M. szulgai*，*M. ulcerans* の3種	*M. gordonae* など13種	*M. botniense* など7種	
③光不発色菌	*M. avium*，*M. intracellulare*，(MAC)，*M. malmoense* の3種	*M. shimoidei* など13種	*M. gastri* など7種	
④迅速発育菌	*M. abscessus*，*M. fortuitum*，*M. chelonae* の3種	*M. goodii* など23種	*M. agri* など38種	

この他，Hansen病の病因である*M. lepraem*があるが，培養不能のため，この表には加えていない。
〔青木正和. 非結核性抗酸菌症(1)（www.jata.or.jp/rit/rj/319kataki10.pdf）. より〕

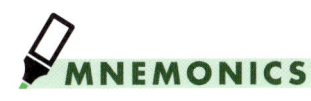

MNEMONICS

日本語

コンセプト

サヨナラホームランで試合終了のイメージ。

語呂合わせ

マックはメジャーでどこにでもあるよ。「リンダ！
はい，ハッシュドポテト」
4番打者（ラニヨン Ⅳ）の打球は速い。
アベさんが放ったホームラン！　もう帰ろうね。

語呂の説明

野球の試合中のある球場内のマックでは，ハッシュド
ポテトなどのオーダーが出て，バイトのリンダも大忙
し。4番打者ラニヨンの打球は速く，アベさんのサヨ
ナラホームランも出て，みんな大満足で帰宅準備を始
めた。

医学的説明

マック＝*Mycobacterium avium* complex（MAC）
リンダ＝リンパ節炎
はい＝肺病変
ハッシュドポテト＝播種性感染症
4番打者（ラニヨン Ⅳ）の打球は速い＝迅速発育型
アベさん＝*abscessus*
放（ほう）った＝*fortuitum*
帰ろうね（ケローネと発音）＝*chelonae*

英　語

語呂合わせ

Disseminate[1] Ski[2] l[3] l[4]
（Disseminate skill＝スキルを広める）

1) Disseminated：播種性感染症
2) Skin and soft tissue：皮膚・軟部組織感染
   症
3) Lung：肺病変
4) Lymphadenitis：リンパ節炎

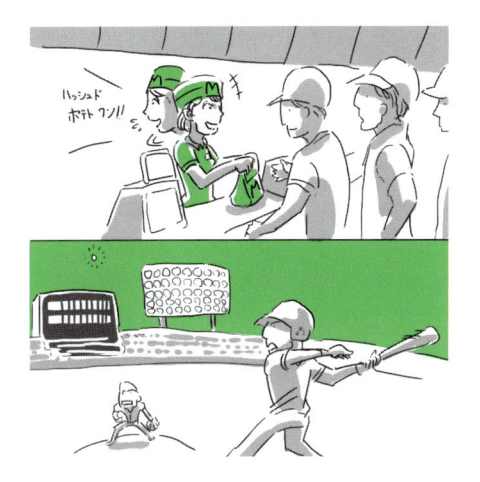

PART VI 血液疾患 / 腫瘍

39 汎血球減少症の原因

原田侑典

解説

汎血球減少症は，末梢血における白血球，赤血球，血小板の 3 系統の血球減少を指す。慢性に緩徐に減少している場合には，骨髄における血球産生能の低下または脾臓での血球破壊の亢進が原因のことが多い。一方，急速進行性に減少している場合には，血球貪食症候群による骨髄および血管内での血球破壊の亢進が原因となっており，緊急の対応を要することが多い。

▶ 感染症

二次性血球貪食症候群による骨髄内および血管内での血球破壊が起こる。粟粒結核，全身性真菌症，重症敗血症などのような重篤な感染症に伴う場合や，Epstein-Barr ウイルス（EB ウイルス）感染に伴う場合は危険であり緊急性も高い。ウイルス感染に伴うものが最も頻度が高いとされており，ヘルペス属ウイルスを筆頭に，アデノウイルス，インフルエンザウイルス，パラインフルエンザウイルス，麻疹ウイルス，風疹ウイルス，肝炎ウイルス（A，B，C），デングウイルス，パルボウイルス，重症熱性血小板減少症候群ウイルスが原因となりうる。

また，パルボウイルス B19 感染は骨髄における血球産生能を低下させることによる汎血球減少症も起こしうる。

▶ 膠原病

全身性エリテマトーデスや成人 Still 病などの疾患では，二次性血球貪食症候群による骨髄内および血管内での血球破壊が起こる。重症度，緊急性ともに高い。

▶ 脾腫をきたす疾患

肝硬変，特発性門脈圧亢進症，サルコイドーシスなどの疾患は脾腫を起こし，血管外での血球破壊が亢進する。

▶ 悪性腫瘍

白血病を代表として，がんの骨髄転移，多発性骨髄腫，悪性リンパ腫などの腫瘍細胞が骨髄内を占拠することによって正常造血機能を低下させる。また，二次性血球貪食症候群も起こすことがあり，この場合は危険で緊急性も高い。

▶ 骨髄疾患

特発性再生不良性貧血，骨髄異形成症候群，特発性骨髄線維症では，骨髄の血球産生能が低下する。

▶ 薬剤, 化学物質, または放射線被曝

抗けいれん薬として使用されるカルバマゼピンやヒダントイン，抗リウマチ薬として使用される金製剤，ペニシラミンや，高尿酸血症または痛風の治療薬として使用されるアロプリノール，コルヒチンなどの薬剤は二次性に骨髄造血能の低下をきたす。また，有機溶剤や有機塩素を含む殺虫剤などの化学物質への曝露や骨髄の放射線被曝も骨髄造血能低下の原因となるため，職業歴などの聴取は鑑別に重要である。

▶ 栄養障害

血球の分化や成熟に必要なビタミン B_{12} または葉酸の欠乏は無効造血を引き起こす。胃切除術や回腸末端切除術後の患者では特に疑う必要がある。これらの手術歴がない場合は，抗内因子抗体の存在によるビタミン B_{12} 吸収障害にも注意を要する。また，長期の中心静脈栄養による治療を受けている患者では，銅欠乏が原因となり汎血球減少に至る。さらに，種々のビタミンおよび微量元素欠乏をきたす疾患として，神経性食思不振症もおさえておきたい。

▶ 遺伝性疾患

まれではあるが，Fanconi 貧血などの先天性疾患にも，汎血球減少の原因となるものがあることを知っておく必要がある。

✐ MNEMONICS
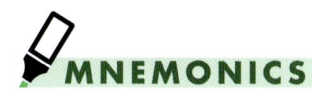

日本語

コンセプト

大きなショッピングモールで迷子になった友人同士。

語呂合わせ

<u>休憩してまい(ひ)ごか。古酒ってどこや？
えーもういや！</u>

語呂の説明

大きなショッピングモールにやってきた友人同士。古酒を探しているうちに迷子になってしまい，古酒探しを投げ出そうとしている様子。

医学的説明

休＝急性
憩(けい)＝血球貪食症候群
ま＝慢性
ひ＝脾機能亢進
ご＝骨髄における血球産生能低下
か＝感染症
古(こ)＝膠原病
酒＝脾腫
て＝転移，悪性腫瘍
こ＝骨髄疾患
や＝薬剤性
え＝栄養
い＝遺伝性

英　語

語呂合わせ

$Ma^{1,2}in^{3,4}$ are$(r)^{5)}$ $Bon^{6)}d^{7)}s^{8)}$
（Main are bonds＝メインはつながりだ）

1) **Ma**lignancy：悪性腫瘍
2) **Ma**lnutrition：栄養障害
3) **In**fection：感染症
4) **In**herited disease：遺伝性疾患
5) **R**adiation：放射線
6) **Bon**e-marrow disease：骨髄疾患
7) **D**rug-induced：薬剤性
8) **S**plenomegaly：脾腫

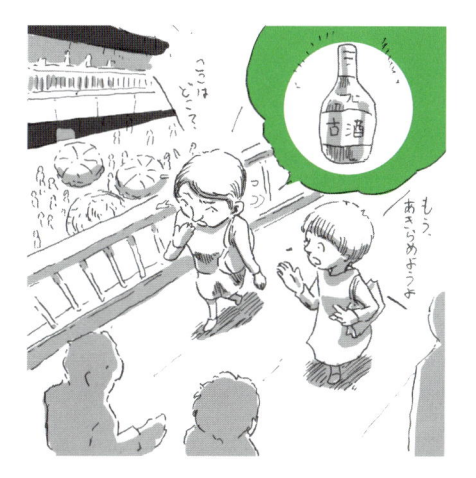

40 血小板減少症の原因

志水太郎

解説

血小板減少症にはいろいろな分類法があるが、ここでは実用面から、偽性血小板、緊急のもの、よくあるもの、その他、の4つに分ける。現場では、最初に挙げた偽性血小板から順に鑑別を考えていくというのがスムーズであろう。

一般には血小板が15万/μL以下を血小板減少症と定義する[1]が、血小板減少症をみたときに取り急ぎ最も大事なのは血小板減少による出血のリスクである。個々人の背景にもよる[2]が、1つの指標として、手術では5~10万/μL、手術なしでは1万/μLを切れば、出血のリスクを考慮すること、などがいわれている。

さて、ここからは具体的に鑑別疾患を上記の4つに分類して記載していく。多数の疾患が挙がるが、スペースの都合から1つひとつの詳細の情報を省き、疾患名をリストに挙げるにとどめる。その代わり、実際に注意すべきポイントを各項目の最後に書いたので参照してほしい。

▶偽性：間違って低値と出るもの

採血の抗凝固薬によるもの：最も有名なのが血算スピッツ中の抗凝固薬〔EDTA（エチレンジアミン四酢酸）〕で凝固が抑制できない患者が0.1%程度存在するために、血小板の凝集塊が機械計算では白血球と認識されてしまうことが原因。実際に末梢血のスメアを目視して凝集があるかどうかを確認すること、ヘパリンかクエン酸採血で凝固を避ける、といったあたりが偽性にだまされない対策である。

▶緊急のもの

放っておくと血小板減少で危険なものを5つ挙げる。

- 播種性血管内凝固（disseminated intravascular coagulation：DIC）
- 血栓性微小血管症（thrombotic microangiopathy：TMA）
- ヘパリン誘発性血小板減少症（heparin induced thrombocytopenia：HIT）
- 血球貪食症候群（hemophagocytic syndrome：HPS）
- 輸血後紫斑病（posttransfusion purpura：PTP）

この5つをまず覚えておくこと。DICは重症感染徴候やDICスコア、TMAでは神経症状の有無やスメアでの破砕赤血球や凝固系の評価をチェックする。緊急性のあるHIT（2型）とPTPは投与後5日以降が危険である。HPSは原因がさまざまだが、乳酸脱水素酵素（LDH）、トリグリセリド（TG）、フェリチンなどの上昇をチェックすること。

▶よくあるもの

- ウイルス感染症：ヒト免疫不全ウイルス（human immunodeficiency virus：HIV）、ヘルペス属、風疹、麻疹、ムンプス、パルボウイルス、C型肝炎ウイルス（hepatitis C virus：HCV）など
- 肝硬変
- 特発性血小板減少症
- 放射線や化学療法後

▶その他

- **薬剤性**：アルコール、ヘパリン、スルファメトキサゾール・トリメトプリム（ST合剤）、H_2ブロッカー、抗菌薬
- **感染**：ウイルス感染、敗血症、マラリアやバベシアなどの寄生虫
- **リウマチ性疾患**：全身性エリテマトーデス（systemic lupus erythematosus：SLE）、抗リン脂質抗体症候群、関節リウマチ
- **血管疾患**：動脈瘤や人工弁による赤血球破壊
- **脾腫を起こす病気**：最も有名なものは肝硬変
- **妊娠関連**：HELLP〔溶血（hemolysis）、肝酵素の上昇（elevated liver enzyme）、血小板減少（low platelets）〕症候群など
- **栄養障害**：ビタミンB_{12}や葉酸、銅欠乏
- **骨髄疾患・血液疾患**：特発性血小板減少症候群、骨髄異形成症候群、悪性リンパ腫、白血病、発作性血色素性尿症、がんの骨髄転移、再生不良性貧血、遺伝性血小板減少症

鑑別に必要な検査について1つだけ補足しておく。いろいろ調べても原因不明の血小板減少症、または血液疾患や骨髄の異常を疑うような血小板減少症では、血液内科に相談すると同時に、骨髄検査を考慮する。検査所見として1つだけ鑑別点を挙げるとすれば、巨核球（megakaryocyte）数が正常以上であれば血小板の破壊亢進、正常以下であれば血小板の産生低下というのが一般的ということを覚えておけばよいだろう。

●文献
1) Williamson DR, Albert M, Heels-Ansdell D, et al. Thrombocytopenia in critically ill patients receiving thromboprophylaxis: frequency, risk factors, and outcomes. Chest 2013 ; 144 : 1207-15.　PMID : 23788287
2) van Bladel ER, Laarhoven AG, van der Heijden LB, et al. Functional platelet defects in children with severe chronic ITP as tested with 2 novel assays applicable for low platelet counts. Blood 2014 ; 123 : 1556-63.
　　　　　PMID : 24385537

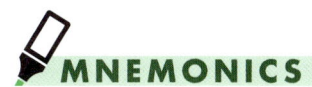

MNEMONICS

日本語

コンセプト

同級生の研修医同士が手技の教え合いをしているとき，1人が偽（間違い）からみせてほしいと頼む様子。

語呂合わせ

「偽をさきにみせて！ 輸血はへた！」とい（ゆ）うのはうかつだとか。「やっとメリケンもエコになったのに」。

語呂の説明

1人が間違いをさきにみせてほしいと頼んだところ，もう1人に，まず輸血を考えるのはへただというのはうかつだと注意され，「やっとメリケンもエコになったのに」とぼやく様子。

医学的説明

偽＝偽性
さ＝採血時の抗凝固薬
き＝緊急
輸＝輸血後紫斑病
血＝血球貪食症候群
は＝播種性血管内凝固
へ＝ヘパリン誘発性血小板減少症
た＝TA＝TMA：血栓性微小血管症
い（ゆ）＝usually＝よくあるもの
う＝ウイルス性
か＝肝硬変，脾腫を起こすため。
と＝特発性血小板減少症
か＝化学療法や放射線療法
や＝薬剤性
リ＝リウマチ性疾患
ケ＝血管疾患：動脈瘤や人工弁による赤血球破壊
エ＝栄養障害：ビタミンB_{12}，葉酸，銅欠乏
コ＝骨髄疾患：血液疾患
に＝妊娠関連：HELLP 症候群

英語

語呂合わせ（緊急性のあるもののみ）

Emergent[1]!! He[2,3] Transfus(e)[4] this(dis)[5] Thromb(us)[6]

（Emergent!! he transfuse this thrombus＝緊急事態!! 彼がこの血栓を輸血します）

1) **E**mergent：緊急性のあるもの
2) **He**parin induced thrombocytopenia（HIT）：ヘパリン誘発性血小板減少症
3) **He**mophagocytic syndrome（HPS）：血球貪食症候群
4) Post**transfus**ion purpura（PTP）：輸血後紫斑病
5) **Dis**seminated intravascular coagulation（DIC）：播種性血管内凝固
6) **Thromb**otic microangiopathy（TMA）：血栓性微小血管症

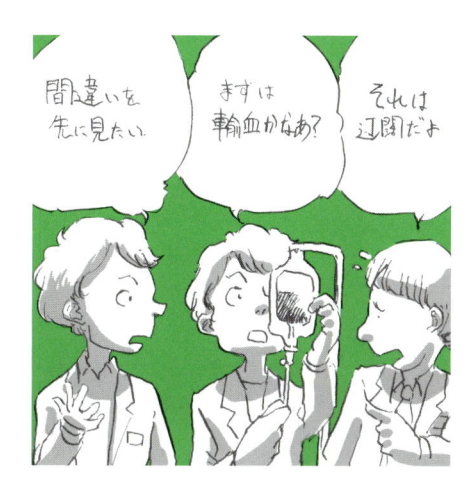

41 貧血の鑑別

住谷智恵子

解説

貧血の病態は，（1）出血，（2）溶血，（3）造血不全に分けられる。出血では，赤血球の血管外（体外・体内）への喪失がみられる。溶血では，さまざまな原因による赤血球の破壊亢進がみられる。造血不全は，（1）赤血球の産生低下，（2）赤血球の成熟障害に分けられる。前者には，骨髄不全（造血幹細胞・赤芽球系前駆細胞レベルの異常），固形がんやリンパ腫細胞の浸潤により骨髄が狭隘となる，エリスロポエチン産生低下，多量飲酒者のアセトアルデヒドによる造血障害などがある。後者には，赤芽球の核成熟障害（ビタミン B_{12} や葉酸欠乏），赤芽球の細胞質成熟障害（ヘム合成障害，グロビン合成障害），がある。

貧血へのアプローチは，平均赤血球容積（mean corpuscular volume：MCV）をもとに，小球性（MCV <80 fl），正球性（MCV 81〜100 fl），大球性（MCV >100 fl）に分けると，その後の鑑別を進めやすい。ただし，末梢血中に網赤血球が増加しているときは MCV 値が上昇するため，解釈に注意が必要である。

網赤血球産生指数（reticulocyte production index：RPI）は貧血に対する骨髄の反応性を評価し，造血不全の有無をみるのに有用である。2.5 以上では溶血・出血の可能性が高い。貧血があるのに 0〜2 の場合は，貧血に対して十分な赤血球造血反応がないと考え，造血不全（低増殖性貧血ともいう）を疑う。

ヘモグロビン値が同じでも，急な進行か慢性的な貧血かで自覚症状が違ってくる。労作時息切れなどの症状や健康診断結果などを参考にし，いつから貧血があり，どのくらいのスピードで進行しているのかを判断する。

▶ 小球性貧血

大多数は，鉄欠乏性貧血，慢性疾患に伴う貧血（膠原病や悪性腫瘍，経過の長い感染症などに伴う貧血），である。両者の鑑別のためにも，小球性貧血の鑑別にはまず血清フェリチン値をみる。血清フェリチン 12 ng/mL 未満であれば，鉄欠乏性貧血と確定できる。鉄欠乏性貧血と診断したら，必ず鉄欠乏の原因を調べ，背景に潜んだ基礎疾患を治療することが重要である。

鉄欠乏の原因

- **鉄の喪失**：消化管出血，月経，肺・尿路・鼻腔からの出血，献血・瀉血・Münchhausen 症候群，透析，ヘモグロビン尿を伴う血管内溶血，鉤虫感染など。
- **鉄需要亢進**：妊娠，青年期における成長，エリスロポエチン製剤使用など。
- **鉄吸収不足**：ピロリ菌感染，十二指腸・近位小腸の疾患（Crohn 病やセリアック病），薬剤性（プロトンポンプ阻害薬など）。

まれであるが，先天性ヘモグロビン合成障害であるサラセミアや骨髄造血障害である鉄芽球性貧血もありうる。

サラセミアの簡易スクリーニングとして Mentzer index〔MCV/RBC（赤血球数）〕が知られている。

▶ 大球性貧血

MCV >130 であれば，ビタミン B_{12}・葉酸欠乏による巨赤芽球性貧血の可能性が高い。無効造血としての側面があるため，溶血・汎血球減少を伴う。ビタミン B_{12} 値が基準下限の場合は血中ホモシステイン濃度を測定する。

ビタミン B_{12} 欠乏：無酸症（高齢者，ヒスタミン H_2 受容体拮抗薬やプロトンポンプ阻害薬使用者，ピロリ菌感染などに伴う萎縮性胃炎），悪性貧血，胃切除後，条虫感染，腸内細菌異常繁殖（blind loop syndrome），回腸の異常（切除，腸炎），薬剤（メトホルミン）など。

葉酸欠乏：偏食，アルコール依存症，妊娠，悪性腫瘍，溶血性貧血に伴う造血亢進，血液透析，薬剤（メトトレキサート，フェニトイン，カルバマゼピン）など。

MCV 100〜110 のレベルでは，巨赤芽球性貧血である可能性は低く，多量飲酒歴の有無，肝障害の有無，甲状腺機能，銅欠乏などを調べる。銅欠乏は，微量元素を含まない中心静脈栄養・経管栄養，亜鉛過剰に伴う吸収阻害（ポラプレジンク長期内服など）で生じうる。

▶ 正球性貧血

多様な病態・疾患が含まれる。網赤血球指数が 2 以上であれば溶血・出血が疑われ，2 未満であれば低増殖性貧血と考えられる。

溶血性貧血：乳酸デヒドロゲナーゼ（lactic acid dehydrogenase：LDH）・アスパラギン酸アミノトランスフェラーゼ（aspartate aminotransferase：AST）上昇，間接ビリルビン上昇，ハプトグロビン低値の溶血所見がある場合，溶血性貧血を考える。

- **末梢血塗抹標本で破砕赤血球を認める場合**：血栓性血小板減少性紫斑病，二次性血栓性微小血管症〔悪性高血圧，妊娠〔HELLP（hemolysis, elevated liver enzyme levels, and low platelet levels）症候群〕，悪性腫瘍，シクロスポリンなどの薬剤性〕，溶血性尿毒症症候群，巨大血管腫（Kasabach-Merritt 症

候群)，弁異常(人工弁，感染性心内膜炎)，行軍ヘモグロビン尿(マラソン，剣道)が鑑別に挙がる。

- 急性炎症で，1～2日のうちにヘモグロビン値が2～3 g/dL ほど低下することがある。主に，寿命に近づいた赤血球の溶血である。
- **Coombs 試験陽性**であれば，免疫学的異常による溶血性貧血が考えられる。半数以上が続発性であり，基礎疾患として膠原病(全身性エリテマトーデス，Sjögren 症候群)，悪性腫瘍(非 Hodgkin リンパ腫，骨髄異形成症候群，胸腺腫，卵巣腫瘍)，感染症(ウイルス，マイコプラズマ，梅毒)，薬剤性(ペニシリン，セファロスポリン，オメプラゾール，テイコプラニン，リファンピシンなど)，妊娠などが背景にある。
- **発作性夜間ヘモグロビン尿症**：造血幹細胞の後天性遺伝子変異によるクローン性疾患であり，溶血，血栓症(肝静脈・腸間膜静脈・門脈などの腹腔内深部静脈や脳静脈)，造血不全を主病態とする。30～40% は再生不良性貧血の経過中に発症する。
- **赤血球への直接感染および毒作用による溶血**：マラリア，バベシア病，バルトネラ症がある。また，クモ毒・ヘビ毒，銅，肝硬変(棘細胞性貧血)も溶血を引き起こす。
- **先天性溶血性疾患**：遺伝性球状赤血球症が最も高頻度でみられる。軽症で中年以降になって診断されることもまれではない。パルボウイルス B$_{19}$ の感染は，骨髄無形成発作を起こす。日本ではまれであるが，グルコース-6-リン酸脱水素酵素(glucose-6-phosphate dehydrogenase：G6PD)欠損症は薬剤(抗マラリア薬，消炎鎮痛薬など)やソラマメで溶血が惹起され，気づかれることがある。

低増殖性貧血

- **腎性貧血**：慢性腎不全では，腎不全の重症度と相関し貧血を認め，GFR(glomerular filtration rate：糸球体濾過量) 35 mL/分/1.73 m^2 未満ではほぼ必発である。エリスロポエチン値は，腎性貧血でなければ少なくとも 50 mU/mL 以上，ヘモグロビン値によっては 100～1,000 mU/mL になっているはずであり，エリスロポエチンが基準範囲でも腎性貧血である。糖尿病性腎症では腎不全の程度に比べてエリスロポエチン欠乏が高度である。慢性透析患者では，透析に伴う失血による鉄欠乏も生じうる。

- **慢性炎症に伴う貧血，鉄欠乏性貧血**
- **内分泌欠乏**：甲状腺機能低下症，下垂体ホルモン欠乏，副甲状腺機能亢進症では軽度の貧血がみられる。Addison 病ではより重度の貧血がみられる。
- **肝疾患に伴う貧血**：あらゆる原因により軽度の低増殖性貧血を生じる。
- **赤芽球癆**：骨髄で赤芽球系の造血が選択的に障害される。後天的に，ウイルス感染・薬剤性，胸腺腫，リンパ増殖性疾患，固形腫瘍，自己免疫疾患などに伴い生じることがある。
- **骨髄異形成症候群**：造血幹細胞の質的異常に起因するクローン性疾患で，高齢者に多い。赤血球の単一血球系に異常(不応性貧血)を来すことがある。

▶ 高齢者の貧血

栄養欠乏(鉄，葉酸，ビタミン B$_{12}$)，慢性炎症に伴う貧血，腎性貧血，骨髄異形成症候群，薬剤性などがある。鉄欠乏の原因として，悪性腫瘍(胃がんや大腸がん)の頻度も低くない。原因不明とされ経過観察されることも多いが，必ず原因が隠れているはずであり，貧血が進行性の場合は，活動性低下や転倒のリスクとなるため，原因を探して治療することは重要である。しかし，ADL(activity of daily living：日常生活活動)が低下している高齢者では，内視鏡検査や造影検査が大きな負担となる場合もあり，全体を考慮した検査計画が必要である。

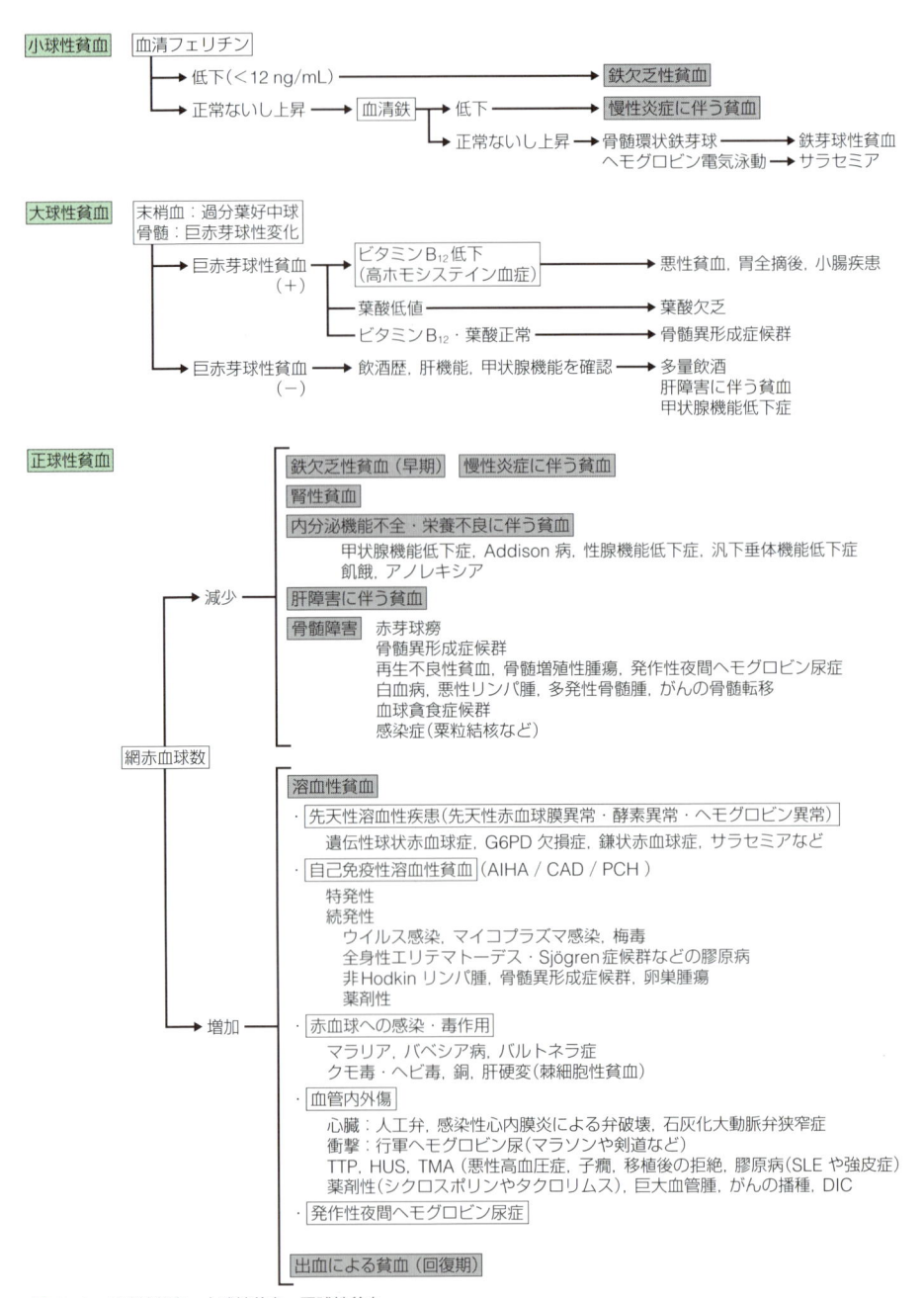

図 41-1　小球性貧血，大球性貧血，正球性貧血

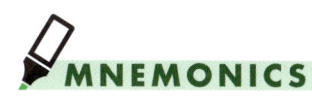

MNEMONICS

日本語

コンセプト

シュウゾウが敵を成敗する前に聞いた神のお告げ。

語呂合わせ

シュウゾウよ，テツコを抱きかかえて一味に加えよ，鬼を成敗せよ。

語呂の説明

シュウゾウが，神からテツコと一緒に鬼成敗を指示された様子。

医学的説明

シュウ＝出血
ゾウ＝造血不全：赤血球の産生低下，赤血球の成熟障害
よ＝溶血：RP l2 以上
テツ（＝鉄）＝鉄欠乏性貧血
コ（＝小）＝小球性貧血，膠原病など慢性炎症疾患
抱（だ）＝大球性貧血
一味＝130 以上
よ＝葉酸欠乏，ビタミン B_{12} 欠乏
せ＝正球性貧血
よ＝溶血性貧血

英 語

語呂合わせ

$I^{1)}t^{2)}ch^{3)}$ Side$^{4)}$, My$^{5)}$ He$^{6)}r^{7)}o^{8)}$. Vitamin $B_{12}$$^{9)}$ Fo(r)$^{10)}$ M$^{11)}a^{12)}l^{13)}$ Thyroid$^{14)}$.

(Itch side, my hero. Vitamin B_{12} for mal thyroid＝痒くなる側に，私のヒーロー。ビタミン B_{12} を悪い甲状腺に)

【Microcytic anemia：小球性貧血】
  1) Iron deficiency anemia：鉄欠乏性貧血
  2) Thalassemia: サラセミア
  3) Chronic inflammation：慢性炎症
  4) Sideroblastic anemia：鉄芽球性貧血

【Normocytic anemia：正球性貧血】
  5) Myelophthisis：骨髄障害
  6) Hemolytic anemia：溶血性貧血
  7) Renal anemia：腎性貧血
  8) Others：その他

【Macrocytic anemia：大球性貧血】
  9) Vitamin B_{12} deficiency：ビタミン B_{12} 欠乏
  10) Folic acid deficiency：葉酸欠乏
  11) Myelodysplastic syndrome：骨髄異形成症候群
  12) Alcohol：アルコール
  13) Liver(Hepatic) disorder：肝障害
  14) Hypothyroidism：甲状腺機能低下症

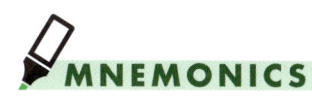

42 赤血球増加症(多血症)の鑑別

住谷智恵子

📖 解説

赤血球増加症は,血液検査にてヘモグロビン(hemoglobin:Hb)濃度もしくはヘマトクリット(hematocrit:Ht)値が上昇した状態である。喫煙に関連する赤血球増加の頻度が多いが,真性多血症や悪性腫瘍に合併する多血症を見逃さないようにする。

▶ 相対的赤血球増加症(reduction of plasma volume(relative erythrocytosis))

赤血球量は正常だが,血漿量減少により,みかけ上赤血球が増加しているようにみえる。

急性に生じるもの:下痢や嘔吐,発汗に伴う脱水,重症熱傷など

慢性に生じるもの:長期の利尿薬使用,ストレス多血症など。ストレス多血症とは,肥満で血圧が高く,喫煙する中年男性にみられる相対的赤血球量症で,Gaisböck 症候群ともいわれる。喫煙などの生活習慣との関連が大きいとされ,喫煙指導や生活習慣病への介入を行う。

▶ 絶対的赤血球増加症

一次性赤血球増加症

- **真性赤血球増加症(真性多血症)(polycythemia vera)**:慢性骨髄増殖性疾患(chronic myeloproliferative disease:CMPD)の 1 つで,JAK2 遺伝子変異をほぼ全例に認める。白血球・血小板増加,脾腫(約70%)を伴う。エリスロポエチンは低値である。血栓症の既往や心血管リスクがあると血栓症(動脈・静脈)を合併しやすい。また,将来的に急性白血病や骨髄線維症への進展がみられる。

- まれであるが,エリスロポエチン受容体変異のため造血刺激が過剰となり,正常エリスロポエチン濃度でも多血症となる家系が存在する。

二次性赤血球増加症(続発性赤血球増加症):エリスロポエチン濃度は上昇している。生理的反応により適切な上昇と,不適切な上昇に分ける。

- **生理的エリスロポエチン産生増加(appropriately increased secondary erythropoietin(EPO) levels)**
  - (1) 大気中酸素分圧低下:高地住人
  - (2) 動脈血中酸素分圧,濃度低下:先天性心疾患,慢性閉塞性肺疾患,動静脈瘻,睡眠時無呼吸症候群
  - (3) 組織への酸素供給低下:メトヘモグロビン血症,異常ヘモグロビン症,一酸化炭素(喫煙含む)
- **エリスロポエチン産生過剰(inappropriately increased secondary EPO levels)**
  - (1) 腎臓の局所性低酸素状態:嚢胞腎,水腎症,腎動脈狭窄
  - (2) エリスロポエチン産生腫瘍:腎細胞がん,肝細胞がん,小脳血管腫,褐色細胞腫,髄膜腫,子宮平滑筋腫
  - (3) 薬剤性:アンドロゲンやステロイド,EPO 製剤

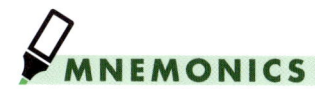

MNEMONICS

日本語

コンセプト

会社の飲み会で，同期の同僚に同情しながらも，上司に気を遣っている様子。

語呂合わせ

そう急げといわず，熱いと汗かくし水飲めよ，まあ長いこと飲んでたらストレスもたまるわ。
上司いわく，絶対いえる1つの真実はCMで見た，2匹のエゾシカやった。

語呂の説明

広告業界で働く上司に飲まされてフラフラになった同期に水をあげながらも，上司がCMで2匹のエゾシカを見た，という主張には同意している様子。

医学的説明

そう＝相対的赤血球増加症
急＝急性
げ＝下痢
と＝嘔吐
熱＝重度熱傷
汗かくし水飲めよ＝発汗に伴う脱水
まあ＝慢性
長いこと飲んでたら＝長期の利尿薬使用
ストレス＝ストレス多血症
絶対＝絶対的赤血球増加症
1つの＝一次性
真実＝真性赤血球増加症
CM＝CMPD
2匹の＝二次性
エ＝エリスロポエチン
ゾ＝増加
シ＝腎臓関連：腎臓の局所性低酸素状態：嚢胞腎・水腎症・腎動脈狭窄
カ＝産生過剰
やった＝薬剤性

英語

語呂合わせ

Relative(s)[1] Reduc(e) Pla(ns)[2] Abso[3]rb(ve)[4] EPO[5,6]

（Relatives reduce plans absorb EPO＝親戚はプランを減らして，EPOを吸いとった）

1) 【相対的赤血球増加症：Relative erythrocytosis】
2) Reduction of plasma volume：血漿量現象
3) 【絶対的赤血球増加症：Absolute erythrocytosis】

一次性赤血球増加症

4) Polycythemia vera：真性赤血球増加症

二次性赤血球増加症

5) appropriately increased secondary erythropoietin(EPO)levels：生理的エリスロポエチン産生増加
6) inappropriately increased secondary EPO levels：エリスロポエチン産生過剰

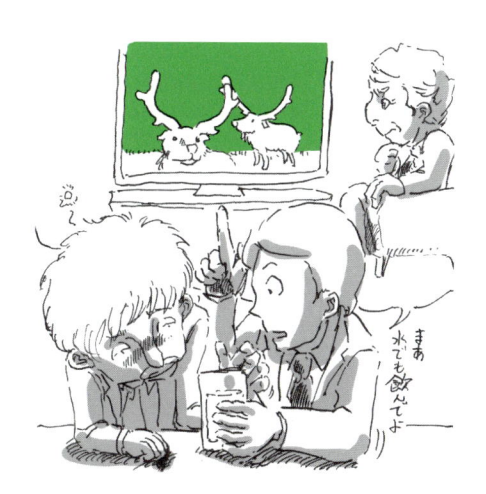

43 好酸球増加症の原因

廣澤孝信

📖 解説

一般に好酸球は末梢血液中の 5% 以下とされている。好酸球増加症は，末梢血液の白血球のうち，末梢血液中の好酸球が増加（500/μL 以上）していることを指す。

典型的な原因としては，薬剤性，アレルギー疾患，寄生虫が多い。そのため，薬歴や既往歴，出生地・渡航歴・職歴など生活歴，家族歴の把握といった病歴聴取が重要となる。

500～1,500/μL 未満が軽度，1,500～5,000/μL 未満が中等度，5,000/μL 以上が重度とされる。10,000/μL 以上の異常高値の際は入院も考慮される。好酸球増加を認める際は，採血を複数回施行し，時系列のなかで，上昇傾向であることを確認する。逆に改善傾向で，全身状態もよければ経過観察とすることもある。

好酸球増加の程度で，原因を特定するのは難しいとされるが，軽度であれば，気管支喘息やアレルギー性鼻炎などと関連することが多く，逆に重度（20,000/μL 以上）であれば，骨髄増殖性疾患と関連することが多い。

▶ 薬剤性

皮疹や発熱を伴うこともあるが，無症状であることも多い。内服薬の開始時期，変更時期などの詳細な薬歴の聴取が重要となる。複数の医療機関からの処方薬を使用していることも多いため，すべて把握する必要がある。また，医療機関から処方された医薬品以外にも，市販の漢方薬やサプリメント，健康食品についても病歴聴取を行う。

好酸球増加を来す薬としては，抗けいれん薬や合成ペニシリン，アロプリノールが高頻度とされている。ほかにも，セファロスポリン系，顆粒球コロニー刺激因子製剤，非ステロイド系抗炎症薬，アスピリン，サルファ薬，抗がん剤などが一般的であるが，どのような薬剤でも起こす可能性がある。

内服開始された時期と好酸球増加をきたす時期が一致しないこともあるため，必須の薬は内服できる限り代替薬への変更を検討し，それ以外の内服はいったん中止も考慮する。

▶ アレルギー疾患

特定の食材，薬品や環境に曝露することでアレルギー反応が惹起されることがあり，アレルギー歴や職業歴，生活歴の把握が重要となる。食事に関しては，アレルギーとなる食材の曝露だけでなく，後述する寄生虫との関連もあり，加熱していない食材や加熱不十分の食材を経口摂取していないかも重要となる。

気管支喘息では中等度以上の好酸球増加（>1,500/μL）は珍しく，中等度以上の好酸球増加はアレルギー性肺アスペルギルス症や好酸球性多発血管炎性肉芽腫症（eosinophilic granulomatosis with polyangiitis：EGPA）などを疑う。

▶ 寄生虫

出生地や渡航歴の確認が重要となる。国内でも九州，沖縄地方に関連する病歴を認める際やヒト T 細胞白血病ウイルス 1 型（human T-cell leukemia virus type 1：HTLV-1）保有者には，糞線虫を考慮し，便虫卵検査や抗体検査も検討する。繰り返すグラム陰性菌感染症や複数菌種のグラム陰性菌感染症も糞線虫感染を疑う手掛かりとなる。海外渡航歴があれば，流行している寄生虫検査も考慮する。

▶ 悪性腫瘍

末梢血液像に異常を認める際や，好酸球異常高値（100,000/μL 以上）の際は，白血病，リンパ腫，肥満細胞腫も考慮し，骨髄生検を検討する。

▶ 好酸球増加症候群（hyper-eosinophilic syndrome：HES）

好酸球増加（>1,500/μL）が持続しており，臓器障害を伴い，他に病態がないものを HES と呼ぶ。心筋障害や肺障害，神経障害などを来す際は，早期のステロイドによる免疫抑制剤が検討されるため，専門家への相談を考慮する。

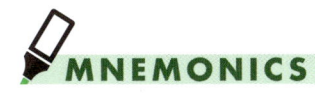

MNEMONICS

日本語

コンセプト

朝ひとりで考え事をしながら歩いていたら，ひじをすぽっと当てた様子。

語呂合わせ

<u>さ</u>むっ，<u>あ</u>やの<u>は</u>しで<u>ケア</u>し<u>な</u>。<u>あ</u>さ，<u>ひじ</u>が<u>すぼ</u>っと当たる。

語呂の説明

綾さんの箸を使って寒さ対策をしようと考えながら歩いていたら，朝ひじをすぼっとぶつけた様子。

医学的説明

さ(酸)＝好酸球増加症
む＝無症状で過ぎることも多い
あ＝アレルギー疾患，悪性腫瘍
や＝薬剤性
の(「の」の字が虫のような形をしているので)＝寄生虫
は＝発熱
し＝皮疹
ケ＝抗けいれん薬
ア＝アロプリノール
し＝合成ペニシリン
あ＝アスピリン
さ＝サルファ薬
ひ＝非ステロイド系抗炎症薬
じ(G)＝顆粒球コロニー刺激因子(G-CSF)製剤
が＝抗がん剤
すぼ＝セファロスポリン

英 語

語呂合わせ

C$^{1)}$hes(s)$^{2)}$ P$^{3)}$a$^{4)}$d$^{5)}$

(Chess pad＝チェス用パッド)

1) Cancer：悪性腫瘍
2) Hyper-eosinophilic syndrome(HES)：好酸球増加症候群
3) Parasite：寄生虫
4) Allergy：アレルギー疾患
5) Drug-induced：薬剤性

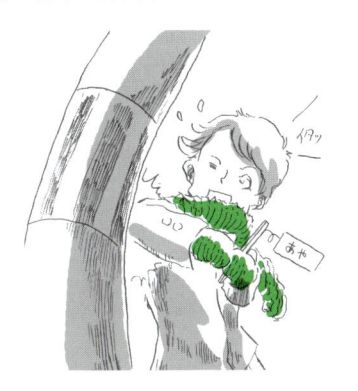

44 凝固障害の原因

原田／拓

📖 解説

▶ 病歴

- 主に，「血小板数や機能による異常」と「凝固機能障害」の2パターンのどちらかなのかを考える。
- 出血の経緯や性状も鑑別に有用。
- 血小板数や機能による異常では，皮膚や粘膜への出血で点状出血や斑状出血が起きる。
- 血小板数や機能による異常では，外傷の直後に出血する傾向があり，遅延性の出血はまれ。過多月経が症状の1つであることもある。
- 凝固機能障害では，深い軟部組織や関節内出血が起きる。
- 凝固機能障害では，遅延性の出血（例として，抜歯後の出血が止まった数時間後に再度出血したりする）が出ることもある。
- 出生後や幼少期の出血の病歴と家族歴は遺伝性疾患を想定する。しかし，血友病Aの患者は30〜40%に家族歴がないといわれているように，家族歴がないからといって遺伝性疾患は除外できない
- 内服歴の聴取は重要で，サプリメントやハーブまで含めた聴取を行う。

▶ 検査

- 凝固障害をみたときチェックするのが血小板，プロトロンビン時間（prothrombin time：PT），活性化部分トロンボプラスチン時間（activated partial thromboplastin time：APTT）。
- 血小板減少による凝固機能障害は5万/μL以下から発生する。
- 血小板減少もなく，PT，APTTも正常であれば，「出血時間」による血小板機能の評価を考慮する。

PTもAPTTも正常のパターン（遺伝性疾患は除外）

- 「血小板数」，「血小板機能」の障害をまず考える（血管壁脆弱性疾患はまれ）。
- 血小板数が凝固に障害を与えるラインの目安は5万/μL。
- 血小板減少症の鑑別は「PART VIの40. 血小板減少症の原因」を参照。
- 「出血時間」は血小板数，血小板機能，血管壁脆弱性のスクリーニング。
- 後天性での血小板機能低下の鑑別は
  (1) 抗血小板薬内服
  (2) 非ステロイド系抗炎症薬（nonsteroidal anti-inflammatory agent：NSAID）やβラクタム
  (3) 尿毒症
  (4) 骨髄増殖性疾患や骨髄異形成症候群
  (5) 後天性von Willebrand病
- 血小板数や血小板機能が正常のときは，壊血病，ステロイド誘発性紫斑病，血管炎，パラプロテインに伴う紫斑などの鑑別を考える。
- 説明がつかない出血の病歴の場合は，虐待，自傷行為，心因性紫斑病を検討する。

PTとAPTTの異常からの鑑別診断（遺伝性疾患は除外）

- **PT 正常 APTT 延長**
  ヘパリン投与中
  後天性血友病（Ⅷのインヒビター）
  Ⅸ，Ⅺ，Ⅻのインヒビター
  後天性von Willebrand病
  ループスアンチコアグラント（出血傾向よりは血栓傾向）

- **PT 延長 APTT 正常**
  軽度のビタミンK不足
  肝障害，肝不全
  ワルファリン内服中
  Ⅶのインヒビター
  ループスアンチコアグラント（典型的にはAPTT延長）

- **PT 延長 APTT 延長**
  肝障害，肝不全
  播種性血管内凝固（disseminated intravascular coagulation：DIC）（原因は多岐にわたる）
  ヘパリンとワルファリンの同時投与
  トロンビン阻害薬（ダビガトラン，アルガトロバン）
  Xa阻害薬（リバーロキサバン，アピキサバン，エドキサバン）
  プロトロンビン，フィブリノーゲン第Ⅴ，Ⅹ因子のインヒビター
  原発性アミロイドーシスに関連する第Ⅹ因子不足

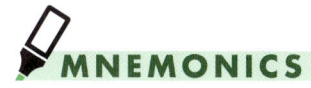MNEMONICS

日本語

コンセプト

木々をかき分けたら，子どものヤドカリをみつけた様子。

語呂合わせ

木々をアップ，子どものヤドカリみつかる。

語呂の説明

木々をアップダウンさせてかき分け歩いていたところ，子どものヤドカリがみつかった様子。

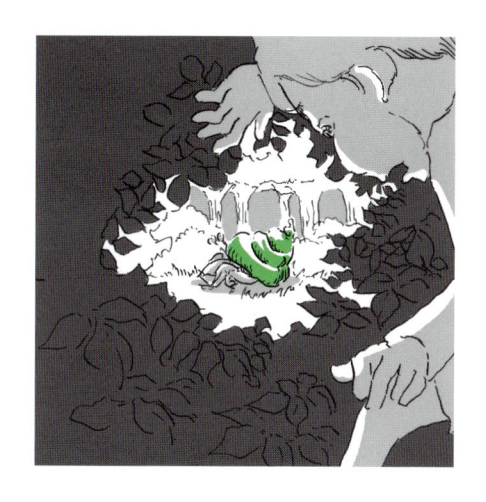

医学的説明

き＝血小板数や機能による異常：皮膚や粘膜への出血で点状出血や斑状出血
ぎ＝凝固機能障害：深い軟部組織や関節内出血，遅延性の出血
アップ＝ APP：APTT，PT，Plt(血小板)
子＝後天性の血小板機能低下の原因，骨髄増殖性疾患や骨髄異形成症候群，後天性 von Willebrand 病
ヤ＝薬剤；抗血小板薬，非ステロイド系抗炎症薬内服
ド＝尿毒症

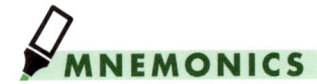

MNEMONICS

英 語

語呂合わせ

You(u)[1] B[2]a[3]n[4] My[5] Will[6]. He[7,8] Lac(k)[9] Will[10].
Wa[11]l[12]k(e)d[13], Li[14]d[15] He Were(war)[16] At[17] 10[18,19].

(You ban my will. He lack will. Walked, Lid he were at 10＝あなたは私の決意を禁止し, 彼は決意を欠く。歩いて, 蓋をした, 彼が 10 歳のとき)

【後天性での血小板機能低下の鑑別】

1) **U**remia：尿毒症
2) **B**eta lactams：βラクタム
3) **A**ntiplatelet drug：抗血小板薬内服
4) **N**SAID(nonsteroidal anti-inflammatory agent)：非ステロイド系抗炎症薬
5) **My**eloproliferative disorder・**My**elodysplastic syndrome(MDS)：骨髄増殖性疾患・骨髄異形成症候群
6) von **Will**ebrand disease：(後天性)von Willebrand 病

【PT と APTT の異常からの鑑別】

PT 正常 APTT 延長

7) **He**parin：ヘパリン

8) Acquired **he**mophilia：後天性血友病
9) Lupus anticoagulant(**LAC**)：ループスアンチコアグラント
10) von **Will**ebrand's disease：(後天性)von Willebrand 病

PT 延長 APTT 正常

11) **War**farin：ワルファリン内服中
12) **Li**ver(Hepatic) disorder / failure：肝障害 / 肝不全
13) Vitamin **K** deficiency：ビタミン K 不足

PT 延長 APTT 延長

14) **Li**ver(Hepatic) disorder / failure：肝障害 / 肝不全
15) **DIC**(disseminated intravascular coagulation)：播種性血管内凝固
16) **He**parin＋**War**farin：ヘパリンとワルファリンの同時投与
17) **A**ntithrombin(**AT**)：トロンビン阻害薬
18) Factor **X**a inhibitor：凝固因子 Xa 阻害薬
19) Factor **X** deficiency associated with primary amyloidosis：原発性アミロイドーシスに関連する X因子不足

45 凝固亢進の原因

住谷智恵子

📖 解説

静脈および動脈血栓症のリスクを増大させる要因はさまざまである。

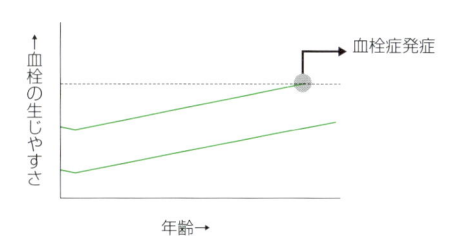

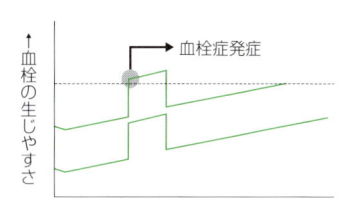

図 45-1 血栓症発症の閾値

▶先天性の凝固亢進となる原因

凝固阻害因子の障害：日本では，プロテインC欠損症，プロテインS異常症・欠損症，アンチトロンビンⅢ欠損症の頻度が高い。欧米に多いプロトロンビン遺伝子変異，第Ⅴ因子 Leiden 突然変異は，日本ではみられない。プロテインC欠損症は遺伝子的にホモな場合に発症し，ヘテロのときは軽度低下のみである。ピ

ル内服での血栓症発症は，プロテインC活性が軽度低下している場合に多いとされている。ピル処方時は，プロテインC活性を調べたほうがよい。

線溶異常：異常フィブリノーゲン血症やプラスミノーゲン欠乏症，組織プラスミノーゲン活性化因子の低下，プラスミノーゲン活性化因子インヒビター過剰などによるが，まれである。

ホモシスチン尿症：内皮傷害が原因と考えられているが，機序は不明である。

▶後天性の凝固亢進となる原因

疾患または症候群：悪性腫瘍，ネフローゼ症候群で血栓症のリスクが上昇する。

抗リン脂質抗体症候群では内因系の因子が阻害されるため，活性化部分トロンボプラスチン時間(activated partial thromboplastin time：APTT)が延長する。しかし，症状としては出血傾向ではなく血栓傾向となり，静脈および動脈血栓症のリスクとなる。

真性赤血球増加症(真性多血症)や本態性血小板血症などの骨髄増殖性疾患では，血液粘稠性の増加などにより，動脈血栓・静脈血栓を生じうる。発作性夜間ヘモグロビン尿症は，肝静脈・腸間膜静脈・門脈などの腹腔内深部静脈や脳静脈に血栓を生じうる。高ホモシステイン血症($ビタミン B_{12} $欠乏症に伴う)や Behçet 病は内皮細胞に影響を及ぼし，動脈・静脈血栓を生じうる。

生理的現象：妊娠，肥満，手術後，不動，高齢

薬剤性：経口避妊薬，タモキシフェン(エストロゲン受容体拮抗薬)，サリドマイド，レナリドミド，L-アスパラギナーゼ

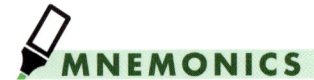 MNEMONICS

日本語

コンセプト

子どものリンちゃんの学校の PTA に出席したときの先生との会話。次女のことも話題にのぼった。

語呂合わせ

【先天性の凝固亢進となる原因】
先生がボソッといった「そうか。プロでもしらけたり、すべてにいやけさしたっけ。線を内側に引いてもしかたねえ…」。

【後天性の凝固亢進となる原因】
ここにいる姉のリンちゃんの話。うちでは自動的に、夜になると次女もこぞってベッドにもぐりこんでくるんだって。年取ってる太った妊婦さんに，術後で動けへんのやってどとなられたけど。

語呂の説明

【先天性の凝固亢進となる原因】
先生がプロでも落ち込むときはあるのかとボソッと呟く様子。

【後天性の凝固亢進となる原因】
姉のリンちゃんの妹の次女がお姉ちゃんのベッドにもぞもぞ入りに行って，ガサガサ動いているのを見て，近くにいた妊婦さんが怒鳴って怒っている様子。

医学的説明

【先天性の凝固亢進となる原因】
先生＝先天性
そうか＝そが＝そがい＝凝固阻害因子の障害
プロでもしらけたり＝プロテイン C（シー）欠損（けっ

そん）症
すべてにいやけ＝プロテイン S（エス）異常症（いじょうしょう）・欠損（けっそん）症
さしたっけ＝アンチトロンビンⅢ（さん）欠損（けっそん）症
線＝線溶異常
内側に＝内皮傷害
もし＝ホモシスチン尿症

【後天性の凝固亢進となる原因】
ここ＝後天性
姉＝あね＝あ＝悪性腫瘍＋ね＝ネフローゼ症候群
リン＝抗リン脂質抗体症候群
うち＝内因子系の因子が阻害
自動＝じどう＝じ（＝静脈血栓）＋ど（＝動脈血栓）
夜＝発作性夜間ヘモグロビン尿症
次女＝静脈血栓
こぞって＝骨髄増殖性疾患（こつずいぞうしょくせい）
ベッドに＝ベーチェット（Behçet）病
年取ってる＝高齢
太った＝肥満
妊婦＝妊婦
術後で＝手術後
動けへん＝不動
や＝薬剤性
ど＝サリドマイド
ら＝L-アスパラギナーゼ
れ＝レナリドミド
た＝タモキシフェン
け＝経口避妊薬

🖊️ MNEMONICS

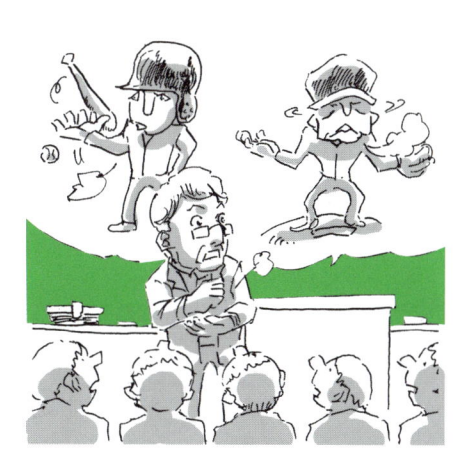

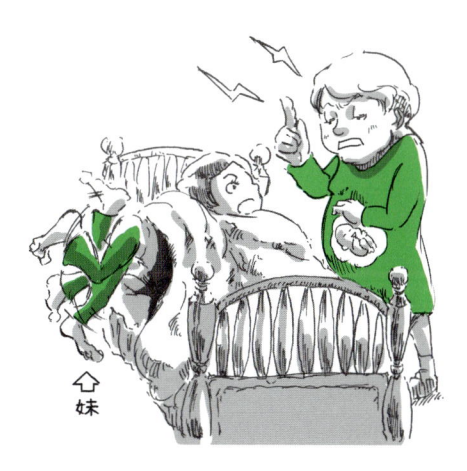

⇧ 妹

英 語

語呂合わせ*

D^{1)}a^{2)}m^{3)}n^{4)} T^{5)}h^{6-8)} r^{9)}o^{10)}m^{11)}b^{12)}u^{13)}s^{14)}

（Damn thrombus＝ちくしょう，血栓だ）

1) **D**eficiencies / alterations in coagulation factors（Protein C / S, Antithrombin Ⅲ, and others）：凝固因子の欠損 / 変化（プロテインC / S，アンチトロンビンⅢ，その他）

2) **A**ntiphospholipid antibody syndrome（APS）：抗リン脂質抗体症候群

3) **M**alignancy：悪性疾患

4) **N**ephrotic syndrome：ネフローゼ症候群

5) **T**rauma：外傷

6) **H**yperhomocysteinemia：高ホモシステイン血症

7) **H**eparin-induced thrombocytopenia and thrombosis（HITT）：ヘパリン誘発性血小板減少症・血栓症

8) **H**emoglobinuria（paroxysmal nocturnal hemoglobinuria：PNH）：ヘモグロビン尿症（発作性夜間ヘモグロビン尿症）

9) **R**heumatologic causes（angitiis）：リウマチ性（血管炎）

10) **O**ral contraceptives（other drugs）：経口避妊薬（または他の薬物）

11) **M**yeloproliferative disorders：骨髄増殖性疾患

12) **B**aby-carriers：赤ちゃんを運ぶ人（妊婦）

13) **U**nknown：原因不明

14) **S**urgery / Postoperative states：手術 / 術後状態

＊『セイントとフランシスの内科診療ガイド』（亀谷学，大橋博樹，喜瀬守人監訳，2000，メディカル・サイエンス・インターナショナル），p.432 を改変して引用。

46 リンパ節腫脹の原因

住谷智恵子

📖 解説

リンパ節腫脹の原因として最も多いのは反応性リンパ節腫脹である。リンパ節生検は，手段の最適性・生検の必要性・生検部位の妥当性を踏まえて判断される。悪性リンパ腫が疑われる場合は積極的に施行する。

▶感染症（infectious disease）

ウイルス感染症

- 伝染性単核球症（EBV，CMV）
- ヒト免疫不全ウイルス（human immunodeficiency virus：HIV），肝炎ウイルス，ヒトTリンパ球向性ウイルス（human T-lymphotropic virus：HTLV）-1，ヒトヘルペスウイルス（human herpesvirus：HHV）-1,2,3,6,8，アデノウイルス，ヒトパピローマウイルス（human papillomavirus：HPV）-B19
- 麻疹，風疹，デング熱，チクングニア

細菌感染症

- 化膿性リンパ節炎
- **耳前・後，前頸部・後頸部，顎下リンパ節腫脹**：結膜炎，外耳炎，細菌性咽頭炎，歯周炎，頭皮の傷，顔面蜂窩織炎・丹毒などで反応性に腫脹する。
- **滑車上リンパ節腫脹**：前腕・手掌の感染症で腫脹する。他の部位に腫脹がなく，滑車上リンパ節のみが腫脹していれば，第2期梅毒の可能性がある。
- **鼠径リンパ節腫脹**：片側性であれば下肢外傷や感染症，両側性であれば淋菌・クラミジア感染症，鼠径リンパ肉芽腫症，軟性下疳などの性感染症を考える。ペストや野兎病でも鼠径リンパ節腫脹がみられ，動物接触歴や海外渡航歴があれば疑う。
- ネコひっかき病
- 結核，非結核性抗酸菌症
- リステリア症，ブルセラ症，梅毒，レプトスピラ症
- リケッチア症（ツツガムシ病，日本紅斑熱）・Whipple病・ライム病

真菌感染症：ヒストプラズマ症，コクシジオイデス症，パラコクシジオイデス症

原虫・寄生虫感染症：トキソプラズマ症，フィラリア症，急性住血吸虫症，リーシュマニア症，トリパノソーマ症

▶膠原病関連

- 全身性エリテマトーデス，関節リウマチ，Sjögren症候群，成人Still病，皮膚筋炎，混合性結合組織病

- クリオグロブリン性血管炎
- メトトレキサート関連リンパ増殖性疾患と悪性リンパ腫の合併

▶その他の炎症性疾患

- 皮膚病性リンパ節炎
- 菊池-藤本病（亜急性壊死性リンパ節炎）
- IgG4関連多臓器リンパ増殖性疾患
- 全身性Castleman病
- TAFRO（thrombocytopenia, anasarca, reticulin fibrosis of the bone marrow, renal dysfunction and organomegaly）症候群
- POEMS（polyneuropathy, organomegaly, endocrinopathy, monoclonal gammopathy, and skin changes）症候群（Crow-Fukase症候群，高月病）
- サルコイドーシス
- 川崎病，木村病，血清病，Rosai-Dorfman病，Langerhans組織球症

▶血液疾患

悪性リンパ腫，白血病：Hodgkinリンパ腫や濾胞性リンパ腫では，長期間にわたり増大傾向なく経過することがある。一方，進行の速い悪性リンパ腫の場合は，数日間で急激に全身状態が悪化することがあり，1日でも早く生検を施行する。腹水・胸水貯留の原因に造血器腫瘍を疑う場合，腹水・胸水細胞のフローサイトメトリーを提出しセルブロックを作成することが診断につながることがある。血管免疫芽球性T細胞リンパ腫は，全身性リンパ節腫脹，肝脾腫，胸水・腹水・全身性浮腫，発熱，皮疹，関節炎，多クローン性高γグロブリン血症，抗核抗体，リウマチ因子，Coombs陽性，寒冷凝集素などが陽性となり，免疫異常が目立ち，最初は膠原病と間違われることがある。

▶腫瘍性疾患

感染性リンパ節腫脹と同様，ドレナージされる部位の病変の有無を確認する。

- **顎下リンパ節腫脹**：口腔底の腫瘍など。
- **鎖骨上窩リンパ節腫脹**は悪性疾患の頻度が高い。Virchowリンパ節では，消化管・骨盤内腫瘍，精巣腫瘍の遠隔転移を考える。精巣腫瘍はburned-out tumorといい，原発巣が自然退縮して，リンパ節転移のみが残存することがある。
- **腋窩リンパ節腫脹**：肺がんや乳がんなど。
- **鼠径（浅鼠径）リンパ節腫脹**：扁平上皮がんや悪性黒

色腫，乳房外 Paget 病などの外陰部腫瘍による。卵巣腫瘍や精巣腫瘍は，鼠径リンパ節ではなく，後腹膜リンパ節（骨盤内・傍大動脈リンパ節）へ転移していく。

▶医原性

- **薬剤性**：薬剤性過敏症症候群（drug-Induced hy-persensitivity syndrome：DIHS），シリコン

▶内分泌疾患

甲状腺機能亢進症，甲状腺炎，副腎不全

▶蓄積性疾患

Gaucher 病，Niemann-Pick 病

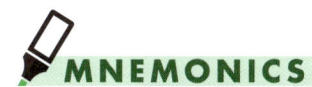

MNEMONICS

日本語

コンセプト

愛子ちゃんの実家が医者と知った友人が驚く様子。

語呂合わせ

友人 A「愛子のおうち，医者なのは周知の事実よ」
友人 B「えっ，そうなん！ 反省…」

語呂の説明

愛子ちゃんの家が医者と知り，友人が驚き，愛子ちゃんを今まで使い走りにしてきたことを反省する様子。

医学的説明

愛＝infection（ウイルス感染症，細菌感染症，真菌感染症，原虫・寄生虫感染症）
子＝collagen（全身性エリテマトーデス，関節リウマチなど）
うち＝**内**＝内分泌疾患（甲状腺機能亢進症，甲状腺炎，副腎不全）
周＝**腫瘍性**（ドレナージされる部位：顎下・鎖骨上窩・腋窩・鼠径などの病変の有無を確認）
知＝**血**＝血液疾患（悪性リンパ腫・白血病）
え＝炎症性疾患（皮膚病性リンパ節炎，IgG4 関連多臓器リンパ節増殖性疾患など）
反：反応性リンパ節腫脹が最多
省：リンパ節**生**検を積極的に施行する

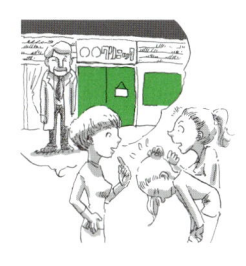

英 語

語呂合わせ*

【全身性リンパ節腫脹】
$S^{1)}h^{2)}e^{3)}$ $H^{4)}a^{5)}s^{6)}$ $C^{7)}u^{8)}t^{9)}e^{10)}$ $L^{11)}A^{12)}N^{13)}$
（She has cute LAN＝彼女はかわいい LAN をもっている）

1) **S**yphilis：梅毒
2) **H**epatitis：肝炎
3) **E**pstein-Barr virus infection：EB ウイルス感染症
4) **H**istoplasmosis：ヒストプラズマ症
5) **A**IDS / HIV infection：エイズ / HIV 感染症
6) **S**erum sickness：血清病
7) **C**ytomegalovirus infection：サイトメガロウイルス感染症
8) **U**nusual drugs：特殊な薬剤（例：ヒダントイン誘導体，抗甲状腺薬，抗ハンセン病薬，イソニアジド）
9) **T**oxoplasmosis：トキソプラズマ症
10) **E**rythrophagocytic lymphohistiocytosis：赤血球貪食性リンパ組織急増加症
11) **L**eishmaniasis：リーシュマニア症
12) **A**rthritis（rheumatoid）：関節炎，関節リウマチ）
13) **N**eoplasm（leukemia and lymphoma）：新生物（例：白血病，悪性リンパ腫）

＊『セイントとフランシスの内科診療ガイド』（亀谷学，大橋博樹，喜瀬守人監訳，2000，メディカル・サイエンス・インターナショナル），p.436 を改変して引用。

47 骨転移しやすい腫瘍

森永康平

解説

多くの悪性疾患で多臓器への転移がみられるが，骨転移は頻度から肺・肝臓に次いで3番目に多い転移病変とされる。特に固形がんの遠隔転移のなかでは最も多い。

骨破壊のメカニズムは主に2つあり，がん細胞により分泌されるさまざまな物質により破骨細胞が活性化するものと，がん細胞による直接の破壊が考えられている。がん細胞の分泌する物質の1つにRANKL（receptor activator of nuclear factor-kappa B ligand）があり，破骨細胞の分化に重要な因子である。また，破骨細胞と骨芽（造骨）細胞の活性化のバランスによっては骨転移が溶骨性変化ではなく，造骨性変化を来すこともある（鑑別疾患との関連は後述）。

▶ 骨転移しやすい腫瘍

骨転移しやすい腫瘍として乳がん，肺がん，前立腺がんがよく知られている（この3つが骨転移全体の80%を占めるとの報告もある）。ほかにも，腎臓，甲状腺，多発性骨髄腫，特に腫瘤を形成する形質細胞腫（plasmacytoma）も同様に骨病変を来す。メラノーマも骨転移しやすいが，国内ではメラノーマ患者はまれである。骨転移以外に病変を認めない原発不明がんもまれに認め，骨生検での診断が重要となる（後述）。

厳密には骨髄浸潤という扱いになるが，多発性骨髄腫や悪性リンパ腫も多い骨病変の合併を来しやすい。

▶ 骨転移を疑う症状

骨転移を疑う症状にはどんなものがあるだろうか？ 訴えはさまざまであり，実は（特に初期は）症状をほとんど来さない，ということも知っておこう。進展に当たり，疼痛が出てくるわけであるが，動作との関連や痛みの性質から推測するのが重要である。特に脊椎転移の場合は，進行すると，神経根症状，さらには緊急対応が必要な（不可逆的な障害を引き起こしかねない）脊髄圧迫を来す。QOLおよび予後を著しく悪化させるため注意が必要であり，逆に早期の適切な対応が実施されれば機能・生命予後を伸ばせる可能性もある。担がん患者の急激な神経症状の出現には注意しよう。

▶ 骨転移の検索・評価

単純X線：骨転移の検索・評価には画像検査が重要であるが，単純X線は感度は40〜50%と低くあまり有用ではないだろう（骨転移が骨皮質の厚さで30〜50%に達しないと骨溶解像が明瞭にならない）。

CT：感度は71〜100%と高く，また他の臓器転移・病勢も広く一緒に検査でき，臨床での実用性は最も高いかもしれない。椎体や四肢は矢状断や冠状断に画像を再構成するとより有用な情報となる。ただ情報量が多いがゆえに注視しなければ小さな骨転移は見逃す可能性があるため注意は必要だ（ここでも無症状でも骨転移はありうることは再度強調しておく）。

MRI：腫瘍が骨皮質から骨外へと浸潤する様子を最も明瞭に評価できる。骨転移の感度82〜100%，特異度73〜100%と優秀であり，骨髄内病変や脊椎転移の評価に優れるが，撮像できる範囲としてはCTに劣る可能性はある。前述の脊髄圧迫が疑われる患者ではただちに造影MRI検査を行うが，除圧目的の椎弓切除術や放射線照射を行うかどうかの判断が可能になる場合が多い。また脊椎転移は多くの場合は多発しており，放射線治療の照射野を決めるためにも有用な情報となる。

▶ 原発不明の転移性骨腫瘍を発見した際の留意点

画像にて溶骨性（CT低吸収），造骨性（CT高吸収），混合性のうちいずれであるかの評価も，原発巣の推測にある程度は役立つだろう。一概にはいえないが，造骨性変化を来すのは，前立腺・カルチノイド・肺小細胞がん・Hodgkinリンパ腫・髄芽腫など，溶骨性変化を来すのは腎細胞がん・多発性骨髄腫・非小細胞肺がん・甲状腺がん・非Hodgkinリンパ腫，混合性は乳がん・消化器がん・扁平上皮がんが多いとされるので参考にしてほしい。ただし，診断には骨生検が必要不可欠となるので覚えておこう。

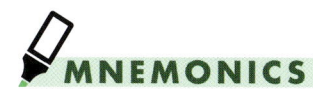

MNEMONICS

日本語

コンセプト

自分たちの給料でランクづけしている友人 A を，B が「お金よく稼ぐ奴はだめだなぁ」と呆れている様子。

語呂合わせ

<u>はぁー</u>，<u>か</u>っ<u>こ</u>つけて<u>ランク</u>づけしてる<u>ぞよ</u>。<u>銭</u>もっ<u>ては</u>，だ<u>め</u>だな。

語呂の説明

年収が多い A は，給料で人をランクづけしている。そんな A を見て，B はお金をもつと，そういう考え方をするようになるからだめになるなぁ，と呆れている。

医学的説明

は＝肺がん
か＝肝がん
こ＝骨転移，骨破壊
ランク＝RANKL
ぞ＝造骨性
よ＝溶骨性
ぜ＝前立腺がん
に＝乳がん
は＝肺がん
め＝メラノーマ

英 語

語呂合わせ

My[1,2] **Breast**[3] **P**[4]**lug**（lung）[5] **Ki**[6]**t**[7] **Un-known**[8]

（My breast plug kit unknown＝私の胸にある電源プラグは知られていない）

1) Multiple **my**eloma：多発性骨髄腫
2) （**M**elanoma：メラノーマ）
3) **Breast** cancer：乳がん
4) **P**rostate cancer：前立腺がん
5) **Lung** cancer：肺がん
6) **Ki**dney cancer：腎臓がん
7) **T**hyroid gland cancer：甲状腺がん
8) Cancer of **unknown** primary（CUP）：原発不明がん

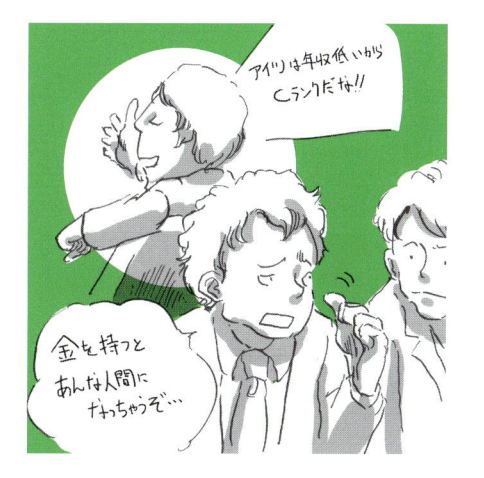

PART Ⅶ リウマチ性疾患

48 単関節炎の原因

森 達男・綿貫 聡

解説

患者が関節痛を訴えるとき，それが関節由来の痛みであるのか，関節周囲由来であるのか，炎症があるのか・ないのか，の評価が必要である。自動・他動運動での可動域制限，関節腫脹は関節炎の存在を示唆する。単関節炎と判断したとき，急性と慢性では鑑別が異なるため，鑑別疾患を分けて考えるアプローチが有用である。急性単関節炎では化膿性関節炎の除外が最重要である。

▶ 急性単関節炎（発症から6週未満）

化膿性関節炎

- **非淋菌性化膿性関節炎**：単関節炎の最も重要な鑑別疾患である。激しい関節炎と，発熱や悪寒戦慄を呈することが多いが，高齢者や免疫抑制患者では平熱の場合もある。

  急速な関節破壊を来すため，早期の抗菌薬投与・外科的介入を要する。原因菌は黄色ブドウ球菌，レンサ球菌，グラム陰性桿菌が多く，血行性感染が感染経路として最多である。

  糖尿病，アルコール依存，静注薬物乱用者，関節リウマチ，人工関節，ステロイド関節注射後などがリスクとなる。

- **淋菌性化膿性関節炎**：若年者の化膿性関節炎の原因として頻度が高い。
  (1) 移動性の多発関節痛＋皮膚丘疹，発熱（菌血症期）
  (2) 化膿性単関節炎
  の2パターンの症状をとり，(1)から(2)に移行する。月経期・妊娠期間中に感染しやすい。

結晶性関節炎

- **痛風**：尿酸ナトリウム結晶の関節への沈着により生じる。中年以降の男性の母趾中足指節（metatarsopharangeal：MTP）関節に好発。足根部関節や足関節，膝関節にも生じる場合がある。関節液の偏光顕微鏡検鏡では，Z′軸に対して負の偏光を呈する針状の結晶を認める。

- **偽痛風**：ピロリン酸カルシウム結晶の関節内沈着による。膝関節が最も多い。関節液の偏光顕微鏡検鏡では，Z′軸に対して正の偏光を呈する短冊形の結晶を認める。加齢，副甲状腺機能亢進症，甲状腺機能

低下症，低マグネシウム血症などがリスクとなる。
- **ライム病**：Borrelia 感染症。マダニが媒介する。膝関節の間欠性単関節炎が多い。未治療例の 10% が慢性関節炎に移行する。ダニ咬傷1か月以内に遊走性皮疹が生じ，数週から数か月後から筋骨格症状は生じる。

多関節炎の初期

- 関節リウマチ，脊椎関節炎，全身性エリテマトーデス，抗好中球細胞質抗体（antineutrophil cytoplasmic antibody：ANCA）関連血管炎など，多発関節炎を来すリウマチ性疾患。いずれも初期には単関節炎を呈しうる。

- **Whipple 病**：Troponema whipple 感染。60% が急性の移動性単／少数の大関節炎で発症する。慢性下痢を伴う。十二指腸粘膜生検部の Periodic acid-Schiff（PAS）染色で陽性物質を認める。

外傷性関節内血腫：外傷は通常は病歴から明らかであるが，患者に意識障害があった際（アルコール多飲など）には，外傷歴を訴えない場合がある。関節内血腫を認めた場合には，骨折の存在を疑うこと。

▶ 慢性単関節炎（発症から6週以上）

抗酸菌性関節炎

- **結核性関節炎**：結核初感染巣からの播種や潜在性結核の再燃により生じる。股関節，膝関節，足関節など荷重のかかる大関節に生じやすい。疼痛が数か月から数年持続する。

- **非結核性抗酸菌症**：農作業，ガーデニング，水中活動での外傷により，水および土壌中の抗酸菌感染による慢性単関節炎を来す。

真菌性関節炎

- **カンジダ関節炎**：外科手術や関節内注射によって直接的に，また，糖尿病，肝不全，腎不全のある患者では，血行性に伝播し，慢性単関節炎を来す。

- **クリプトコッカス症**：免疫低下状態で，骨髄炎から波及し，慢性単関節炎を来すことがある。

ライム病：上述。

変形性関節症：関節軟骨が摩耗し，反応性に骨新生（骨棘形成，軟骨下骨の硬化）が生じる。荷重関節〔膝，股関節，下部頸椎・下部腰椎，手指の近位指節間（proximal interphalangeal：PIP）関節，遠位指節間（distal interphalangeal：DIP）関節，母指の手根中手（carpometacarpal：CMC）関節〕に好発する。

無菌性骨壊死：大腿骨頭に好発し，圧壊により関節痛が生じる。アルコール多飲，ステロイド高用量使用，全身性エリテマトーデス（systemic lupus erythematosus：SLE）などが原因となる。

腫瘍性単関節炎

- **色素性絨毛結節性滑膜炎**（pigmented villonodular synovitis：PVS）：反復性の関節内出血やコレステロール代謝異常による単関節炎を来す。膝・股関節に多い。

出血性単関節炎

- **血友病性関節症**：反復する関節内の出血で滑膜炎が生じる。
- **特発性滑膜出血**：高齢女性に発症する原因不明の滑膜出血。

神経原性単関節症（Charcot 関節症）：神経障害に伴う関節症。関節の高度変形に比して，不釣り合いに痛みが少ない。脊髄癆（梅毒），糖尿病，脊髄空洞症，脊髄髄膜瘤などが原因となる。

MNEMONICS

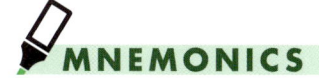

【急性単関節炎】

コンセプト

ライムの宣伝。

語呂合わせ

はじめに多くのライムを食べた，外の結晶の発見を急に可能にする。

語呂の説明

最初にライムをたくさん食べることで，それまで困難であった屋外の結晶の発見が可能になった様子。

医学的説明

はじめに多く＝多関節炎の初期
ライム＝ライム病
外＝外傷性関節内血腫
結晶＝結晶性関節炎
可能＝化膿性関節炎

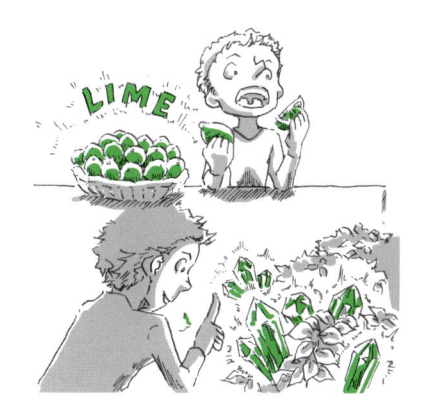

MNEMONICS

【慢性単関節炎】

コンセプト

ライム農家の話。

語呂合わせ

<u>神経質</u>すぎて<u>骨が壊れ</u>，<u>血も出て</u><u>ガーン</u>と落ち込んだので，<u>ライム農業</u>は<u>降参</u>して，<u>真剣</u>に仕事を<u>変えた</u>。

語呂の説明

ライム農家が神経質すぎたために，骨が壊れたり，出血したりしたためにガーンと非常に落胆し，それがきっかけでライム農家の仕事を諦めて転職した様子。

医学的説明

神経質＝神経原性単関節症
骨が壊れ＝無菌性骨壊死
血も出て＝出血性単関節炎
ガーン＝腫瘍性（がん）
降参＝抗酸菌性関節炎
真剣＝真菌性関節炎
変えた＝変形性関節症

語呂合わせ

【急性】
$P^{1)} C^{2)} T^{3)} e^{4)} l^{5)}$
（PC Tel＝PC と電話）

【慢性】
$M^{6,7)} a^{8)} l^{9)} C^{10)} o^{11)} h^{12)} n^{13)}$
（Mal Cohn＝悪いトウモロコシ）

【急性単関節炎（Acute monarthritis）】

1) **P**yogenic arthritis：化膿性関節炎
2) **C**rystal-induced arthritis：結晶性関節炎
3) **T**raumatic intraarticular hematoma：外傷性関節内血腫
4) **E**arly stage of multiple arthritis：多関節炎の初期
5) **L**yme disease：ライム病

【慢性単関節炎（Chronic monarthritis）】

6) **M**ycobacterial arthritis：抗酸菌性関節炎
7) **M**ycotic arthritis：真菌性関節炎
8) **A**septic bone necrosis：無菌性骨壊死
9) **L**yme disease：ライム病
10) **C**harcot(neuropathic) arthropathy：Charcot 関節症（神経原性単関節症）
11) **O**steoarthritis：変形性関節症
12) **H**emarthrosis：出血性関節炎
13) **N**eoplastic monoarthritis：腫瘍性単関節炎

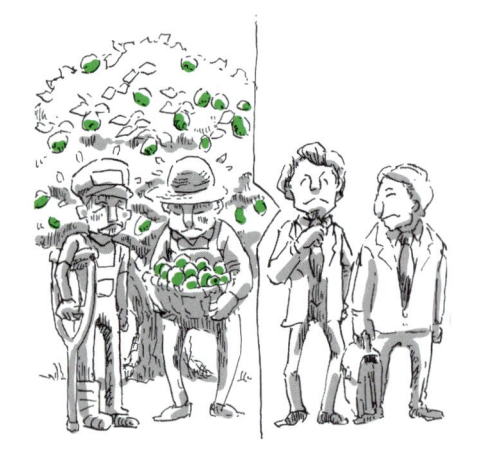

私の記憶術

原田侑典

私は特に記憶力に長けているわけではなく，記憶しなければいけないものができたときにはいつも困っている。そんな私が意識しているのは，「つながり」と「イメージ」を意識したインプットとアウトプットである。

インプットするときには覚えるものを声に出す，紙に書き出すなどの方法があるが，この際に単純作業にしてしまうと覚えにくくなってしまう。私は，覚えるものを自分なりの分類に整理しながら内部の「つながり」を見いだすことや，すでに定着している知識とどのように関連しているかという外部との「つながり」をみつけて紐づけすることを考えながらインプットするようにしている。

自分なりの分類に整理し直す際のポイントは，物事に大きな階層構造をつけることである。十数個のバラバラなものを覚えるのはとてもたいへんだが，4〜7個ずつの塊であれば覚えることは楽になるのである。また，塊をつくってもすべてを並列にしてしまうと「つながり」がみえにくくなるため，大分類，中分類，小分類というように序列をつくるようにすることが重要である。このように階層構造にすると各階層に見出しがつくため，アウトプットの際に引き出しやすくなる。よく整理された教科書，パソコン上のファイルボックス，インターネット上の辞書などの項目ツリーを思い浮かべるとよい。

また，新たに何かを記憶する際に，すでに定着している知識を使わないことほどもったいないことはない。このことは，1枚もピースが埋まっていないパズルを始めるよりも，すでにいくらかピースが埋まっているパズルを進めるほうが楽であることに似ている。途中まで進んだパズルのように，これまでに蓄積された知識をそれぞれつながりのある絵のように「イメージ」して，新しく覚えようとする知識をどこに追加すればきれいな絵が出来上がるかを考えるとよい。さらに，時間があれば記憶したい項目に合わせて自身の経験した症例，症例報告論文，症例検討会の資料のうちどれか1つをざっと読むようにしておくと，これまでに蓄積された知識とのつながりがより具体的になった形で記憶できるようになる。

このような形でインプットを行って短期記憶として定着させた後，長期記憶に昇華させるにはアウトプットが必要となる。アウトプットのときに注意するのは，どんなときも必ず「つながり」を意識して塊として記憶を取り出すことである。この際，今回記憶した内容の塊が広く想起されるきっかけとなったキーワードに注目しておくと，次回以後に思い出す際のヒントとなる。このキーワードについては，インターネット検索で自分の欲しい情報を取り出すための特異的な検索語句を思い浮かべるとよい。

ネモニクスはとても有用な記憶術であるが，これだけで覚えようとすると記憶力に自信がある人以外はうまくいかない。しかしながら，ネモニクス内の項目同士の「つながり」や階層構造，これまでの知識との「つながり」を意識し，頭のなかに項目ツリーやパズルなどの具体的な「イメージ」がついた後であれば，ネモニクスは記憶の助けとして非常に有効になるだろう。

49 多関節炎の原因

大西香絵／綿貫 聡

🔍 解説

「関節痛」は自覚的に関節あるいは関節周囲の疼痛として訴えられるものであり，そのうち特に，他覚的に炎症所見（腫脹・熱感・発赤・圧痛・可動域制限）を伴い，「こわばり」を認めるものを「関節炎」という。「多関節痛」の訴えを認めたとしても，診察により実際に炎症所見があるかどうかを見極める必要がある。炎症を伴わない関節痛の要因としては，手指の関節や荷重関節（股関節・膝関節）などに疼痛を認める変形性関節症，また副腎皮質機能低下症などがある。

多関節炎の原因は多岐にわたるが，その発症様式（急性・慢性），分布，随伴症状などが診断の一助となる。このため，身体診察や詳細な病歴聴取が重要となる。

以下に主な多関節炎の原因を述べる（**表 49-1** 参照）。

▶ 感染性関節炎

ウイルス感染：B 型肝炎ウイルス，C 型肝炎ウイルス，ヒト免疫不全ウイルス（human immunodeficiency virus：HIV），パルボウイルス B19 など。パルボウイルス B19 感染はより一般的にみられ，急性発症の手指・足指関節などの小関節炎を呈する。発熱と特異的なレース状皮疹を伴うことがあるが，成人例では皮疹は非常に淡く，認識するのが困難なこともしばしばある。小児との接触歴などから疑って診察をする必要がある。

細菌感染：淋菌を含む化膿性関節炎，感染性心内膜炎など。化膿性関節炎は通常，単関節炎であるが 20% 程度で多関節に及ぶことがある。急性発症で膝・股関節など比較的大きな関節にも炎症所見を認め，罹患関節は疼痛により自動・他動運動ともに可動域制限を認める。診断は関節穿刺による評価が必要であり，治療は早急な抗菌薬投与と整形外科による外科的介入を要

する。

▶ リウマチ性疾患

関節リウマチ（rheumatoid arthritis：RA）：最も頻度が高く，人口の約 1% 程度でみられる。数週間程度の経過で小〜大関節に生じる進行性の破壊性多関節炎である。罹患関節としては，近位指節間（proximal interphalangeal：PIP）関節や中手指節（metacarpophalangeal：MCP）関節によくみられる。遠位指節間（distal interphalangeal：DIP）関節や第 1 手根中手（carpometacarpal：CMC）関節を主体とする疼痛の場合，変形性関節症を考慮する。

全身性エリテマトーデス（systemic lupus erythematosus：SLE）：小関節炎に付随あるいは先行して全身症状（発熱，蝶形紅斑などの皮疹，口内炎，光線過敏症など）を伴う。関節炎は RA と異なり破壊性ではなく，高度な変形は来さない。診断・罹患臓器の評価目的に血液検査・尿検査・単純 X 線写真などを行い，血球減少，抗核抗体，抗 dsDNA 抗体，抗 Sm 抗体，低補体，蛋白尿の有無，胸膜炎などを評価する。

▶ 脊椎関節炎

リウマトイド因子陰性で，RA と異なり脊椎の炎症や下肢優位の末梢関節炎，また付着部炎を伴う疾患。

反応性関節炎：細菌性腸炎〔サルモネラ（*Salmonella*），カンピロバクター（*Campylobacter*），エルシニア（*Yersinia*）など〕感染後，クラミジア（*Chlamydia*）感染後などに比較的急性に発症する関節炎。問診から原因解明に当たる。

乾癬性関節炎：下肢優位で DIP 関節にも関節炎を来しうる。特徴的な鱗屑を伴う紅斑（乾癬），爪病変を認め，乾癬の家族歴も聴取する。皮膚症状が遅れて出現する場合もあるため，経過を注意深くみていく必要がある。

表 49-1　多関節炎の原因

分類	疾患
感染性関節炎	感染性心内膜炎，化膿性関節炎（非淋菌 80%：ブドウ球菌が主），ライム病，HBV，HCV，HIV，風疹，パルボウイルス B19 など
リウマチ性疾患	RA，SLE，Sjögren 症候群，全身性強皮症，混合性結合組織病，多発性筋炎・皮膚筋炎，血管炎症候群，成人発症 Still 病，Behçet 病など
脊椎関節炎	反応性関節炎，乾癬性関節炎，炎症性腸疾患関連関節炎，強直性脊椎炎など
結晶性関節炎	偽痛風，痛風
その他	サルコイドーシス，腫瘍随伴症候群，溶連菌感染後反応性関節炎など

HBV＝B 型肝炎ウイルス，HCV＝C 型肝炎ウイルス，HIV＝ヒト免疫不全ウイルス

強直性脊椎炎：若年発症の炎症性腰痛(40歳未満，発症が緩徐，運動で軽快する，安静で軽快しない，夜間痛)が特徴。小関節よりは大関節が侵される。仙腸関節炎が特徴で単純X線写真・MRIなどで診断する。進行例では腰椎X線写真でbamboo spineがみられる。

▶ 結晶性関節炎

偽痛風：急性の単〜多関節炎として発症する。高齢者に多く，疼痛を訴えないこともあり，不明熱の原因となりうる。疑った場合は，両手関節・骨盤正面・両膝関節の単純X線写真撮影を行い，三角靭帯・恥骨結合部・寛骨臼・膝関節半月板に軟骨石灰化像を確認する。偏光顕微鏡で関節液中に好中球に貪食されたピロリン酸カルシウム結晶を同定することで確定診断となる。

痛風：主として下肢〔特に母趾中足趾節(metatarsophalangeal：MTP)関節〕に好発する急性単関節炎であるが，時に小関節の多関節炎も来しうる。発作時には，血清尿酸値は比較的低値を示し注意を要する。確定診断には関節穿刺を行い，関節液を偏光顕微鏡で観察し，好中球に貪食された尿酸ナトリウム結晶(針状結晶)を証明することが推奨される。

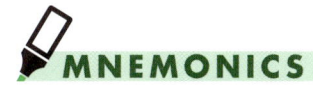

MNEMONICS

日本語

コンセプト

多くの人から席を勝ち取った様子。

語呂合わせ

待ちに待った決勝観戦の席がついにとれた！

語呂の説明

長く楽しみにしていた決勝戦の試合の観客席を買った様子。

医学的説明

待ち＝リウマチ性
決勝＝結晶
観戦＝感染性
席がつい＝脊椎関節炎

英　語

語呂合わせ

R$^{1)}$i$^{2)}$s$^{3)}$k(c)$^{4)}$ 0$^{5)}$

〔Risk 0(Zero)＝リスクはゼロ〕

1) **R**heumatoid arthritis：リウマチ性関節炎
2) **I**nfectious arthritis：感染性関節炎
3) **S**pondylarthritis：脊椎関節炎
4) **C**rystal-induced arthritis：結晶性関節炎
5) **O**thers：その他

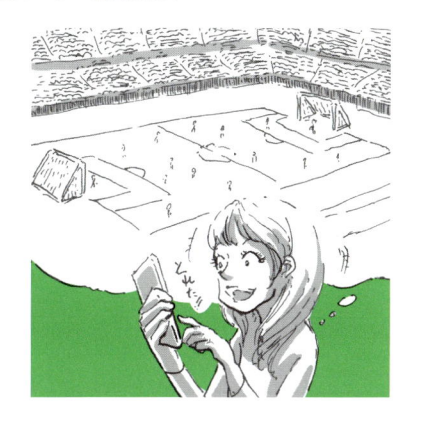

50 血管炎の種類

喜瀬高庸・綿貫　聡

解説

全身症状（発熱，体重減少，倦怠感，筋肉痛，関節痛など）が持続し，病変が多臓器に及ぶ場合に，血管炎の存在を疑う。感染症や悪性腫瘍などの mimicker の除外がきわめて重要となる。侵された血管が狭窄・閉塞あるいは拡張・破綻し，血管のサイズや分布する臓器ごとに特徴的な血流障害を呈する病態である。

　診断のゴールドスタンダードは病理組織診断である。血管炎の名称と定義については，2012 年の Chapel Hill Consensus Conference で，それまでの大・中・小血管炎に 4 つのカテゴリーが加わり，人名から病因・病態に基づいた疾患名に名称が変更された（図50-1）。

どのサイズの血管も
オーバーラップし
障害されうる

免疫複合体性血管炎
クリオグロブリン血管炎
IgA血管炎
低補体性蕁麻疹様血管炎
（抗C1q血管炎）

中血管炎
結節性多発動脈炎
川崎病

抗GBM抗体疾患

ANCA関連血管炎
顕微鏡的多発血管炎
多発血管炎性肉芽腫症
（Wegener肉芽腫症）
好酸球性多発血管炎性肉芽腫症
（Churg-Strauss症候群）

大血管炎
高安動脈炎
巨細胞性動脈炎

血管の分類は左から順に大動脈，大型血管，中型血管，小型 /
細動脈，毛細血管，細静脈

図 50-1 罹患血管のサイズによる分類（文献 2 を改変して転載）

▶ 大血管炎

側頭動脈のエコー，側頭動脈生検，CT angiography（血管造影法），MRA（magnetic resonance angiography：磁気共鳴血管撮影法），PET（positron emission tomography：ポジトロン断層撮影法）-CT が診断に有用。

高安動脈炎：40 歳以下の女性，血管雑音，跛行（特に上肢），血圧の左右差，頸動脈痛（carotidynia），咽頭痛，咳嗽，脳血流虚血症状，喀血，大動脈弁閉鎖不全症。

巨細胞性動脈炎：顎・舌跛行，前部虚血性視神経症（anterior ischemic optic neuropathy：AION）による視力低下，複視，新規頭痛，頭皮痛，側頭動脈の疼痛・圧痛・怒張，リウマチ性多発筋痛症を時に合併。側頭動脈生検で巨細胞や血管炎を証明。

▶ 中血管炎

結節性多発動脈炎：多発単神経炎，網状皮斑，指（趾）尖・下腿潰瘍，消化管穿孔 / 出血 / 潰瘍，精巣痛，高血圧など。生検困難な場合，血管造影検査や CT angiography が有用。

川崎病：通常 4 歳以下で好発するが，まれに成人発症例も報告されている。5 日以上続く発熱，眼球結膜充血，口唇紅潮 / イチゴ状舌・不定形発疹・四肢末端の皮膚変化・非化膿性頸部リンパ節腫脹，冠動脈瘤。

▶ 小血管炎

ANCA 関連血管炎：2007 年に Watts らによって作成され欧州医薬品庁（European Medicines Agency：EMA）が提唱しているアルゴリズムが分類に有用であるが，欧米と日本では，臨床病型と MPO（ミエロペルオキシダーゼ：myeloperoxidase）-ANCA（anti-neutrophil cytoplasmic antibody：抗好中球細胞質抗体）または PR3（proteinase-3：蛋白質分解酵素-3）-ANCA の陽性率や疾患の頻度が異なる。眼・耳・鼻・咽喉頭領域の病変は見逃されやすい。65 歳以上，腎不全〔クレアチニン（Cre）＞1.7 mg/dL〕，心不全，重症消化管病変（出血，穿孔，膵炎），中枢神経障害（肥厚性硬膜炎，脳梗塞，脳出血）は予後不良因子。

- **好酸球性多発血管炎性肉芽腫症**：アレルギー性鼻炎（副鼻腔炎）や気管支喘息の先行，好酸球増加（＞10%），末梢神経障害（mononeuritis multiplex や polyneuropathy），非固定性肺陰影，糸球体腎炎，心筋症，好酸球浸潤性の皮疹を認める。ANCA の陽性率は MPO-ANCA 40%，PR3-ANCA＜5%。

- **多発血管炎性肉芽腫症**：血性鼻汁・痂皮，鼻腔粘膜潰瘍，慢性副鼻腔炎，中耳炎，乳突蜂巣炎，眼窩後部の腫瘤（炎症性偽腫瘍），声門下 / 気道狭窄，鞍鼻（破壊性副鼻腔・鼻病変），固定性肺陰影（浸潤影，結節影，空洞形成），糸球体腎炎などを認める。病理組織で肉芽を認める。ANCA の陽性率は MPO-ANCA 24%，PR3-ANCA 66%。

- **顕微鏡的多発血管炎**：糸球体腎炎，間質性肺炎，末梢神経障害を認める。厚生労働省から分類基準が出ている。ANCA の陽性率は MPO-ANCA 58%，PR3-ANCA 26%。ANCA 関連血管炎での MPO/

PR3 ANCA 陽性率は，文献2による。

免疫複合体性血管炎

- **抗 GBM 抗体関連疾患**：肺胞出血，急速進行性糸球体腎炎（壊死や半月体形成）。
- **クリオグロブリン血管炎**：紫斑，皮膚潰瘍，Raynaud 現象，末梢神経障害。
- **IgA 血管炎**：下腿伸側の紫斑（palpable purpura），糸球体腎炎，関節痛（下腿の大関節が多い），腹痛（時に消化管出血）など。IgA の沈着（皮膚・腎・消化管），第XIII因子の低下を認めることがある。
- **低補体性蕁麻疹様血管炎**：抗C1q抗体，低補体血症，24 時間以上続く蕁麻疹様皮疹（紫斑，灼熱感や疼痛，色素沈着）が特徴。関節炎，糸球体腎炎，肝障害，慢性閉塞性肺疾患などを伴う。生検で白血球破砕性血管炎，免疫グロブリンG（immunoglobulin G：IgG）/ IgM / C3 の沈着を認める。

▶ 多彩な血管を侵す血管炎

どのサイズの血管炎も起こしうる。

Behçet 病：繰り返す口腔粘膜のアフタ性潰瘍や外陰部潰瘍，毛膿瘍や結節性紅斑などの皮膚症状，ぶどう膜炎などの眼症状のほかに，特殊病型として血管炎を合併する。深部静脈血栓症や肺動脈瘤を合併する場合がある。

Cogan 症候群：炎症性眼病変（非梅毒性間質性角膜炎が特徴的），蝸牛前庭症状を呈する。

▶ 単一臓器血管炎

皮膚白血球破砕性血管炎，皮膚動脈炎，原発性中枢神経性血管炎，孤発性大動脈炎などがこの分類に入る。

以下は原病や背景疾患の治療，薬剤の中止が優先される疾患である。

▶ 全身性疾患と関連した血管炎

ループス血管炎，リウマトイド血管炎，サルコイド血管炎，IgG4 関連疾患，再発性多発軟骨炎。

▶ 病因が判明している血管炎

C 型肝炎ウイルス（hepatitis C virus：HCV）関連クリオグロブリン血管炎，B 型肝炎ウイルス（hepatitis B virus：HBV）関連血管炎，感染症関連血管炎（梅毒，ブドウ球菌，サルモネラ，結核，真菌），薬剤関連免疫複合体性血管炎，薬剤関連 ANCA 関連血管炎，悪性腫瘍関連血管炎

● 文献
1) Jennette JC, Falk RJ, Bacon PA, et al. 2012 revised International Chapel Hill Consensus Conference Nomenclature of Vasculitides. Arthritis Rheum 2013 ; 65 : 1-11. PMID : 23045170
2) Kallenberg CG. Pathogenesis of ANCA-associated vasculitides. Ann Rheum Dis 2011 ; 70 (Suppl 1) : i59-63. PMID : 21339221

✏ MNEMONICS

日本語

コンセプト

巨人が川の中で料理をする話。

語呂合わせ

大きく，（背の）高い巨人が，中の川で材料を結んで，小さな餡と麺をつくった。

語呂の説明

背の高い巨人が，川の中で料理をして，餡子と麺をつくった様子。

医学的説明

【大血管炎】
（背の）高い＝高安動脈炎
巨人＝巨細胞性動脈炎
【中血管炎】
結んで＝結節性多発動脈炎
川＝川崎病
【小血管炎】
餡（あん）＝ANCA 関連血管炎
麺（めん）＝免疫複合体性血管炎

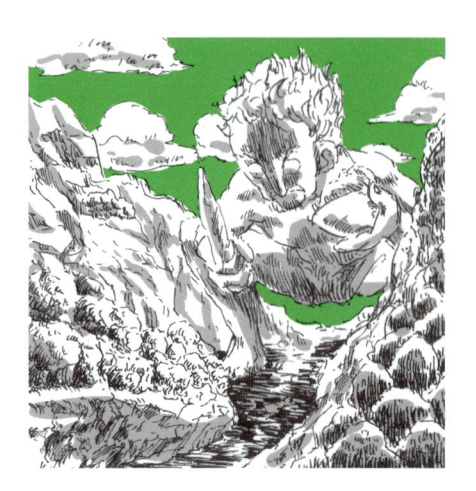

英 語

語呂合わせ

Gian[1]t[2] Pn[3]k[4] Cry[5]i(n)g[6] Ant[7]i(hy)[8]*-Mi[9]gra(i)n[10]e[11] Ba(e)[12]con[13] Sor[14]e[15]s[16]
（Giant Pnk(Pink) crying anti-migraine becon sores＝ピンクの巨人は抗片頭痛薬とベーコンがヒリヒリすると叫んだ）

【Large vessel vasculitis】
1) **Gi**ant cell arteritis：巨細胞性動脈炎
2) **T**akayasu arteritis：高安動脈炎

【Medium vessel vasculitis】
3) **P**olyarteritis **n**odosa(PN)：結節性多発動脈炎
4) **K**awasaki disease：川崎病

【Small vessel vasculitis(immune complex)】
5) **Cry**oglobulinemic vasculitis：クリオグロブリン血管炎
6) **Ig**A vasculitis：IgA 血管炎
7) **Ant**i-GBM vasculitis：抗 GBM 抗体関連疾患
8) **Hy**pocomplementemic urticarial vasculitis：低補体性蕁麻疹様血管炎

【Small vessel vasculitis (ANCA-associated)】
9) **Mi**croscopic polyangiitis：顕微鏡的多発血管炎
10) **Gran**ulomatosis with polyangiitis：多発血管炎性肉芽腫症
11) **E**osinophilic granulomatosis with polyangiitis：好酸球性多発血管炎性肉芽腫症

【Variable vessel vasculitis】
12) **B**ehçet's disease：ベーチェット病
13) **Co**gan's disease：コーガン症候群
14) **S**ingle-**or**gan vasculitis：単一臓器血管炎
15) Vasculitis associated with probable **e**tiology：病因が判明している血管炎
16) Vasculitis associated with **s**ystemic disease：全身性疾患と関連した血管炎

＊ anti- の発音は「アンタイ」。

51 脊椎関節炎の種類

喜瀬高庸・綿貫 聡

🔍 解説

腱付着部の滑膜付着部複合体に生物力学的な張力(ストレス)や圧迫するベクトルが働くことで,骨芽細胞を介した骨新生による骨棘(osteophyte)の形成や骨びらんが誘導される。脊椎関節炎の有病率や病型,HLA-B27(白血球型 B27)陽性率は人種差がある。やや男性に多い。

▶ 脊椎関節炎(spondyloarthritis:SpA)でよくみられる所見

炎症性腰痛(表 51-1)がスクリーニングの質問として大切である。

表 51-1 炎症性腰痛のスクリーニング時の質問

	クライテリア	オッズ比
1	運動で軽快する	23.1
2	夜間痛(起き上がると軽快する)	20.4
3	発症が緩徐	12.7
4	背部痛の発症が 40 歳以下	9.9
5	安静で軽快しない	7.7

4/5 項目以上を認める場合,感度 77%,特異度 91.7%。
(文献 1 を改変して転載)

単純 X 線検査では,発症早期に所見を欠くことが多く,体軸性脊椎関節炎(Axial SpA)の早期診断のためには,国際脊椎関節炎評価学会(Assessment of Spondyloarthritis international Society:ASAS)の分類基準を活用することが有用である(表 51-2,51-3)。

表 51-2 ASAS 分類基準:体軸性脊椎関節炎(Axial SpA)

① 3 か月以上続く背部痛+背部痛の発症が 45 歳未満	
①かつ以下の②,③のいずれかを満たす	
②仙腸関節炎の画像所見 + 1 つ以上の SpA の特徴	③ HLA-B27 陽性 + 2 つ以上の SpA の特徴
仙腸関節炎の画像所見 ・SpA と関連した仙腸関節炎を強く示唆する 活動性(急性)MRI 所見 ・骨髄浮腫,骨炎 ・STIR high / T1 low または ・Modified New York Criteria の X 線基準	SpA の特徴 ・炎症性背部痛 ・関節炎 ・付着部炎(腱のみ) ・ぶどう膜炎 ・指趾炎 ・乾癬 ・炎症性腸疾患(腸炎) ・NSAID への良好な反応 ・SpA の家族歴 ・HLA-B27 陽性 ・CRP 値の上昇

感度 82.9%,特異度 84.4%。
(文献 2 を改変して転載)

表 51-3 ASAS 分類基準:末梢関節型脊椎関節炎(Peripheral SpA)

①関節炎または付着部炎または指趾炎		
①かつ以下の②,③のいずれかを満たす		
②下記のうち≧1 を認める ・乾癬 ・先行する感染症 ・HLA-B27 ・ぶどう膜炎 ・仙腸関節炎の画像所見 (X 線または MRI)	③下記のうち≧2 を認める ・関節炎 ・付着部炎 ・指趾炎 ・炎症性背部痛(既往を含む) ・SpA の家族歴(2 親等以内)	

感度 77.8%,特異度 82.2%。
(文献 3 を改変して転載)

典型的な身体所見としては,下記が認められる。

- 腱付着部炎(アキレス腱,足底筋膜,棘上筋,腸骨稜,坐骨結節,大腿骨大転子部,肋骨軟骨部)
- 腱付着部の石灰化
- 前部ぶどう膜炎・虹彩毛様体炎
- 乾癬・脂漏性角化症
- ソーセージ指(指炎:dactylitis)
- 爪の点状陥凹(nail pitting)・爪甲剥離症

晩期所見としては,骨粗鬆症,大動脈弁閉鎖不全症などを呈する。

▶ 強直性脊椎炎(ankylosing spondylitis:AS)

SpA のなかで最も頻度が高い。HLA-B27 の陽性率は 8~9 割(日本での陽性率はやや低いとされる)。びまん性特発性骨増殖症(diffuse idiopathic skeletal hyperostosis:DISH)との鑑別が重要。骨粗鬆症による脊椎骨折を合併すると予後不良。

▶ 乾癬性関節炎(psoriatic arthritis:PsA)

頭皮,臍,肛門周囲,肘・膝関節の伸側面の乾癬や家族歴の有無を確認。CASPAR(CIASsification criteria for Psoriatic ARthritis)基準が診断に有用。

▶ 反応性関節炎(reactive arthritis:ReA)

下肢優位,非対称性の関節炎。*Chlamydia trachomatis*,*Yersinia enterocolitica*,*Salmonella enteritidis*,*Campylobacter jejuni*,*Shigella flexneri* と関連あり。乾癬性関節炎とともに,ヒト免疫不全ウイルス(human immunodeficiency virus:HIV)感染の有無に注意が必要。

▶炎症性腸疾患に伴う脊椎関節炎（inflammatory bowel disease related SpA：IBD-SpA）

潰瘍性大腸炎や Crohn 病に合併した脊椎関節炎。結節性紅斑や壊疽性膿皮症を時に合併する。

▶掌蹠膿疱症性関節炎（synovitis-acne-pustulosis-hyperostosis-osteitis：SAPHO）

滑膜炎（胸鎖関節・胸肋骨関節痛が多い），痤瘡，膿疱症，骨化過剰症，骨炎を認める症候群。掌蹠膿疱症や乾癬の合併もある。CT・シンチグラフィー・MRI が骨関節炎の証明に有用。

▶分類不能脊椎関節炎（undifferentiated SpA：USpA）

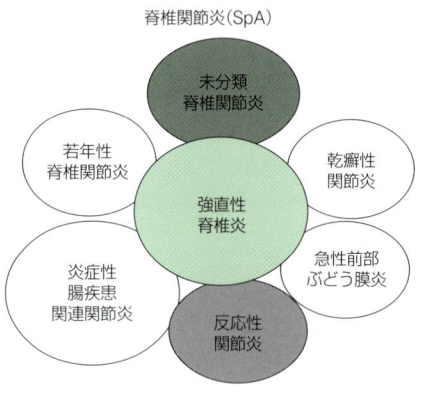

ASAS（Assessment of Spondylo Arthritis）のホームページ（www.asas-group.org/）。

図 51-1　脊椎関節炎（SpA）

◉ 文献

1) Sieper J, van der Heijde D, Landewé R,et al. New criteria for inflammatory back pain in patients with chronic back pain : a real patient exercise by experts from the Assessment of SpondyloArthritis international Society（ASAS）. Ann Rheum Dis 2009 ; 68 : 784-8.
PMID : 19147614
2) Rudwaleit M, van der Heijde D, Landewé R, et al. The development of Assessment of SpondyloArthritis international Society classification criteria for axial spondyloarthritis（part II）: validation and final selection. Ann Rheum Dis 2009 ; 68 : 777-83. PMID : 19297344
3) Rudwaleit M, van der Heijde D, Landewé R,et al. The Assessment of SpondyloArthritis international Society classification criteria for peripheral spondyloarthritis and for spondyloarthritis in general. Ann Rheum Dis 2011 ; 70 : 25-31. PMID : 21109520

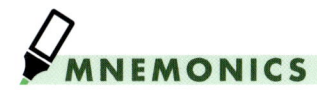

MNEMONICS

日本語

コンセプト

若いのに手が乾燥していて焦った様子。

語呂合わせ

若い園長は掌が乾いたことに強く反応した。

語呂の説明

園長の年齢がまだ若いにもかかわらず，掌に水気がなく，乾燥していたことに衝撃を受けている様子。

医学的説明

園長＝園（＝炎症）＋長（＝腸）＝炎症性腸疾患
掌＝掌蹠膿疱症性
乾いた＝乾癬性関節炎
強く＝強直性脊椎炎
反応＝反応性関節炎

英 語

語呂合わせ

$S^{1,2)}i^{3)}r^{4)}u^{5)}p^{6)}$
（Sirup＝シロップ）

1) Ankylosing **s**pondylitis（AS）：強直性脊椎炎
2) **S**ynovitis-acne-pustulosis-hyperostosis-osteitis（SAPHO）：掌蹠膿疱症性関節炎
3) **I**nflammatory bowel disease related SpA（IBD-SpA）：炎症性腸疾患に伴う脊椎関節炎
4) **R**eactive arthritis（ReA）：反応性関節炎
5) **U**ndifferentiated SpA（USpA）：分類不能脊椎関節炎
6) **P**soriatic arthritis（PsA）：乾癬性関節炎

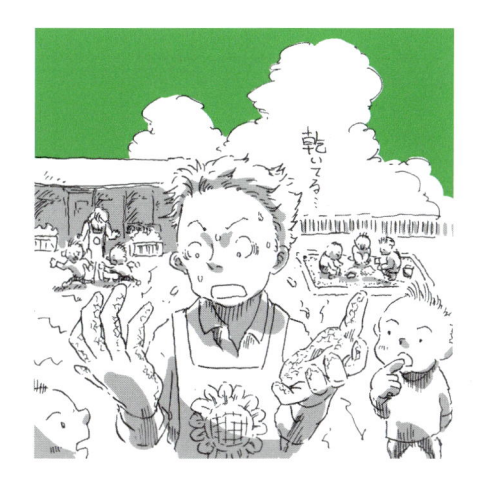

52 SLEの診断

高増英輔・綿貫 聡

📖 解説

全身性エリテマトーデス（systemic lupus erythematosus：SLE）は，増悪・軽快を繰り返す自己免疫による多様な多臓器症状を特徴とする疾患である。最も診断感度の高い抗核抗体（antinuclear antibody：ANA）をはじめ，特異度の高い抗 ds-DNA 抗体や抗 Sm 抗体など多岐にわたり，自己抗体が陽性となることも特徴である。

　頻度は 10 万人に数人の割合で，20〜40 歳の女性に好発する。成人では圧倒的に女性に多い疾患である（男：女＝1：10 程度）が，高齢発症の SLE では男女比が大きく異なる（男：女＝1：3 程度）。

　SLE の診断に関しては，臨床研究のために提唱された分類基準（臨床研究のための患者組み入れ / 除外基準）が 1 つの参考材料となる。1997 年に American College of Rheumatology（ACR）が改訂した分類基準が広く用いられてきたが，2012 年に Systemic Lupus International Collaborating Clinics（SLICC）が新たに分類基準を作成した。

　表 52-1 に各分類基準の表を示す。

▶ACRの分類基準（1997 年改訂）

表 52-1　American College of Rheumatology（ACR）の分類基準（1997 年改訂）

診断項目	概要
①蝶形紅斑	・頬部の紅斑
②円板状紅斑	・表面隆起した円板状の紅斑
③光線過敏症	・日光曝露への異常反応
④口腔潰瘍	・口腔や鼻咽頭粘膜，通常は無痛性
⑤関節炎	・非びらん性関節炎
⑥漿膜炎	・胸膜炎 ・心外膜炎
⑦神経障害	・けいれん ・精神症状
⑧腎障害	・持続する蛋白尿（＞0.5 g/日または定性で＞3＋）
⑨血液障害	・溶血性貧血 ・白血球減少（＜4,000/μL） ・リンパ球減少（＜1,500/μL） ・血小板減少（＜10 万/μL）
⑩免疫学的異常	・抗 ds-DNA 抗体陽性 ・抗 Sm 抗体陽性 ・抗リン脂質抗体陽性 　－血清 IgG または IgM 抗カルジオリピン抗体価異常 　－抗 B2GPI 抗体陽性 　－ループスアンチコアグラント陽性
⑪抗核抗体陽性	

上記の 11 項目中 4 項目を満たせば SLE と分類。
（文献 1 を改変して転載）

▶SLICCの分類基準（2012年）

表52-2　Systemic Lupus International Collaborating Clinics（SLICC）の分類基準（2012年）

臨床所見	概要
急性または亜急性皮膚エリテマトーデス	・急性 〜蝶形紅斑。光線過敏，水疱性ループス ・亜急性 〜標的状皮疹
慢性皮膚エリテマトーデス	・円板状皮疹（DLE） ・ループス脂肪織炎（深在性ループス） ・凍瘡様皮疹
口腔潰瘍	・口腔や鼻咽頭粘膜，通常は無痛性
非瘢痕性脱毛	・びまん性に毛髪が薄い
滑膜炎	・2か所以上の滑膜炎
漿膜炎	・胸膜炎 ・心外膜炎
腎炎	・尿蛋白/尿クレアチンまたは1日尿蛋白量が≧0.5g/日 ・赤血球円柱
神経障害	・多彩な精神/神経症状 〜けいれん，精神障害，多発単神経炎，脊髄炎，末梢神経障害，脳神経障害，急性錯乱
溶血性貧血	
白血球減少/リンパ球減少	・白血球＜4,000/μL ・リンパ球＜1,500/μL
血小板減少	・血小板＜10万/μL
免疫所見	
①抗核抗体陽性	
②抗ds-DNA抗体陽性〔酵素免疫測定法（ELISA）法では基準値の2倍以上〕	
③抗Sm抗体陽性	
④抗リン脂質抗体陽性 ・ループスアンチコアグラント陽性 ・RPR試験による生物学的偽陽性 ・抗カルジオリピン抗体中等度以上陽性（IgA，IgG，IgM）	
⑤低補体血症 ・C3，C4，CH50のいずれでも可	
⑥直接Coombs試験（溶血性貧血によらない）	

各項目から最低1項目以上，合計4項目でSLEと分類する。
※各項目が同時期に出現する必要はない。
※腎生検でSLEに合致した腎症の病理所見があり，抗核抗体もしくは抗ds-DNA抗体が陽性であればSLEと分類する。
（文献2を改変して転載）

一見してわかるとおり，ACRの分類と比較してSLICCの分類では，評価項目がやや煩雑となっている。実臨床では，ACRとSLICCの分類はともに利用されており，SLICCの分類が前者に代わって広く普及しているわけではない。しかし，SLICCの分類が新たに設けられたことで診断の幅が広がり，早期に診断可能となった（感度が上昇したという点では有用といえる）。

ちなみに，それぞれの分類基準の感度・特異度は以下のとおりである。

- ACRの分類：SLEへの感度86%，特異度93%
- SLICCの分類：SLEへの感度94%，特異度92%

SLICCの分類での変更点は以下のとおりである。

- 「臨床所見」と「免疫所見」の2つに分類され，「免疫所見」が診断の必要条件となった（「免疫所見」のないSLEを除外した）。
- 「ループス腎炎」が病理学的に証明されれば（ただし，抗核抗体陽性もしくは抗ds-DNA抗体陽性が必要），SLEの診断に直結するように別の規定が設けられた。
- 皮膚所見：SLEの多彩な皮膚病変が，臨床上関連の深いもの同士で再編された。
- 血液所見：ACR分類では1項目にすぎなかったが，SLICC分類では「臨床所見」で複数項目に分けられており，血液所見で2以上の陽性項目をとりうる可能性が出てきた。
- 自己抗体：ACR分類では1項目にすぎなかったが，SLICC分類では「免疫所見」で複数項目に分けられており，免疫所見で2以上の陽性項目をとりうる可能性が出てきた。
- 低補体血症の項目が「免疫所見」の項目に追加された。

◉ 文献
1) Hochberg MC. Updating the American College of Rheumatology revised criteria for the classification of systemic lupus erythematosus. Arthritis Rheum 1997；40：1725.　PMID：9324032
2) Petri M, Orbai AM, Alarcón GS, et al. Derivation and validation of the Systemic Lupus International Collaborating Clinics classification criteria for systemic lupus erythematosus. Arthritis Rheum 2012；64：2677-86.　PMID：22553077

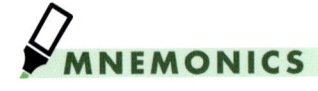

MNEMONICS

日本語

コンセプト

S(素敵な夢を追ったはずが)L(ろくにうまくできず)E(得もいわれぬ様子)。

語呂合わせ

新規契約もつかんだ航空会社を脱サラして人生をかけた，結晶を溶かすショーのネタが滑り，皮膚(顔)は真っ白になった。

語呂の説明

新規契約をつかめるほど調子のよかった航空会社での仕事を辞めてまで，結晶を溶かすショーに人生を捧げたのに，失敗し青ざめている様子。

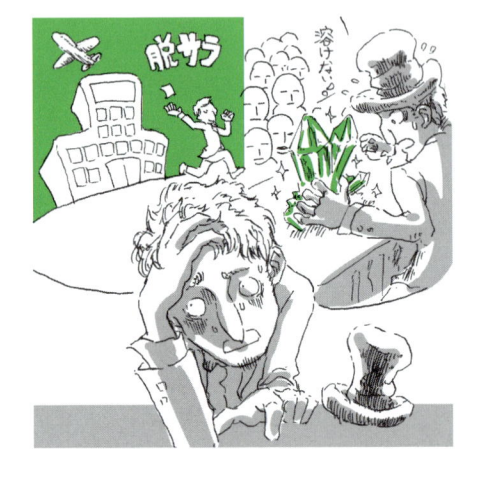

医学的説明

新規契約＝新契＝神経障害
航空＝口腔潰瘍
脱＝非瘢痕性脱毛
人生＝腎性＝腎炎
結晶＝血小板減少
溶かす＝溶血性貧血
ショー＝漿膜炎
滑り＝滑膜炎
皮膚＝急性 / 慢性皮膚エリテマトーデス
真っ白＝白血球 / リンパ球減少

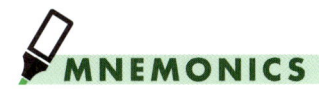

MNEMONICS

英語

語呂合わせ

【ACR】

$S^{1)}o^{2)}a^{3)}p^{4)}$ $B^{5)}r^{6)}a^{7)}i^{8)}n^{9)}$ $M^{10)}D^{11)}$

(Soap brain MD＝石鹸と脳と MD)

【SLICC】

臨床所見

$T^{1)}r^{2)}a^{3)}n^{4)}s^{5)}$ $Al^{6)}c^{7)}h^{8)}o^{9)}l^{10)}s^{11)}$

免疫所見

$4(for)$ $A^{1-4)}D^{5)}L^{6)}$

(Trans Alchols for ADS＝ADL のためにアルコールを越えて)

【ACR*】

1) **S**erositis：漿膜炎
2) **O**ral ulcers：口腔内潰瘍
3) **A**rthritis：関節炎
4) **P**hotosensitivity disorder：光線過敏症
5) **B**lood disorders：血液障害
6) **R**enal disorder：腎障害
7) **A**ntinuclear antibody test：抗核抗体陽性
8) **I**mmunological disorder：免疫学的異常
9) **N**eurologic disorder：神経障害
10) **M**alar rash：蝶形紅斑
11) **D**iscoid rash：円盤状紅斑

【SLICC】

臨床所見

1) **T**hrombocytopenia：血小板減少
2) **R**enal (Nephritis)：腎炎
3) **A**cute (Sub-acute) cutaneous Lupus：急性 / 亜急性 皮膚エリテマトーデス
4) **N**eurologic：神経障害
5) **S**ynovitis：滑膜炎
6) **AL**opecia：脱毛
7) **C**hronic cutaneous lupus：慢性皮膚エリテマトーデス
8) **H**emolytic anemia：溶血性貧血
9) **O**ral ulcers：口腔潰瘍
10) **L**eukopenia / Lymphopenia：白血球減少 / リンパ球減少
11) **S**erositis：漿膜炎

免疫所見

1) **ANA**：抗核抗体陽性
2) **Anti-dsDNA**：抗 ds-DNA 抗体陽性
3) **Anti-Sm**：抗 Sm 抗体陽性
4) **aPL** antibodies：抗リン脂質抗体陽性
5) **D**irect Coomb's test：直接クームス試験
6) **L**ow complement：低補体血症

＊ http://emedicine.medscape.com/article/332244-overview を改変して転載。

53 RAの診断

大西香絵・綿貫 聡

解説

関節リウマチ（rheumatoid arthritis：RA）は，関節滑膜を病変の首座として慢性炎症性病態が多関節に生じる，進行性の破壊性関節炎である。また，肺や血管など多臓器にも病変を伴いうる全身性疾患である。その発症様式は急速進行であったり，周期性に増悪したり，さまざまなパターンを呈する。

日本人における RA の有病率は約 1.0% といわれており，女性は男性の 3～5 倍程度多く認められる。発症年齢のピークは 40～50 歳代であるが，65 歳以降に発症する例も少なくない。

RA による関節破壊は一般に不可逆的なものであり，進行した例では，関節の高度な機能障害を呈し，生活の質（quality of life：QOL）の著しい低下を来す。近年，早期診断と早期治療介入を目指した「分類基準」が提唱されるようになり，RA の診断は，機能障害や構造異常を呈する前から tight control を行い，予後の改善に努める方向に変化している。

ここでは，早期 RA を診断する際に使用できる，ACR（American College of Rheumatology）と EULAR（European League Against Rheumatism）が 2010 年に合同作成した RA 分類基準とその注意点について述べる。あくまで分類基準であり，診断基準ではないことに留意されたい。

▶ 前提条件

（1）診察にて 1 か所以上の関節腫脹（滑膜炎）を認めること
（2）関節炎の原因として他の疾患が除外できること

▶ 分類基準

上記の前提条件が満たされた場合のみ，表 53-1 のように分類基準が適応される。各所見を合わせて「合計 6 点以上であれば早期 RA」に分類される。

また，単純 X 線写真にて RA に典型的な骨びらんを認める場合も早期 RA に分類される。

▶ 診断時の注意点 1

前提条件の（2）にあるように，上記の分類基準を適用できるのは，他の関節炎を来しうる疾患を除外できる場合のみである。具体的な鑑別疾患は，変形性関節症（単純 X 線写真にて関節裂隙の狭小化像と骨棘の形成を認める），全身性エリテマトーデス（systemic lu-

表 53-1　関節リウマチ（RA）の分類基準

関節炎（腫脹・圧痛のある関節）の数	
大関節の 1 か所	0 点
大関節の 2～10 か所	1 点
小関節の 1～3 か所	2 点
小関節の 4～10 か所	3 点
10 か所以上（1 か所以上の小関節含む）	5 点
血清学的所見	
RF，抗 CCP 抗体ともに陰性	0 点
RF または抗 CCP 抗体が弱陽性 （基準値上限の 3 倍未満）	2 点
RF または抗 CCP 抗体が強陽性 （基準値上限の 3 倍以上）	3 点
症状持続期間	
6 週間未満	0 点
6 週間以上	1 点
炎症反応	
CRP，ESR ともに正常	0 点
CRP または ESR が陽性	1 点

注釈 1：関節炎の確認には MRI または関節超音波検査を用いてもよい。
注釈 2：大関節は肩関節，肘関節，膝関節，股関節，足関節，小関節は MCP，PIP，母指（趾）IP，示趾・中趾・環趾・小趾 MTP，手関節。
CRP＝C 反応性蛋白，ESR＝赤沈，RF＝リウマトイド因子，抗 CCP 抗体＝anti-cyclic citrullinated protein antibody
（文献 1 をもとに作成）

pus erythematosus：SLE）や Sjögren 症候群などのいわゆる膠原病（全身性自己免疫疾患），脊椎関節炎，結晶性関節炎などさまざまである。発症様式や随伴症状，また罹患関節などに基づいて除外していく。

詳細は 49 章（「多関節炎の原因」）を参照されたい。

▶ 診断時の注意点 2

リウマトイド因子（rheumatoid factor：RF）：健康診断などでも測定されるが，健常人でも 5% 以下が陽性となることに注意したい。RA 以外にも，膠原病（SLE，Sjögren 症候群，混合性結合組織病，全身性強皮症など），呼吸器疾患（特発性間質性肺炎など），感染症（感染性心内膜炎，結核，梅毒，風疹，B 型肝炎，C 型肝炎など），悪性腫瘍（悪性リンパ腫）など多くの疾患で陽性となりうる。

抗 CCP 抗体：RA 以外の膠原病でも陽性となることが知られている。また結核では，抗 CCP 抗体（anti-cyclic citrullinated protein antibody）が有意に検出され，RF・抗 CCP 抗体ともに陽性となりうるため注意を要する。

● 文献
1) Aletaha D, Neogi T, Silman AJ, et al. 2010 rheumatoid arthritis classification criteria : an American College of Rheumatology / European League Against Rheumatism collaborative initiative. Ann Rheum Dis 2010 ; 69 : 1580-8. PMID : 20699241

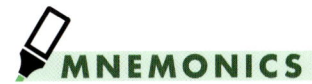

MNEMONICS

日本語

コンセプト

暑さに耐える鍛錬をするために，仕事を代わってもらった様子。

語呂合わせ

炎暑を理由に知り合いと交代して，6 週間欠席して鍛錬した。

語呂の説明

猛暑に体が耐えられなかったため，仕事を 6 週間知り合いに代わってもらい，猛暑に耐えるための鍛錬をしている様子。

医学的説明

炎暑＝関節炎の所＝炎症
理由(リュー)＝リウマトイド因子(RF)
知り合い＝ CRP
交代＝抗 CCP 抗体
6 週間＝6 週間以上
欠席＝赤沈(炎症反応)
鍛錬＝単純レントゲン(X 線)写真(の骨びらん)

英　語

語呂合わせ

$D^{1)}J^{2)}$ $Ra^{3)}ce^{4)}$
（DJ Race＝DJ のレース）
1) **D**uaration：持続期間
2) **J**oints：関節(炎の数)
3) **R**F, **A**PCA(anti CCP antibody)：RF，抗 CCP 抗体
4) **C**RP, **E**SR：炎症反応

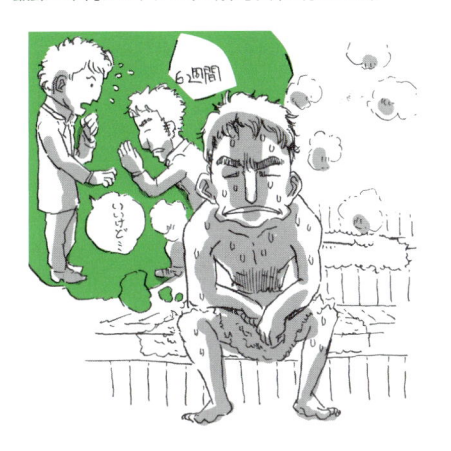

54 entrapment neuropathyの種類

高増英輔・綿貫 聡

解説

entrapment neuropathy とは，直接的な神経圧迫によって生じる神経障害を意味する。解剖学的に圧迫を受けやすい部位である関節部での神経圧迫が多い。症状は，罹患神経の支配領域に一致した筋力低下，しびれ・疼痛，感覚障害，などを来し，重篤な場合には，激しい疼痛や筋萎縮を生じ不可逆性の変化を生じることもありうる。

多くは特発性や慢性の外的な圧迫(外傷や反復性の日常動作)が原因となるが，圧迫部位の腫瘤性病変やリスクとなる背景疾患の存在に注意が必要である。

▶手根管症候群

entrapment neuropathy のなかで最も頻度が高い。その名のとおり，手首の手根管部における正中神経の圧迫によって症状が生じる。正中神経の分布に従って，母指・示指・中指・薬指(側面)に主にしびれや感覚障害，母指の外転時の筋力低下を来し，より重篤な症例では，母指球の萎縮を来すこともある。女性に多い。

代表的な身体所見に下記のようなものがある。

Tinel 徴候：手根管部の機械的な叩打によってしびれが末梢へ拡散する。手根管症候群の約半数で認められるが，同疾患でなくとも出現する(感度 23〜60%，特異度 64〜87%)。

Phalen テスト：手関節の1〜2分の屈曲維持で示指・中指のしびれが誘発される(感度 10〜91%，特異度 33〜86%)。

hand elevation test：両上肢を頭上に1分間ほど挙上するとしびれが誘発される(感度 88%，特異度 99%)。

多くが特発性であるが，下記がリスクとなりうる。

- 糖尿病
- 脂質異常症
- 肥満症
- 腎不全 / 透析患者
- 甲状腺機能低下症
- 末端肥大症
- 肥満症
- 妊娠
- 関節リウマチ
- 変形性関節症(手関節部)
- collagen vascular disease
- 手首の外傷の既往

▶肘部管症候群

(広義：肘部管のみでなく，尺骨神経溝における神経圧迫も含む)

上肢では手根管症候群に次いで2番目に多い entrapment neuropathy である。神経圧迫による肘部の疼痛が主な症状であり，症例によっては前腕・手部へ放散する。

以下の特徴的な手指の姿位をとる。

鷲手：尺骨神経障害による薬指と小指の伸展障害に加えて，骨間筋群や母指内転筋の萎縮が起こり，ワシの足のような形をとる。

Wartenberg 徴候：第3掌側骨間筋の筋力低下により小指が軽度外転した状態。

Froment 徴候：母指と示指で力いっぱい物をつかむ動作をさせると，尺骨神経支配筋の筋力低下により同指の遠位指節間(distal interphalangeal：DIP)・近位指節間(proximal interphalangeal：PIP)関節を伸展できず，"OK"のジェスチャーのように母指と示指が屈曲する状態(ゆえに，OK sign と呼ばれる場合もある)。

▶手関節部での尺骨神経障害

小指球への負荷を繰り返すバイク運転者などに多い。手関節部での尺骨神経の圧迫により尺骨神経支配領域の運動神経障害を来す。頻度は低いが同領域の感覚障害を来すこともある。

▶橈骨神経障害

上腕骨部の螺旋神経溝における橈骨神経の圧迫により，下垂手や母指から薬指の橈側にかけての背側の感覚障害を来す。

▶肩甲上神経障害

肩甲上神経が肩甲切痕部や肩甲棘関節窩切痕において圧迫を受けることで，肩の疼痛や肩関節外旋時の筋力低下，棘上筋・棘下筋の萎縮などを来す。

▶腓骨頸部における腓骨神経障害

表層と深部の腓骨神経がともに障害を受け，足趾の屈曲(背屈)時や足関節の外転時の筋力低下と膝下の下腿側面の感覚障害を来す。腓骨頸部外側の叩打により，しびれの拡散(広義の Tinel's sign)が生じうる。

▶外側大腿皮神経の絞扼性障害

感覚神経である外側大腿皮神経が，鼠径靱帯下で圧迫を受けて生じる。筋力低下や腱反射異常を伴わない大

腿外側の burning pain（焼灼感のある疼痛）やしびれを来す。

▶ 足根管症候群

脛骨神経が足根管部で圧迫を受けて生じ，足首や足底部にかけての burning pain やしびれを来す。女性に多い。

▶ 梨状筋症候群

腰背部痛を伴わない坐骨切痕部の臀部の疼痛を生じる。下肢にかけての疼痛を伴うことがある。女性に多く，特に臀部に軽度の外傷歴（尻餅など）があることが多い。硬い場所での長時間の座位保持や前かがみの姿勢，股関節の内旋・内転で症状が増悪し，起立・歩行によって症状が改善するという特徴がある。

▶ Morton 神経痛

足底指神経が第 3・4 趾間の深横中足靭帯下で圧迫を受けることで，第 3・4 趾間のしびれや疼痛を来す。ハイヒールによる圧迫での発症が多く，中年女性に好発する。

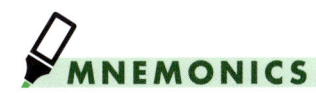

MNEMONICS

日本語

コンセプト

誰かの肘がちょうど肩の上のナシに当たって転げ落ちる様子。

語呂合わせ

シャツを着た党首の肩の上のナシに，肘がぶつかり，だいたい足元にひっそり落ちた。

語呂の説明

党首が肩の上にのせていたナシに，近くにいた人の肘がぶつかり，足元に静かに転げ落ちる様子。

医学的説明

シャツ＝手関節部での尺骨神経障害
党＝橈骨神経障害
首＝手根管症候群
肩の上＝肩甲上神経障害
ナシ＝梨状筋症候群
肘＝肘部管症候群
だいたい＝大腿＝外側大腿皮神経の絞扼性障害
足元＝足（＝足根管症候群）＋元（＝Morton 神経痛）
ひっそり＝腓骨頸部における腓骨神経障害

英語

語呂合わせ

$Fa(e)^{1)}mo^{2)}u^{3)}s^{4)} T^{5-7)}ra^{8)}p^{9,10)}$
（Famous trap＝有名なトラップ）

1) Entrapment syndrome of nervus cutaneus **fe**moris lateralis：外側大腿皮神経の絞扼性障害
2) **Mor**ton neuralgia：Morton 神経痛
3) **U**lnar neuropathy：手関節部での尺骨神経障害
4) nervus **s**uprascapularis：肩甲上神経障害
5) Carpal-**t**unnel syndrome：手根管症候群
6) Cubital **t**unnel syndrome：肘部管症候群
7) Tarsal **t**unnel syndrome（TTS）：足根管症候群
8) **Ra**dial neuropathy：橈骨神経障害
9) **P**eroneal neuropathy：腓骨頸部における腓骨神経障害
10) **P**iriform muscle syndrome：梨状筋症候群

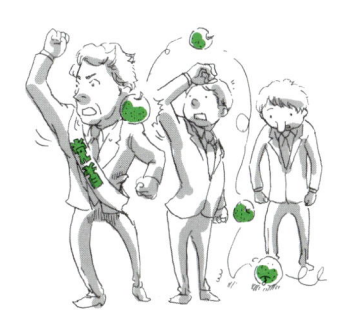

55 膠原病性関節痛の種類

高増英輔・綿貫 聡

🔍 解説

膠原病(collagen disease)とは，全身性に多数の臓器が同時に障害される，全身の結合組織が病態の主座となる原因不明の自己免疫性の疾患群を指す。これらの疾患では，関節症状を来す頻度が高いことが知られており，それぞれに異なる特徴がみられる。

▶ 関節リウマチ(rheumatoid arthritis：RA)

全身性の炎症性関節炎を来す。90% 以上で発症時に手の近位指節間(proximal interphalangeal：PIP)関節 / 中手指節(metacarpophalangeal：MCP)関節が侵され，このほか，手，肘，肩，膝，足・足趾などに症状を来す。

関節炎は骨びらんを伴う破壊性のもの(erosive arthritis)であり，早期に治療介入を行わなければ関節変形を来し，生活の質(quality of life：QOL)の低下につながる。

▶ 全身性エリテマトーデス(systemic lupus erythematosus：SLE)

関節症状の頻度は高く，疾患経過中に約 90% の症例で関節症状がみられ，以下の特徴を呈する。
- 左右対称性
- 手指 / 手 / 膝の関節の頻度が高い。
- 滑膜障害は軽度で，典型的には骨破壊は伴わず，RA のような関節破壊は起こりにくい。
- 靭帯・関節包の変性による関節亜脱臼のために，手・足の Jaccoud 関節症*が生じる。
- 関節炎に加えて骨嚢胞や腱 / 腱滑膜炎が多い。

上記の特徴以外に SLE で生じる関節症状として，虚血性骨壊死(avascular necrosis：AVN)による疼痛や関節変形が挙げられる。AVN は非細菌性の壊死で骨への血流供給の途絶により生じる。ステロイドの長期副作用としても知られているが，SLE ではステロイド未使用例でも発症することが報告されており，注意が必要である。好発部位は大腿骨頭，脛骨前面などであるが，小関節にも生じる。

* Jaccoud 関節症について：Jaccoud らによって報告された示指から小指にかけての MCP 関節の尺側偏位・亜脱臼と PIP 関節の過伸展である。手関節や母指の変形は伴わない。機能的には比較的温存されており，関節破壊はほとんど伴わない。

手掌部全体で台を押しつけるようにすると，変形が消失する。他の膠原病(強皮症，皮膚筋炎，サルコイドーシス，乾癬性関節炎)や慢性痛風関節炎，肺がんなどでの発生報告もある。

▶ 全身性強皮症(systemic sclerosis：SSc)

SSc における関節症状は，ほとんどの症例で経験される。主には，皮膚病変に一致した関節や関節周囲(腱や筋)への炎症波及で関節症状を来す。SSc は皮膚病変の分布によって，顔面や肘部・膝部より末梢のみに局在する「限局型」と，全身性に広がり内臓臓器病変の合併も多い「びまん型」に大別される。関節症状はこれら皮膚病変の分布部位に発生し，びまん型での進行例では，関節拘縮や腱摩擦音(tendon friction rubs)を呈することがある。

▶ 多発性筋炎 / 皮膚筋炎(polymyositis / dermatomyositis：PM / DM)

PM / DM において，関節症状は約半数にみられるとされる。典型的な関節炎は左右対称性に四肢の小関節に生じ，関節破壊を伴わない。抗 Jo-1 抗体や他の抗ARS(aminoacyl tRNA synthetase：抗アミノアシル tRNA 合成酵素)抗体陽性の症例で関節炎が多くみられる。

▶ Sjögren症候群，混合性結合組織病

左右対称性の関節痛 / 関節炎を来す。Sjögren 症候群では，約半数に関節痛がみられ，特に，リウマチ因子陽性例に多くみられる傾向がある。

▶ 血管炎

いずれの血管炎疾患でも，高い頻度で関節痛 / 関節炎がみられる。なお，広義の血管炎疾患のなかで高安病は関節症状を来しにくい。

▶ リウマチ性多発筋痛症

高齢者の疾患である。発熱症状とともに，近位筋を中心とした筋痛症状や肩関節周囲炎(肩峰下滑液包炎が多い)，大腿の大転子部滑液包炎などを呈する。手・膝などの関節炎がみられることもある。

▶RS3PE（remitting seronegative symmetrical synovitis with pitting edema）症候群

その名のとおり，末梢性の圧痕性浮腫を伴う，関節非破壊性・リウマチ因子陰性・左右対称性の急性多関節炎を特徴とする疾患である。高齢者に多い。

▶脊椎関節炎

体軸関節炎（脊椎関節や仙腸骨関節）を来す。また，四肢では下肢優位の関節炎が生じる。

詳細は 51 章を参照。

▶サルコイドーシス

関節症状を来す割合は多くはない（日本では約 1% 程度との報告あり）が，左右対称性で下肢優位（特に足関節）に移動性の関節症状を来す場合がある。また急性関節炎では，結節性紅斑に関連した関節症状であることが多く，関節炎より関節周囲炎が多い。

MNEMONICS

日本語

コンセプト

禁煙するはずが失敗して，逆上した様子。

語呂合わせ

禁煙の管理の欠陥がエスカレートして，咳が多発し，3 年前にどうしようもないほど強くぐれた。

語呂の説明

禁煙をしていたが，その間の管理が甘かったために喫煙していまい，そのために咳が悪化してしまったが，当の本人は逆恨みしてぐれてしまった様子。

医学的説明

禁煙＝多発性筋炎 / 皮膚筋炎
管理＝かん・り＝関節リウマチ
欠陥＝血管炎
エスカレート＝SLE
咳＝脊椎関節炎
多発＝リウマチ性多発筋痛症
3 年前＝RS3PE
どうしよう＝ドーシ＝サルコイドーシス
強く＝全身性強皮症
ぐれた＝シェーグレン（Sjögren）症候群

英 語

語呂合わせ

$S^{1-5)}p^{6,7)}a^{8)}r^{9,10)}$
（Spar＝スパーリング*）

1) **S**ystemic lupus erythematosus（SLE）：全身性エリテマトーデス
2) **S**ystemic sclerosis（SSc）：全身性強皮症
3) **S**jögren's syndrome（mixed connective-tissue disease）：シェーグレン症候群（混合性結合組織病）
4) **S**pondylarthritis：脊椎関節炎
5) **S**arcoidosis：サルコイドーシス
6) **P**olymyositis / Dermatomyositis（PM / DM）：多発性筋炎 / 皮膚筋炎
7) **P**olymyalgia rheumatica：リウマチ性多発筋痛症
8) **A**ngiitis：血管炎
9) **R**heumatoid arthritis（RA）：関節リウマチ
10) **R**S3PE（remitting seronegative symmetrical synovitis with pitting edema）syndrome：RS3PE 症候群

＊ スパーリングで関節痛になっているイメージ。

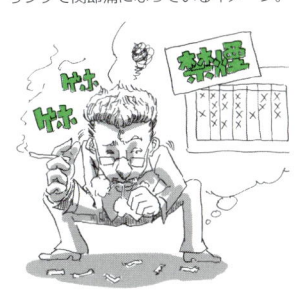

56 腰痛のレッドフラッグ

森／達男／綿貫／聡

📖 解説

腰痛は外来受診患者のありふれた主訴である。90～95% の腰痛は，筋骨格系由来の腰痛であり，4～6週で自然軽快する。腰痛を訴える患者の全例に血液検査や画像検査を行うのは，医療経済の面からも，患者への侵襲の面からも適切とはいえない。

一方で，5～10% の腰痛はより深刻な病態を有しており，腰部筋骨格系の感染症，悪性疾患や，腰椎部の他臓器の疾患が考えられる。それらの疾患を示唆する腰痛の red flag sign を意識する必要がある。

▶ 腰痛を来す重症疾患

化膿性脊椎炎・化膿性椎間板炎

- 椎骨・椎間板への細菌感染。起因菌：半数以上が黄色ブドウ球菌。
- 腰痛は通常潜行性に発症し，数週から数か月持続している場合が多い。
- 発熱や棘突起の圧痛などの所見や，赤沈（erythrocyte sedimentation rate：ESR）/ C 反応性蛋白（C-reactive protein：CRP）上昇が診断の契機になる場合もある。

硬膜外膿瘍

- 血行性感染または周辺組織からの感染の波及により生じる。
- 起因菌：3 分の 2 は黄色ブドウ球菌。進行によって脊髄圧迫候群を来す。
- 三徴：発熱，腰痛，神経学的異常。3 つすべてを呈すことは 20% に満たない。

脊椎圧迫骨折

- 骨粗鬆症を背景に，転倒などの外傷を契機に発症することが多い。
- 多発性骨髄腫や腫瘍の骨転移，化膿性脊椎炎による骨脆弱性により生じる場合もある。

脊髄圧迫症候群，馬尾症候群

- 脊髄の圧迫により，下肢筋力低下，排尿障害，排便障害が生じる。
- 85～90% の脊髄圧迫症候群は，悪性腫瘍の硬膜外転移による。次いで，硬膜外膿瘍，硬膜外血腫，正中型椎間板ヘルニアなどが原因となる。
- 馬尾症候群：より下方（L1 以下）のレベルでの脊柱管狭窄で生じる。椎間板ヘルニアによるものが多い。

腎疾患：腎盂腎炎，尿管結石，腎膿瘍，腎梗塞
膵疾患：急性膵炎
骨盤内疾患：子宮内膜症，前立腺炎

- 後腹膜臓器の疾患によって背部痛が生じる場合がある。
- また，骨盤内疾患では仙骨部に放散痛が生じる。この場合には通常，局所の所見（背部の圧痛）はない。

大動脈解離

- 最も注意すべき腰痛の原因である。
- 高齢，男性，慢性的な高血圧，喫煙，高脂血症，妊娠などをリスクとして発症する。
- 突然発症の「ナイフで割かれるような」背部痛は，約 50% の患者でしか認めない。
- 脳梗塞・脊髄梗塞の所見や臀部・下肢への放散痛など多様な症状を呈する。

腹部大動脈瘤破裂

- 古典的三徴：腹痛，低血圧，拍動性の腹部腫瘤。この 3 つすべて満たすことは 50% 以下。
- 大動脈解離と同様に多様な症状を呈すため誤診されやすい。
- 5 cm を超える大動脈瘤であっても，25% が触知できない。腹部エコーの感度は 95～100% と良好である。

脊椎腫瘍，悪性腫瘍の骨転移

- 椎体転移を来す頻度が高い悪性腫瘍：乳がん，前立腺がん，肺がん，腎がん，甲状腺がん，非 Hodgkin リンパ腫，多発性骨髄腫，直腸がん，肉腫。悪性疾患の既往があるときや，下記の red flag sign を有する際に疑う。

▶ 病歴上のレッドフラッグ

- **緩徐発症の腰痛**：緩徐な発症は悪性疾患や感染症を示唆する。
- **発症年齢**：20 歳以下あるいは 50 歳以上
  - ・若年での発症：脊椎すべり症や脊椎分離症などの可能性を高める。
  - ・50 歳以上での発症：腹部大動脈瘤の破裂，悪性疾患，圧迫骨折を示唆する。
- **6 週以上持続する腰痛**
  筋骨格系の障害による急性腰痛症は通常，4～6 週間で改善する。
  6 週以上持続する腰痛は悪性疾患・感染を疑う。
- **最近の外傷歴**：外傷後であれば圧迫骨折を示唆する。
- **意図しない体重減少**
- **安静時や夜間に増悪する腰痛**
- **悪寒，寝汗**
- **悪性疾患の既往**
- **免疫抑制剤の使用**

- 違法静注薬の使用歴

  これらの病歴はいずれも，感染症や悪性疾患を示唆する。

▶ 身体所見上のレッドフラッグ

- 発熱
- 高血圧：大動脈解離を示唆。

- 低血圧：大動脈瘤破裂，敗血症性ショック
- 腹部の拍動性腫瘤：腹部大動脈瘤
- 血圧の左右差：大動脈解離
- 棘突起上の圧痛：圧迫骨折，化膿性脊椎炎，硬膜外膿瘍，悪性疾患の転移を示唆。
- 神経学的異常・尿閉：脊髄圧迫症候群を示唆。

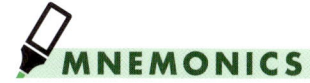

MNEMONICS

日本語

コンセプト

責められすぎて違うところにそそくさと避難する様子。

語呂合わせ

集会内で圧迫され，（怒りが）破裂し，郊外に転移が可能な席を水曜に陣どった。

語呂の説明

ある集会で責められたため，激怒し，その集会から逃れるために引っ越しできる役職を水曜日に得た様子。

医学的説明

会＝大動脈解離
内＝骨盤内疾患
圧迫＝脊椎圧迫骨折
破裂＝腹部大動脈破裂
郊外＝硬膜外膿瘍
転移＝脊椎腫瘍，悪性腫瘍の骨転移
可能＝化膿性脊椎炎・化膿性椎間板炎
席を＝席＋を（＝尾＝び）＝脊髄圧迫症候群＋馬尾症候群
水曜＝膵疾患
陣＝腎疾患

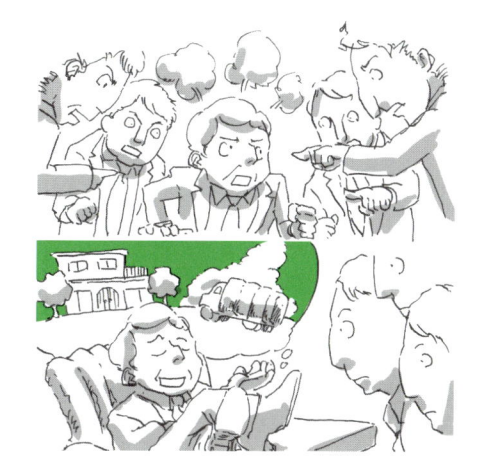

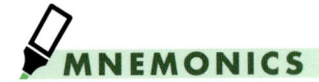

MNEMONICS

英 語

語呂合わせ

【腰痛を来す重症疾患】
$P^{1)}a^{2-4)}s^{5)}s^{6)}p^{7)}o^{8)}r^{9)}t^{10)}$
（Passport＝パスポート）

【病歴上の red flag sign】
$6^{1)}\,G^{2)}i^{3)}a^{4)}n^{5)}t^{6)}\,S^{7)}w^{8)}i^{9)}m^{10)}$
（6 giant swim＝6 人の巨人が泳ぐ）

【身体所見上の red flag sign】
$Mu(a)^{1)}t^{2)}(to)n^{3)}\,B^{4)}eef(fe)^{5)}$
（Mutton Beef＝マトンとビーフ）

【腰痛を来す重症疾患】

1) **P**ancreatic disease：pancreatopathy：膵疾患
2) **A**ortic dissection：大動脈解離
3) **E**pidural **a**bscess：硬膜外膿瘍
4) Rupture of an **a**bdominal aortic aneurysm：腹部大動脈瘤破裂
5) **S**pinal compression fracture：脊椎圧迫骨折
6) **S**pinal cord compression：脊髄圧迫症候群 / cauda equina syndrome：馬尾症候群
7) **P**elvic disease：骨盤内疾患
8) vertebral **o**steomyelitis：化膿性椎間板炎 pyogenic spondylitis：化膿性脊椎炎
9) **R**enal disease：腎疾患

10) Vertebral **t**umor：脊椎腫瘍 / Bone metastasis：骨転移

【病歴上のレッドフラッグ】

1) Longer than **6** weeks：6 週以上持続する腰痛
2) **G**radual onset：緩徐発症の腰痛
3) **I**mmunosuppressant use：免疫抑制剤の使用
4) **A**ge：発症年齢（20 歳以下，50 歳以上）
5) Pain worse with recumbency / at **n**ight：安静時や夜間に増悪する腰痛
6) **T**rauma：外傷歴
7) Chill, night **s**weat：悪寒，寝汗
8) **W**eight loss：意図しない体重減少
9) **I**llegal intravenous drug：違法静注薬の使用歴
10) **M**alignant disease：悪性疾患の既往

【身体所見上の red flag sign】

1) pulsatile **ma**ss：腹部の拍動性腫瘤
2) **T**ender processus spinosus：棘突起上の圧痛
3) **N**eurological disorder：神経学的異常
4) Abnormal **b**lood pressure（high / low / asymmetry）：血圧の異常（高い / 低い / 左右差あり）
5) **F**ever：発熱

私の記憶術

廣澤孝信

知識を臨床的に整理する記憶術を駆使する必要があります。現在の卒前教育では，疾患別に勉強することが多いため，臨床現場に臨む際は，症候別にも整理します。症状と疾患ごとに立ち位置を整理することで，効果的な記憶をすることが可能となります。

その際に以下の2つの軸で考えると整理しやすくなります。私は

- 症状が典型的（typical symptom）か非典型的（atypical symptom）か
- 鑑別疾患がよくある疾患（common disease）か，比較的まれな疾患（uncommon disease）か，まれな疾患（rare disease）か

の2つの軸で考えるようにしています。

このなかで，まれな疾患（rare disease）かどうかは次の段階（いわゆる診断困難例）で考慮することとし，まずは，2×2の4分割で考えます。
獨協医科大学総合診療科では，

- 典型的症状（typical symptom）で，よくある疾患（common disease）を第一象限
- 非典型的症状（atypical symptom）で，よくある疾患（common disease）を第二象限
- 典型的症状（typical symptom）で，比較的まれな疾患（uncommon disease）を第三象限
- 非典型的症状（atypical symptom）で，比較的まれな疾患（uncommon disease）を第四象限

と定義しています。それぞれの象限に応じて知識を臨床的に整理する記憶術を駆使しています。

第一象限は，最も頻度が高く，よくある臨床経過（illness script）を十分に経験しておくことで，対応します。このため，研修医時代によくある疾患（common disease）を十分に経験しておく必要があります。経験を積むことで，いわゆる直観的思考（system 1）で対応できます。迅速な反面，バイアスがかかりやすい思考方法のため，目の前の症例が合致する点と合致しない点を整理しておきます。後者はプロブレムリストとして残しておき，暫定診断で治療開始後に臨床経過が合わない際は，合致しない点に立ち返って診断を再考します。

第二象限は，いわゆる臨床的な金言，クリニカルパールが役立つことがあります。

第三象限は，比較的まれなため，個人の経験や知識のみでカバーすることには限界があります。症例検討会や出版されている症例（"New England Journal of Medicine"のMGHケースシリーズやClinical Problem Solving，"Hospital Medicine"のClinical Care Conundrumsなど）にて追体験をしておくことが役立ちます。

第四象限は難しい象限です。解析的思考（system 2）やweb-based-medicineを駆使して対応する必要があります。また，症例報告や専門家からのアドバイスが役立つこともあります。

以上のように，経験や知識を整理することで，臨床現場で生きたものになります。他には，以下を心がけています。

- 記憶はシンプルに，最小限に：人間の記憶はいかに知識や経験で強化しても，流動性やあいまいさが伴い，またその日の体調や忙しさによっても精度やスピードが異なってきます。そのため，過度に頼りすぎないように心がけています。個人的に一番臨床的に使えるものは浮腫の原因として，「心肝腎糖尿病内分泌（甲状腺）」と整理する方法です。大船中央病院院長の須藤博先生に教えていただいたもので，浮腫は頻度が多いため，診察の際は必ず呪文のように唱えながら診察に臨んでいます。

- peripheral brain を充実・活用：人間の脳には限界があるため，スマートフォンなどすぐにアクセスできるところにまとめをつくっておきます。紙媒体のメモ帳でもよいと思いますが，アップデートのしやすさや整理・検索のしやすさを考えるとデジタル化しておくのがよいと思います。水戸協同病院総合診療科の小林裕幸教授より，ポケットに入る媒体に記憶の一部をつくっておくことが peripheral brain であると医学生のときに教わり，自分なりのまとめをつくるようにしています。クラウドを用いたサービスやアプリがあるため，なるべく手間がかからず，自分に合って慣れているものを用いればよいと思います。使い勝手がよいので，何でも入れてしまうと倉庫になってしまうため，タグ付け，ノート間にリンクを貼る，検索しやすいように日本語と英語と略語を併記しておく，保存するものを厳選する，自分でまとめをつくる，など検索しやすく，記憶のトリガーを引けるように工夫しておく必要があります。

	典型的症状 (typical symptom)	非典型的症状 (atypical symptom)
よくある疾患 (common disease)	第一象限	第二象限
比較的まれな疾患 (uncommon disease)	第三象限	第四象限
まれな疾患（rare disease）		

57 ばち指の原因

高増英輔・綿貫 聡

📖 解説

ばち指は爪母と末節骨の間の結合組織の増殖による四肢末梢の指趾の肥大を指す。ほとんどが左右対称性に生じるのに対して、片側性や1つの指に生じることもある。

なお、ばち指は後に記載する肥大性骨関節症によるものでない限りは、基本的に無症状であり、関節痛は伴わない。

▶ ばち指の同定について

ばち指診断の明確な基準はなく、以下の異常を視認できるとされる。

nail-fold angle の増大：指を真横から眺めると、爪と皮膚が形成する角度（nail-fold angle）は約160度程度であるが、ばち指では180度まで増大すると報告されている。

指趾骨末節の形態・深さ・幅：正常であれば、手指末節骨における結合組織の厚みは爪（末端）に近づくほどに薄くなるが、ばち指では結合組織の肥大に伴い、その厚みが逆転し、末端のほうが厚い。この所見は、年齢、性別、人種と独立して認められることが明らかとなっている。

爪の付け根の上皮：光沢・滑らかさが増す。なお、エビデンスはないが、以下の手技が臨床的にばち指の同定に有用とされる。

Schamroth 徴候：1976年に Schamroth が報告したもので、正常では、両側の同手指の爪と遠位指節間（distal interphalangeal：DIP）関節をくっつけると、ダイアモンド型の隙間（diamond-shaped window）が認められるのに対して、ばち指では同様の方法を行っても間隙が出現しないとされる。

爪基部の打診：親指と中指で被験者の指尖部を両側から固定し、示指で爪基部を打診することで、爪が浮いた（floating）状態であることがわかる。進行例では、爪の近位部の打診でも同様の所見を認める。

▶ 肥大性骨関節症（hypertrophic osteoarthropathy：HOA）

HOA とは、手足にばち指や肥大、関節腫脹を来す疾患群であり、原発性（全体の数％程度）と、二次性（全体の95％以上）に大別される。原発性は常染色体優性遺伝で男性に多い。

肥大性骨関節症は30〜40％で、主に手指・手・肘・膝・足の左右対称性の関節炎を来し、関節の疼痛を呈する。関節リウマチと症状は類似するが、関節破壊は生じない。単純X線写真では、特徴的な骨膜肥厚や骨新生が橈骨・尺骨・脛骨・腓骨などの骨幹部／骨幹端部に認められる。

二次性の HOA は肥大性肺性骨関節症（hypertrophic pulmonary osteoarthropathy：HPOA）と呼ばれ、肺以外の疾患も含め、さまざまな疾患に合併する病態である。詳細を以下に述べる。

▶ ばち指／肥大性肺性骨関節症の背景疾患

組織低酸素や、肺血管の右-左シャントにより血管拡張因子を生じること、迷走神経反射による神経性変化が代表的な成因とされ、以下のようなものが代表的な背景疾患である。

胸腔内悪性疾患
- 気管支原性癌
- 悪性中皮腫
- 胸膜線維腫
- 播種性骨肉腫

胸腔内化膿性疾患
- 肺膿瘍
- 気管支拡張症
- 嚢胞線維症
- 肺気腫
- 慢性空洞性感染（抗酸菌または真菌）

びまん性肺疾患
- 特発性肺線維症
- アスベスト肺
- 肺動静脈奇形

心血管疾患
- チアノーゼ性先天性心疾患
- 感染性心内膜炎
- 動脈グラフト感染
- 気管支動静脈瘻
- 片麻痺を伴う脳梗塞

消化管疾患
- 炎症性腸疾患
- セリアック病

肝胆道系疾患：肝硬変（特に小児の胆道系疾患）
代謝性疾患：甲状腺性肢端部疾患

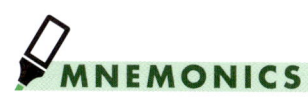

MNEMONICS

日本語

コンセプト

悪い工場長に罰（ばち）があたった様子。

語呂合わせ

今日，悪い工場長が決心してやめ，簡単に昇格することが可能になり満足した。

語呂の説明

悪い工場長に会社を独占されていたが，今日辞任することになり，ポストが空いたため，昇格することが可能となり満足している様子。

医学的説明

今日，悪い＝胸腔内悪性疾患
工場＝代謝性疾患（甲状腺性肢端部疾患）
決心＝心血管疾患
簡単＝肝胆道系疾患
昇格＝消化管疾患
可能＝胸腔内化膿性疾患
満足＝びまん性肺疾患

英　語

語呂合わせ

Prim(e) Ho(me)[1] and Pa(u)lm Ho(me)[2], He[3] Met[4] Dye(i)[5,6] Ma[7]s[8]k(c)[9]
（Prime home and palm home, he met dye mask＝大切な家と手のひらの家で，彼は染められたマスクに会った）

1)【Primary hypertrophic osteoarthropathy（HOA）：肥大性骨関節症】
2)【Pulmonary hypertrophic osteoarthropathy（HOA）：肺性肥大性骨関節症】
3) Hepatobiliary disease：肝胆道系疾患
4) Metabolic disease：代謝性疾患
5) Digestive disease：消化管疾患
6) Diffuse lung disease：びまん性肺疾患
7) Intrapleural malignant disease：胸腔内悪性疾患
8) Intrapleural suppurative disease：胸腔内化膿性疾患
9) Cardiovascular disease：心血管疾患

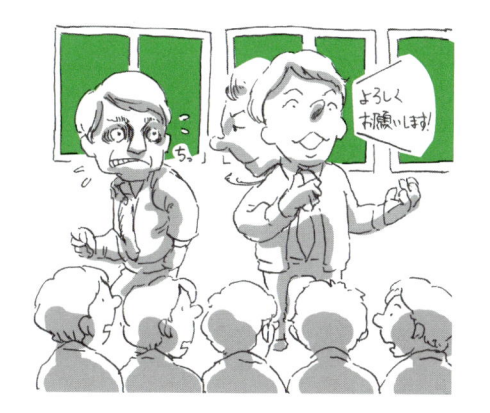

PART VIII 内分泌疾患

58 高カルシウム血症の原因

笹木 晋

📖 解説

ヒトの体内のカルシウムの 99% がヒドロキシアパタイトとして骨に分布しており、細胞外に存在しているカルシウムは全体の 0.1% である。そのなかで、血液カルシウムは主に副甲状腺ホルモンと活性型ビタミン D により厳密に調整されており、その作用が増強した場合に高カルシウム血症となる。

血清カルシウムの約半分はアルブミンなどの蛋白質に結合しているため、低アルブミン血症では見かけ上、カルシウム濃度が低くなる。そのため、血清アルブミンが 4 g/dL 未満の場合、補正カルシウム濃度(mg/dL)＝血清カルシウム濃度(mg/dL)＋[4－血清アルブミン濃度(g/dL)]を使用する。

高カルシウム血症が慢性の経過での上昇であったり、カルシウム濃度が 12 mg/dL 以下であった場合、無症状であることが多い。しかし、カルシウムが急性の経過で 12 mg/dL を超えると、多尿や悪心、筋力低下などの症状が出現する。さらにカルシウム濃度が上昇すると、昏睡や心静止に至る場合もある。また、長期に高カルシウム血症が続くと、消化管潰瘍、膵炎、尿管結石、骨折、心筋梗塞のリスクとなる。

高カルシウム血症の原因としては、原発性副甲状腺機能亢進症と悪性腫瘍が大半を占める。高カルシウム血症の家族歴があれば、家族性低カルシウム尿性高カルシウム血症を考える。まずは薬剤性の高カルシウム血症を除外し、血中の副甲状腺ホルモン(PTH)を測定し、その値が基準上限を上回るようであれば、原因は原発性副甲状腺機能亢進症や家族性低カルシウム尿性高カルシウム血症などが考えられる。

▶ 原発性副甲状腺機能亢進症

PTH の過剰分泌で活性化した破骨細胞により骨吸収が亢進し、尿細管や Henle 係蹄からのカルシウムの再吸収が増加し、ビタミン D の活性化を促進するため高カルシウム血症となる。高カルシウム血症は軽度なことが多く、無症状の場合が多い。原発性副甲状腺機能亢進症の原因の 8 割は副甲状腺腺腫である。副甲状腺過形成の場合、多発性内分泌腫瘍症(multiple endocrine neoplasia：MEN)や家族性の副甲状腺機能亢進症を考える。

▶ 甲状腺機能亢進症

骨代謝が亢進して高カルシウム血症になる。

▶ 副腎機能低下症

骨吸収の亢進や腎臓でのカルシウム排泄が低下することで、高カルシウム血症になることがある。

▶ 悪性腫瘍

腫瘍が産生する PTH related peptide(PTHrP)や、転移性骨病変による骨破壊により高カルシウム血症が起こる。肺がん、乳がん、多発性骨髄腫、成人 T 細胞性白血病、リンパ腫、などが起こりやすい。

▶ 肉芽腫性疾患

サルコイドーシスや結核など肉芽腫が産生する 1α 水素化酵素により、ビタミン D から活性型ビタミン D への変換が亢進することで起こる。

▶ 薬剤性高カルシウム血症

骨粗鬆症の治療で活性型ビタミン D 製剤やカルシウム製剤、テリパラチドを処方される頻度が上昇するにつれ、薬剤性高カルシウム血症が増加している。ほかにも、サイアザイドやリチウム、テオフィリン、ビタミン A の大量摂取でも、高カルシウム血症は起こる。

▶ 家族性低カルシウム尿性高カルシウム血症

血清カルシウムは副甲状腺や尿細管にあるカルシウム感知受容体により調整されているが、家族性低カルシウム尿性高カルシウム血症はカルシウム感知受容体遺伝子の不活性型変異によって起こる。高カルシウム血症でも副甲状腺での PTH が抑制されず、尿細管でのカルシウムの再吸収が亢進することで高カルシウム血症になる。常染色体優性遺伝で血清マグネシウムも高値となるのが特徴である。家族歴と尿中のカルシウム排出率を測定することで、原発性副甲状腺機能亢進症と鑑別を行う。カルシウム感知受容体に対する自己抗体が出現し、後天的に低カルシウム尿性高カルシウム血症が起こることもある。

▶ 長期臥床

骨吸収が亢進し，高カルシウム血症を認めることがあ

る。特に，骨 Paget 病患者は床上安静時に高カルシ
ウム血症になりやすい。

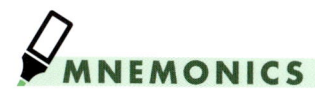

MNEMONICS

日本語

コンセプト

アクセサリーが高くてデモをしたが，うまくいかなかった様子。

語呂合わせ

高価なアクセサリー，ヤクザが原因。憎んだ家族で工場を行進するも服従し寝かされた。

語呂の説明

ヤクザに高価なアクセサリーを買わされたので，抗議のデモ行進を行ったが，結局，服従させられ寝かされてしまった様子。

医学的説明

高価＝高カルシウム血症
アクセサリー＝悪性腫瘍
ヤクザ＝薬剤性
原因＝原発性副甲状腺機能亢進症
憎んだ＝肉芽腫性疾患
家族＝家族性低カルシウム尿性
工場を行進＝甲状腺機能亢進症
服従＝副腎機能低下症
寝かされた＝長期臥床

英 語

語呂合わせ

$F^{1) 2)}g^{3)}h^{4,5)}t^{6)}P^{7)}t^{7)}Drug^{8)}$

（Fight Pt Drug＝戦う患者の薬）

1) Familial hypocalciuric hypercalcemia
（FHH）：家族性低カルシウム尿性高カルシウム血症
2) Immobility：長期臥床
3) Granuloma（tuberculosis, sarcoidosis, etc.）：肉芽腫性疾患（結核，サルコイドーシスなど）
4) Hyperthyroidism：甲状腺機能亢進症
5) Hypoadrenalism：副腎機能低下症
6) Tumor（cancer）：悪性腫瘍
7) Primary Hyperparathyroidism（PHPT）：原発性副甲状腺機能亢進症
8) Drug-induced：薬剤性

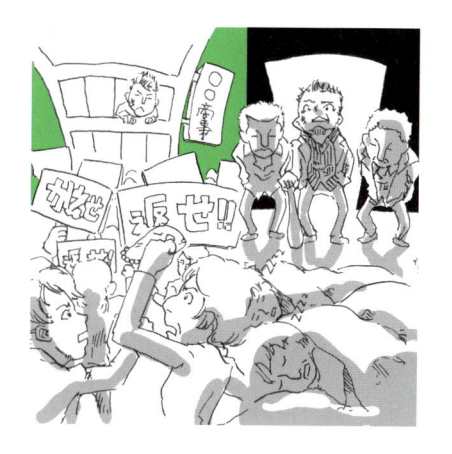

59 Cushing 症候群の症状

笹木 晋

解説

Cushing 症候群は血中のコルチゾールが過剰となる疾患である。コルチゾールには糖新生や蛋白異化，脂肪分解を促進する作用があり，過剰になると全身にさまざまな症状が起きる。

Cushing 症候群は，副腎皮質刺激ホルモン（ACTH）依存性 Cushing 症候群と ACTH 非依存性 Cushing 症候群に，大きく分けられる。ACTH 依存性 Cushing 症候群には，下垂体腫瘍から ACTH が分泌される Cushing 病と，肺や胸腺など下垂体以外から ACTH が分泌される異所性 ACTH 症候群があり，ACTH 非依存性 Cushing 症候群には副腎腺腫や副腎がんなどがある。

Cushing 症候群の臨床症状があれば，まずはステロイドによる医原性 Cushing 症候群を除外することから始める。ステロイドの内服だけでなく，ステロイドの吸入や外用薬でも医原性 Cushing 症候群を起こすことがあるので，内科以外の処方歴も確認する必要がある。

▶ 皮膚の菲薄化

コルチゾールの作用によって皮膚の角質層が薄くなる。顔の毛細血管が透けて赤ら顔になったり，下腹部の皮膚がひっぱられ皮膚線条が起こる。Cushing 症候群の皮膚線条は，急に体重が増加した場合の白色線条と違い，線の幅が広く紫色になるのが特徴的である。また，打撲した記憶がないのに皮下出血が体のいたる所に出来ることがある。

▶ 筋力低下

コルチゾールの蛋白異化亢進により筋肉の萎縮が起こる。特に，近位筋の筋力低下が起こりやすく，椅子から立ち上がったり，階段をのぼるのが大変になる。

▶ 脂肪沈着

体全体に脂肪が沈着する。顔は側頭部に脂肪がつき満月様顔貌となり，肩や後頸部には脂肪がつき，buffa-lo hump と呼ばれるかたまりができる。筋萎縮のため四肢は細くなるため，中心性肥満となる。がんに関連した Cushing 症候群の場合，がんによる体重減少があるため，脂肪沈着の症状がわかりにくいことがある。

▶ 色素沈着

ACTH 依存性 Cushing 症候群では，ACTH のメラニン沈着作用により色素沈着を起こす。ACTH 依存性 Cushing 症候群のなかでも，ACTH 産生量が多い異所性 ACTH 産生腫瘍にみられやすい。光を浴びたり，擦れたり，圧がかかったりする所に出来やすく，手のしわや歯肉，関節，乳輪，傷口に多くみられる。

▶ 糖尿病

糖新生が亢進し，インスリン抵抗性が増大するため耐糖能異常を起こし，糖尿病となる。

▶ 高血圧

Cushing 症候群の約 8 割に認める。若年発症や治療抵抗性の高血圧がある場合，Cushing 症候群の身体所見がないかを確認する。

▶ 骨粗鬆症

腸管からカルシウムの吸収が減り，骨吸収が増えることで骨粗鬆症が起きる。

▶ 精神症状

不安や抑うつ，パニック障害など多彩な精神症状を来す。精神科を受診し，精神疾患として治療されていることがある。不眠や集中力低下もみられる。抑うつでも食欲は保たれていることが多い。

▶ 男性化徴候

副腎腫瘍では，男性ホルモンであるアンドロゲンの産生が亢進して，女性でも髭が生えるようになったり，声が低くなることがある。ニキビも出来やすくなり，月経異常も起こる。

MNEMONICS

日本語

コンセプト

男の料理は豪快だが，体に悪い様子。

語呂合わせ

男心の<u>クッキング</u>，<u>血</u>と<u>肉</u>を<u>メラメラ</u>，<u>ヒーフー</u>。しかし，<u>糖</u>と<u>脂肪</u>で<u>骨はぼろぼろ</u>。

語呂の説明

男のクッキングでは，糖も脂肪もとりがちで，骨はぼろぼろになり体に悪い様子。

医学的説明

男＝男性化徴候
心＝精神症状
クッキング＝Cushing 症候群
血＝高血圧
肉＝筋肉萎縮
メラメラ＝メラニン沈着
ヒーフー＝皮膚の菲薄化
糖＝糖尿病
脂肪＝脂肪沈着
骨はぼろぼろ＝骨粗鬆症

英語

語呂合わせ

Diabetic(es)[1] Pig[2] Ski[3]m[4,5] Fat[6], H[7]O[8]P[9]
（Diabetic Pig Skim Fat, HOP＝糖尿病のブタが脂肪をすくって，跳んだ）

1) **Diabetes**：糖尿病
2) **Pig**mentation：色素沈着
3) **Ski**n thinning：皮膚の菲薄化
4) **M**uscle weakness：筋力低下
5) **M**asculinization：男性化
6) **Fat** deposition：脂肪沈着
7) **H**ypertension：高血圧
8) **O**steoporosis：骨粗鬆症
9) **P**sychological：精神症状

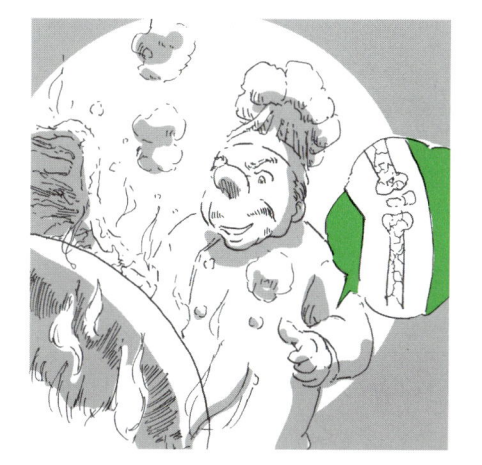

60 甲状腺機能亢進症の症状

笹木 晋

📖 解説

甲状腺機能亢進症は甲状腺ホルモンの合成と分泌が過剰になる疾患である。甲状腺ホルモンが増えると，基礎代謝が亢進し，さまざまな症状が起こる。甲状腺機能亢進症を放置すると不整脈や心不全になったり，感染や手術などストレスを契機に多臓器不全となる甲状腺クリーゼを起こし，死に至る場合があるので迅速に診断したい。しかし，高齢者では症状が体重減少だけであったり，心房細動しかないなど所見に乏しく見逃されていることがある。

甲状腺機能亢進症のうち圧倒的に多いのは Basedow 病で，抗体が甲状腺刺激ホルモン(TSH)受容体を刺激することで起こる。頻度は少ないが，ほかに甲状腺機能亢進症になる疾患として，中毒性多結節性甲状腺腫や TSH 産生腫瘍などがある。

▶ 頻脈

甲状腺機能亢進症では頻脈はほぼ必発である。上室性不整脈や心房細動も起こりやすい。動悸として自覚されることも多い。

▶ 高血圧

心収縮力が亢進し，心拍出量が増え高血圧になる。収縮期血圧が上昇するが，全身の血管抵抗は低下するため，脈圧が大きくなるのが特徴的である。

▶ 体重減少

基礎代謝が増え，腸管の動きが亢進し吸収不良になるので，食べていても体重が減る。若年者では食欲が亢進し，エネルギー摂取量が多くなると体重減少がみられないことがある。

▶ 発汗

代謝が亢進し，皮膚の血流が増え，汗をよくかくようになる。握手をすると甲状腺機能亢進症の患者の手は温かく湿っている。

▶ 手指振戦

姿勢時振戦が起こる。手を伸ばしたとき，明らかになりやすい。

▶ 眼球突出

眼球突出は Basedow 病に特徴的で，他の甲状腺中毒症では起こらない。眼窩組織に自己免疫的に炎症が生じることで起こる。眼球を動かす筋肉が障害され複視を起こしたり，まばたきが減ったり，眼裂の開大がみられる。喫煙は Basedow 病眼症のリスク因子である。

▶ 前脛骨粘液水腫

甲状腺機能低下症になると全身に浮腫が起こるが，甲状腺機能亢進症でも脛骨前面に限局的にオレンジの皮のような硬い浮腫がみられることがある。Basedow 病眼症に合併することが多い。

▶ 甲状腺腫大

びまん性に甲状腺が腫大する。甲状腺の血流が増えるので，聴診で血管雑音が聞こえることがある。

▶ 骨粗鬆症

破骨細胞と骨芽細胞が刺激され骨代謝が亢進し，骨密度が低下する。採血では骨型のアルカリホスファターゼ(ALP)の上昇がみられる。

▶ 周期性四肢麻痺

発作的に低カリウム血症となり，下肢優位の筋力低下を起こす。飲酒後や炭水化物を多くとった後，激しい運動をした後，上気道感染時に起こりやすい。症状は数時間で軽快する。若いアジア人の男性に多い。

▶ 精神症状

焦燥感や，興奮，性格変化が起こる。不眠にもなりやすい。高齢者では逆に，無気力や活動性の低下がみられることがある。

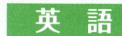

MNEMONICS

日本語

コンセプト

高校生活にドキドキしていたマコちゃんが，青春できずにすねる様子。

語呂合わせ

高校ドキドキ，震えて汗だくめでたいマコちゃん。口臭で青春できずにスネて公欠。

語呂の説明

高校生活にドキドキしていたマコちゃんだったが，口臭が原因で村八分になり，青春できずにスネて登校拒否したが公欠扱いとなった。

医学的説明

高校＝甲状腺機能亢進症
ドキドキ＝頻脈
震えて＝手指振戦
汗だく＝発汗
めでたい＝眼が出る＝眼球突出
マ＝周期性四肢麻痺
コ＝骨粗鬆症
口臭＝甲状腺腫大
青春＝精神症状
スネて＝脛＝前脛骨粘液水腫
公欠＝高血圧

英　語

語呂合わせ

W$^{1)}$hi(y)$^{2)}$t$^{3)}$e$^{4)}$ S$^{5)}$t$^{6)}$o$^{7)}$m$^{8)}$ps$^{9,10)}$
（White stomps＝白いストンプ*）

1) **W**eight loss：体重減少
2) **Hy**pertension：高血圧
3) **T**achycardia：頻脈
4) Thyroid gland **e**nlargement：甲状腺腫大
5) **S**weating：発汗
6) Finger **t**remor：手指振戦
7) **O**steoporosis：骨粗鬆症
8) Pretibial **m**yxedema：前脛骨粘液水腫
9) **P**eriodic paralysis：周期性四肢麻痺
10) **P**sychological symptom：精神症状

＊ ストンプ＝ダンスの一種。

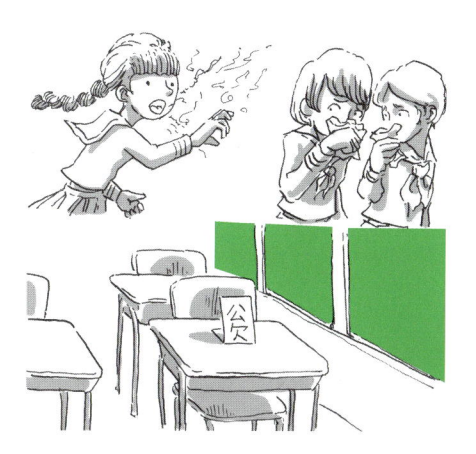

61 甲状腺機能低下症の症状

笹木 晋

📖 解説

甲状腺機能低下症は全身の代謝が低下し，ムコ多糖が体の至る所に沈着することにより，多彩な症状を呈する。女性に圧倒的に多く，治療が必要な人は人口の1%といわれている。採血をすれば甲状腺機能低下症は診断が可能で，甲状腺刺激ホルモン（TSH）が高値ならば原発性甲状腺機能低下症，TSHが低値から正常ならば中枢性甲状腺機能低下症を考えるが，ほとんどが原発性甲状腺機能低下症である橋本病である。橋本病は甲状腺が自己免疫により炎症を起こす疾患であるが，破壊性甲状腺の回復期や出産後，ヨード過剰摂取後でも一過性に甲状腺機能低下症になることがある。

▶ 倦怠感

「疲れやすくなった」，「最近，体がだるい」など非特異的な訴えで外来を受診する場合がある。

▶ 甲状腺腫大

不定愁訴で外来を受診し，身体所見で甲状腺がびまん性に腫大していたら，甲状腺機能低下症を疑うきっかけとなる。甲状腺は初期には軟らかいが，罹病期間が長いと硬くなってくる。甲状腺の腫大により喉の違和感や飲み込みにくさを訴えることがある。

▶ 便秘

腸管の蠕動運動が低下し，便秘となる。

▶ 浮腫

ムコ多糖が沈着することで全身に粘液水腫が生じる。眼の周りや顔全体が腫れぼったくなり，下腿に圧痕を残さない浮腫が起こる。また，舌や声帯に粘液水腫が起こることで巨大舌となったり，太く低い声になる。ほかにも，手首や足首周囲に浮腫が起こり，手根管症候群や足根管症候群の原因となる。

▶ 低体温

代謝が低下し皮膚が冷たくなり，寒がりになる。

▶ 徐脈

心拍出量が低下し徐脈になる。原因不明の徐脈をみた

ら，甲状腺機能低下症を鑑別に挙げる。心電図では，低電位やST変化を伴わないT波の陰性化や平坦化がみられる。

▶ 月経異常

過多月経，過少月経，無月経いずれも起こりうる。

▶ 皮膚の乾燥

甲状腺機能低下症では，熱産生が落ち，血流が低下し皮膚が乾燥する。また，ムコ多糖の沈着によりざらざらで厚い皮膚になる。カロチン血症により皮膚が黄色くなることもある。髪の毛もごわごわで抜けやすく，眉毛も外側3分の1が抜けやすくなる。爪ももろくなる。

▶ 関節痛

関節がこわばったり痛みが起こる。筋肉痛も起こり，筋肉が疲れやすくなったり，筋力の低下が起こる。他に説明のつかないクレアチンキナーゼ（CK）上昇は甲状腺機能低下症を疑うきっかけとなる。

▶ 嗜眠

傾眠傾向や記憶力低下などが起こり，活動性が低下するので，高齢者だと家族にうつ病や認知症になったと間違われることがある。甲状腺機能低下症のコントロールが不良で，さらに，外傷や感染症，薬剤などのきっかけがあると，昏睡に至ることがある（粘液水腫性昏睡）。

▶ アキレス腱反射の遅延

アキレス腱の反射の収縮相と弛緩相どちらも延長するが，肉眼的には弛緩相が特に延長しているようにみえる。治療するとともに反射の遅延は回復する。

▶ 高血圧

血管抵抗が上昇することで高血圧となる。拡張期血圧が高くなるのが特徴である。

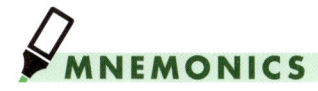

MNEMONICS

日本語

コンセプト

校庭で女子と月を見ながら間接キスをする様子。

語呂合わせ

<u>校庭</u>での<u>女子</u>と<u>月</u>の<u>ふしぎ</u>な<u>光景</u>。<u>very</u> <u>冷たい</u><u>間接</u>キスは<u>乾燥</u>していて<u>口臭</u>で<u>だるく</u>なって<u>あきれて</u><u>眠った</u>。

語呂の説明

校庭で，女子と月という不思議な光景を見ながら間接キスをしたら，very 冷たくて唇が乾燥し，口臭でだるくなってあきれてしまい，眠りこけてしまった様子。

医学的説明

<u>校庭</u>＝甲状腺機能<u>低下症</u>
<u>女子</u>＝<u>徐脈</u>
<u>月</u>＝<u>月経異常</u>
<u>ふしぎ</u>＝<u>浮腫</u>
<u>光景（こうけい）</u>＝<u>高血圧</u>
<u>very</u>＝ベリー＝<u>便秘</u>
<u>冷たい</u>＝<u>低体温</u>
<u>間接</u>＝<u>関節痛</u>
<u>乾燥</u>＝皮膚の<u>乾燥</u>
<u>口臭</u>＝甲状腺<u>腫大</u>
<u>だるく</u>＝<u>倦怠感</u>
<u>あきれて</u>＝<u>アキレス腱反射の遅延</u>
<u>眠った</u>＝<u>嗜眠</u>

英 語

語呂合わせ

Men[1] **F**[2]**e**[3]**t**[4]**c**[5]**h**[6,7] **B**[8]**a**[9,10]**sk**[11]**et**[12]

（Men fetch basket＝男たちはバスケットをとってくる）

1) **Men**struation disorder：月経異常
2) **F**atigue：倦怠感
3) **E**dema（non-pitting）：浮腫
4) **T**hyroid gland enlargement：甲状腺腫大
5) **C**onstipation：便秘
6) **H**ypothermia：低体温
7) **H**ypertension（diastolic）：高血圧（拡張期）
8) **B**radycardia：徐脈
9) **A**rthralgia：関節痛
10) Reduced **a**chilles reflex：アキレス腱反射の遅延
11) **Sk**in dryness：皮膚の乾燥
12) **Et**hargy：嗜眠

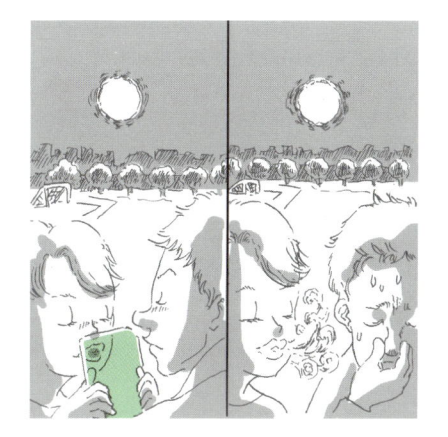

62 副腎機能低下症の症状

笹木／晋

📖 解説

副腎機能低下症は視床下部-下垂体-副腎皮質系のいずれかの機能低下によって起こり，副腎が原因である原発性と視床下部-下垂体が原因である続発性に分けられる。原発性副腎機能低下症は自己免疫性副腎炎が原因として最も多いが，結核などの感染症やがんの転移・出血で9割以上の副腎が破壊されても副腎機能低下症となる。

続発性副腎機能低下症は視床下部や下垂体の腫瘍や下垂体炎，副腎皮質刺激ホルモン（ACTH）単独欠損症，手術や放射線治療後，外傷，ステロイド内服中断などで起こる。原発性副腎機能低下症では，副腎皮質から分泌されるコルチゾール，アルドステロン，副腎アンドロゲンの分泌が低下する。アルドステロンはACTHよりもレニン-アンジオテンシン系に支配されているため，続発性副腎機能低下症では，アルドステロンの分泌は保たれており，低ナトリウム血症や高カリウム血症を起こしにくい。

副腎機能低下症の症状では，全身倦怠感や食欲不振など非特異的な症状が多く，診断が遅れやすい。急激に副腎皮質ステロイドが低下すると，ショックとなりすみやかにステロイド投与と大量輸液が開始されないと致命的になる。

▶ 体重減少

悪心や全身倦怠感により食欲が落ち，体重減少が起こる。

▶ 腹痛

腹部全体の痛みが起こり，時に急性腹症と間違われる。嘔吐や下痢などの腹部症状を伴うこともある。

▶ 色素変化

原発性副腎機能低下症では，色素沈着作用のある

ACTHやγ-メラニン細胞刺激ホルモン（melanocyte stimulating hormone：MSH）の分泌が増えることで，手のしわや歯肉，関節，乳輪，傷口に色素沈着が起こる。逆に，続発性副腎機能低下症では皮膚が白くなったり，自己免疫性の副腎不全では，メラニン細胞が免疫により障害されて白斑がみられることがある。

▶ 低血糖

続発性副腎機能低下症に起こりやすい。早朝空腹時や飲酒後，発熱時に起こる。

▶ 関節痛

全身の関節痛や筋肉痛が起こる。ステロイドの補充によりすみやかに改善する。

▶ 低血圧

原発性副腎機能低下症では，ミネラルコルチコイドの低下を伴うので，低血圧を起こしやすい。原因不明のショックで輸液やカテコラミンの反応が悪い場合は副腎機能低下症を鑑別に挙げる必要がある。血圧が低くなくても起立時に血圧が下がり，立ちくらみがみられることがある。原発性副腎機能低下症では，塩分を欲しがるようになるのも特徴的で，塩辛いものを好んで食べたり，料理の味つけが濃くなったりする。

▶ 精神症状

抑うつや不安，性格変化など多彩な神経症状がみられる。

▶ 腋毛・恥毛の消失

男性は主に精巣で男性ホルモンであるアンドロゲンが産生されるが，女性は副腎で産生されるので，副腎機能が低下すると女性は腋毛や恥毛が消失する。

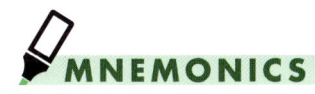

MNEMONICS

日本語

コンセプト

古くなった福神漬けを食べておなかを壊す様子。

語呂合わせ

福神漬けの色が変わって気になる。カンケーないと2本の手で食べたらおなか痛くて体重減った。

語呂の説明

福神漬けの色が変わっていたので気になったが，関係ないぜ，と割り切って，2本の手を使って食べたところ，おなかが痛くなり下痢して体重が減った様子。

医学的説明

福神漬け＝副腎機能低下症
色が変わって＝色素変化
気になる＝精神症状
カン＝関節痛
ケーない＝毛がない＝腋毛・恥毛の消失
手＝低血糖
手＝低血圧
おなか痛くて＝腹痛
体重減った＝体重減少

英 語

語呂合わせ

W[1]hy[2,3] Abnormal(dominal)[4] Hair[5] A[6]p[7] p[8]？
（Why abnormal hair app？＝なぜおかしな髪型アプリを？）

1) **W**eight loss：体重減少
2) **Hy**poglycemia：低血糖
3) **Hy**potension：低血圧
4) **Abdominal** pain：腹痛
5) Loss of axillary **hair** / Pubic **hair**：腋毛・恥毛の消失
6) **A**rthralgia：関節痛
7) **P**igment change：色素変化
8) **P**sychological symptoms：精神症状

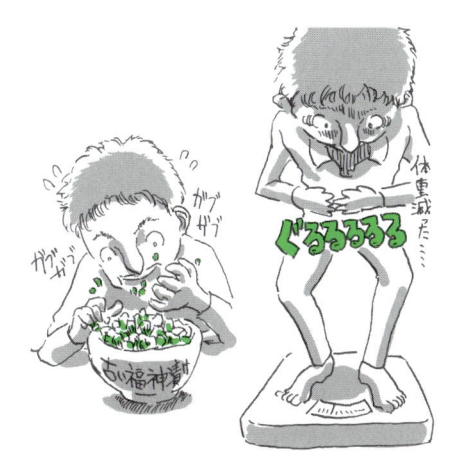

63 骨粗鬆症の原因

笹木 晋

解説

骨粗鬆症は骨強度が低下し，わずかな外力でも骨折しやすくなる疾患である。

骨粗鬆症は原発性骨粗鬆症と続発性骨粗鬆症に分けられる。原発性骨粗鬆症のほとんどは閉経後の女性で，主な原因は女性ホルモン作用の低下による。高齢男性でも，閉経後のような急速な進行ではないが，加齢により骨密度が低下していく。閉経前の女性や若年男性は骨粗鬆症の頻度が低く，病的骨折があれば，続発性骨粗鬆症が隠れていないかどうかを評価する必要がある。

骨折は日常生活動作（activity of daily living：ADL）を低下させ，骨折による疼痛は日常生活の生活の質（quality of life：QOL）を大幅に下げる。また，椎体骨折で脊椎後彎が強くなると，逆流性食道炎などの消化器症状や胸郭可動域制限による呼吸機能低下をもたらす。骨折を起こすと次の骨折リスクが高まるため，骨折を起こす前に骨粗鬆症の原因を早くみつけ，予防や治療を行わなければならない。

▶ 内分泌・代謝性

副甲状腺機能亢進症：副甲状腺ホルモンの持続的な分泌により，骨吸収の亢進が骨形成を上回り，骨密度が低下する。

甲状腺機能亢進症：甲状腺ホルモンには骨芽細胞や破骨細胞の活性を亢進させる作用がある。骨型のアルカリホスファターゼ（ALP）が上昇するのが特徴である。

Cushing 症候群：グルココルチコイドは骨芽細胞に作用し骨形成を抑制したり，腸管からのカルシウム吸収を抑制し，尿中カルシウム排泄を増加させる。身体所見に乏しい subclinical Cushing 症候群でも，骨粗鬆症の原因になる。

性腺機能不全：性ホルモン作用は骨量を保つのに重要な役割をしており，性腺機能が低下すると骨量が低下する。卵巣摘出後や Turner 症候群などの原発性性腺機能低下症，下垂体機能低下症などの続発性性腺機能低下症，乳がんや前立腺がんに対する性ホルモン低下療法などが原因となる。

糖尿病：インスリンは骨芽細胞を増殖作用があり，インスリンが低下する糖尿病は骨粗鬆症のリスクである。特に，1 型糖尿病患者は骨折のリスクが高い。

▶ 消化管性

胃切除後，炎症性腸疾患，吸収不良症候群などの腸疾患では，ビタミン D やカルシウムの吸収が低下する。アルコール性肝硬変や原発性胆汁性肝硬変などの慢性肝疾患でも骨形成に必要な栄養素が不足する。

▶ 薬剤性

続発性骨粗鬆症のなかで最も頻度が高いのはステロイド性骨粗鬆症である。骨量はステロイド投与開始数か月で急速に減少し，少量のステロイドであっても骨折のリスクは増える。その他の骨粗鬆症を起こす薬剤として，選択的セロトニン再取り込み阻害薬（selective serotonin reuptake inhibitor：SSRI），チアゾリジン系薬，ワルファリン，プロトンポンプ阻害薬，抗けいれん薬などがある。

▶ 不動性

歩行による力学的負荷は，骨を強く保つには不可欠で，長期臥床は骨粗鬆症のリスクである。無重力の宇宙飛行士も力学的負荷がかからないため骨粗鬆症になる。

▶ 関節リウマチ

関節リウマチの炎症に伴うサイトカインが破骨細胞を活性化させる。特に，炎症関節近くの骨粗鬆化が著明である。

▶ 慢性腎臓病

腎臓はカルシウムやリンの排泄・再吸収を調整し，ビタミン D の活性化を行っている。慢性腎臓病になると，カルシウム濃度が低下し，リン濃度が上昇することで，続発性副甲状腺機能亢進症になり，ビタミン D が欠乏するため骨粗鬆症になる。

▶ 慢性閉塞性肺疾患（chronic obstructive pulmonary disease：COPD）

喫煙は骨粗鬆症のリスクである。喫煙以外にも，COPD による炎症性サイトカインや栄養不良や運動量の低下，ステロイド治療などが骨量が減少する原因となる。

▶ 悪性腫瘍

悪性腫瘍は慢性炎症や栄養障害，治療などの影響で骨粗鬆症となる。多発性骨髄腫では破骨細胞が活性化し，骨吸収が起こる。

▶ 遺伝性結合組織疾患

結合組織の先天的な異常である骨形成不全症や
Ehlers-Danlos 症候群などで骨粗鬆症がみられる。

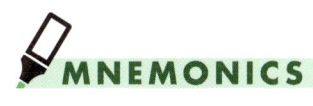
MNEMONICS

日本語

コンセプト

昔の人が，動かない竜をコップに入れた様子。

語呂合わせ

骨ボロボロの体内，薬飲んでも動かない竜，しょうが
ないので先人たちがコップに収容。

語呂の説明

体内の骨がボロボロで薬を飲んでも動けない竜に，先
人たちに同情し，コップに収容してかくまった様子。

医学的説明

骨ボロボロ＝骨粗鬆症
体内（たい・ない）＝代謝・内分泌性
薬＝薬剤性
動かない＝不動性
竜（リュウ）＝関節リウマチ
しょうがない＝消化管性
先＝先天性＝遺伝性結合組織疾患
人＝慢性腎臓病
コップ＝ COPO（ポルトガル語）＝COPD
収容＝悪性腫瘍

英　語

語呂合わせ

R[1)]i[2)]ch[3-5)] G[6)]e[7)]t[8)] Drug[9)]

（Rich get drug＝お金持ちは薬を得る）

1) **R**heumatoid arthritis：関節リウマチ
2) **I**mmobility：不動性
3) **Ch**ronic kidney disease（CKD）：慢性腎臓病
4) **Ch**ronic obstructive pulmonary disease（COPD）：慢性閉塞性肺疾患
5) **H**ereditary **c**onnective tissue disorder：遺伝性結合組織疾患
6) **G**astrointestinal：消化管性
7) **E**ndocrine / Metabolism：内分泌・代謝性
8) **T**umor（malignant）：悪性腫瘍
9) **Drug**-induced：薬剤性

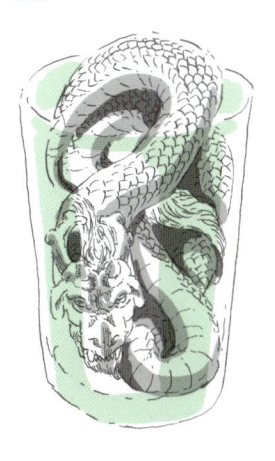

PART IX 神経疾患

64 雷鳴頭痛の原因

黒川勝己

📖 解説

雷鳴頭痛（thunderclap headache）は突然に出現し，1分未満で痛みの強さがピークに達するものとされる。その原因は大きく「一次性頭痛」と「二次性頭痛」に分けられる。「二次性頭痛」には，くも膜下出血などの緊急性が高い危険な疾患が含まれる。そのため，雷鳴頭痛を起こしうる「二次性頭痛」の原因疾患に対する検索が何よりも重要である。

▶二次性頭痛

二次性頭痛はなんらかの器質的疾患の存在を背景に生じる頭痛であり，それが雷鳴頭痛の場合，二次性雷鳴頭痛と呼ぶ。以下の疾患が二次性雷鳴頭痛を生じうる。

くも膜下出血（subarachnoid hemorrhage：SAH）：二次性雷鳴頭痛の原因のなかで最も頻度が高く，全雷鳴頭痛患者の約10～25%がSAHによるものとされる。外傷を除くと，SAHの原因は80%以上が脳動脈瘤破裂である。脳動脈瘤破裂によるSAHの予後は不良であり，誤診や診断の遅れにより再出血を生じると予後の悪化につながるため，雷鳴頭痛を診たときに最初に疑うべき疾患である。

未破裂脳動脈瘤：雷鳴頭痛の発生機序として，動脈瘤の壁の伸展，瘤内血栓，壁内出血などが想定されている。しかし，頭痛の精査で偶然に未破裂脳動脈瘤が発見された可能性も否定できない。

内頸動脈または椎骨動脈の解離：解離患者の60～80%で頭痛を認め，そのうち約20%が雷鳴頭痛である。通常，解離動脈と同側に頭痛，顔面痛あるいは頸部痛が生じる。内頸動脈解離の痛みは三叉神経の分布に関連して前頭部や前額部に多く，椎骨動脈解離の痛みは第2・3脊髄神経の分布に関連してほとんどが後頭部や項部に限局する。解離に伴って血管狭窄や閉塞により脳虚血が生じたり，外膜を破ってSAHを生じたりする。

可逆性脳血管れん縮症候群（reversible cerebral vasoconstriction syndrome：RCVS）：RCVSは激しい急性の頭痛を主徴とし，脳血管に多発する分節状狭窄を認めるが，この狭窄病変は可逆性であり，12週間以内に消失する。頭痛はそのほとんどが雷鳴頭痛とされ，1～32週間，雷鳴頭痛が繰り返し起こる。

脳内出血：小脳出血，皮質下出血，脳室穿破した視床出血や尾状核出血などで頭痛が認められ，雷鳴頭痛の報告がある。

脳梗塞：脳梗塞患者の約25%で頭痛を認めたとの報告がある。頭痛は突発性でないことが多いが，雷鳴頭痛を呈したとの報告がある。

脳静脈洞血栓症（cerebral venous sinus thrombosis：CVST）：比較的若年者に多く，約80%が50歳未満とされる。通常，頭痛は数日かけて増悪するが，時に雷鳴頭痛にて発症する。

下垂体卒中：下垂体卒中は下垂体内の出血あるいは梗塞であり，ほとんどが下垂体腫瘍の腫瘍内出血あるいは梗塞である。突然の激しい頭痛が約90%の症例で認められ，悪心・嘔吐，意識障害，視野障害などを呈する。

中枢神経系血管炎：中枢神経系の血管に炎症が限局するものであり，50～60%に頭痛を認める。

第3脳室コロイド嚢胞：コロイド嚢胞は第3脳室前上方に発生し，増大するとMonro孔を閉塞して水頭症を来しうる。頭痛は間欠的あるいは持続的であり，突発性であることも珍しくない。

特発性低髄液圧症候群（spontaneous intracranial hypotension：SIH）：座位または立位をとると15分以内に増悪する起立性頭痛が特徴であるが，時に雷鳴頭痛として発症する。

急性副鼻腔炎（特に気圧障害）

後斜台部の血腫

▶一次性頭痛

頭蓋内外に器質的疾患を伴わない頭痛である。以下の頭痛が一次性雷鳴頭痛を生じうる。

一次性咳嗽性頭痛：頭蓋内疾患が存在しない状態で，咳嗽またはいきみによってのみ誘発される頭痛であり，突発性に起こり，1秒～30分間持続する。

一次性労作性頭痛：身体的な労作中または労作後にのみ誘発されて起こる頭痛であり，5分～48時間持続する。

性行為に伴う一次性頭痛：性行為によって誘発される頭痛である。通常，性的興奮が高まるにつれ，両側性の鈍痛（オルガスム前頭痛）として始まり，オルガスム時に突発性（爆発性）に増強する（オルガスム時頭痛）。初発時には，くも膜下出血，内頸動脈や椎骨動脈の解離を必ず除外する必要があり，RCVSの報告もある。

入浴関連頭痛(bath-related headache)：入浴あるいは温水シャワーなどで生じる雷鳴頭痛である。

一次性雷鳴頭痛：雷鳴頭痛を生じうる二次性頭痛を除外し，一次性咳嗽頭痛などを除外したものを一次性雷鳴頭痛と呼ぶ。

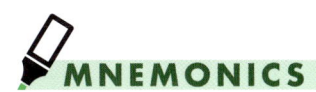

MNEMONICS

日本語

コンセプト

サンダーさんの 1 日の様子。

語呂合わせ

サンダーさん，1 時に風呂で労作性咳嗽。2 時に雲借りれんか。しょっちゅう隧道，車中で頃まで放つ。

語呂の説明

サンダーさんのとある日の 1 時と 2 時の出来事を描いた様子。

医学的説明

サンダーさん＝雷鳴頭痛

【1 時＝一次性頭痛】

風呂＝入浴関連頭痛

労作＝一次性労作性頭痛

性＝性行為に伴う一次性頭痛

咳嗽＝一次性咳嗽性頭痛

【2 時＝二次性頭痛】

雲＝くも膜下出血(SAH)

借＝動脈の解離

り＝未破裂脳動脈瘤

れん＝可逆性脳血管れん縮症候群

か＝下垂体卒中

しょっちゅう＝脳卒中(脳内出血および脳梗塞)

隧＝特発性低髄液圧症候群

道＝脳静脈洞血栓症

車＝後斜台部の血腫

中＝中枢神経系血管炎

頃＝第 3 脳室コロイド嚢胞

放(＝鼻)つ＝急性副鼻腔炎

英　語

語呂合わせ

$S^{1,2} A^{3,4} H^{5-7} D^{8} r^{9)} i^{10)} p^{11)} \Rightarrow CT^{12,13}$

(SAH drip⇒CT＝SAH の drip があったら，すぐ CT)

【二次性頭痛】

1) **S**ubarachnoid hemorrhage(SAH)：くも膜下出血

2) Acute **s**inusitis：急性副鼻腔炎

3) Unruptured cerebral **a**neurysm：未破裂動脈瘤

4) Central nervous system **a**ngiitis：中枢神経系血管炎

5) Intracerebral **h**emorrhage：脳内出血

6) Clivus **h**ematoma：斜台の血腫

7) Spontaneous intracranial **h**ypotension：特発性低髄液圧症候群

8) **D**issection(Internal carotid artery / Vertebral artery)：解離(内頚動脈 / 椎骨動脈)

9) **R**eversible cerebral vasoconstriction syndrome (RCVS)：可逆性脳血管れん縮症候群

10) Cerebral **i**nfarction：脳梗塞

11) **P**ituitary apoplexy：下垂体卒中

12) **C**olloid cyst of the **t**hird ventricle：第 3 脳室コロイド嚢胞

13) **C**erebral venous sinus **t**hrombosis(CVST)：脳静脈洞血栓症

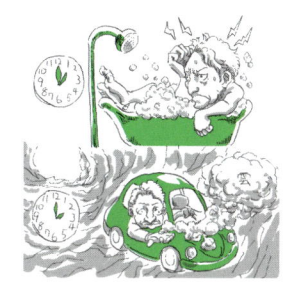

65 慢性頭痛の原因

黒川勝己

📖 解説

慢性頭痛は通常，年余にわたって繰り返し生じている頭痛のことである。日本の大規模な疫学調査の結果，15歳以上の日本人における慢性頭痛有病率は約40%とされた。慢性的に頭痛を訴える患者の，ほぼ9割が「一次性頭痛」と考えられている。「一次性頭痛」では，片頭痛，緊張型頭痛および群発頭痛をまずはおさえておくが，薬物乱用頭痛も忘れてはならない。「二次性頭痛」では，脳腫瘍や慢性硬膜下血腫，副鼻腔炎が慢性の頭痛を呈しうる。

▶ 一次性頭痛

一次性頭痛とは，臨床検査上あるいは頭頸部画像検査などで，頭痛の原因となる明らかな器質的疾患が存在しない頭痛の総称である。

片頭痛：片側性，拍動性の頭痛で，中等度～重度の強さであり，日常的な動作により頭痛が増悪することが特徴的とされる。しかし，片側性でなく両側性の頭痛や，拍動性でなく締めつけられるような頭痛の場合もある。随伴症状として，多くは悪心を伴い，ひどいときには嘔吐する。また，光や音に過敏になる。なかには，頭痛の前に閃輝暗点などの前兆を伴う場合がある。日本の年間片頭痛有病率は8.4%で，20～40代の女性で高い。

緊張型頭痛：両側性で，性状は圧迫感または締めつけ感（非拍動性）であり，軽度～中等度の強さで，日常的な動作により増悪しない。悪心や嘔吐はなく，光過敏や音過敏があってもどちらか一方である。肩こりを伴うが，片頭痛でも肩や首のこりはあるので，肩こりがあっても緊張型頭痛とは限らない。緊張型頭痛は，一般人口のなかでは最も有病率の高い頭痛である。15歳以上の日本人の22.4%が緊張型頭痛をもっているとされている。

群発頭痛：一側の眼周囲から前頭部，側頭部にかけての激しい頭痛が数週～数か月の期間群発することが特徴である。群発期は1～2年に1回，季節の変わり目などに来る。群発期には1回/日～8回/日の頻度で頭痛が生じ，眼の奥を錐でえぐられるような痛みと表現されるほど重度の痛みのため，じっとしていられない。頭痛と同側の眼球結膜充血，流涙，鼻閉などの症状を伴う。有病率の報告はさまざまであり，10万人あたり56～401人程度と報告されている。発症年齢は20～40歳代であり，男性における有病率は女性の3～7倍である。

一次性穿刺様頭痛：主として，三叉神経第1枝領域（眼窩，側頭部および頭頂部）に生じる穿刺様頭痛であり，持続時間は数秒以内，不規則な頻度（1日あたり1回から多数）で再発する。

一次性咳嗽性頭痛：64章参照。

一次性労作性頭痛：64章参照。

性行為に伴う一次性頭痛：64章参照。

睡眠時頭痛：睡眠中に起こり，覚醒を来す頭痛である。典型的には，軽度～中等度で両側性の鈍い頭痛発作であるが，拍動性や重度の痛みの場合もある。

一次性雷鳴頭痛：64章参照。

持続性片側頭痛：痛みは片側性で反対側には移動せず，毎日連続してみられ，消失する時期がないが，インドメタシンで完全寛解する頭痛である。

新規発症持続性連日性頭痛：発症時または発症後早期（3日未満）から，連日みられる頭痛である。典型的には両側性で，性状は圧迫感または締めつけ感であり，軽度～中等度の強さである。光過敏，音過敏，または軽度悪心がある場合もある。

薬物乱用頭痛：薬物乱用頭痛（medication overuse headache：MOH）は，急性期・対症的頭痛治療薬の過剰使用によって起こる頭痛である。MOHは慢性頭痛の5～10%にみられ，緊張型頭痛に次いで多い頻度となっている。MOHになる前の頭痛としては，片頭痛が多いとされている。MOHは女性が約70%を占め，年齢は40代が多い。

▶ 二次性頭痛

頭痛の原因となる何らかの疾患があって発生する頭痛は二次性頭痛という。以下の疾患が慢性の頭痛を呈しうる。

脳腫瘍：亜急性～慢性の頭痛を示す。鈍痛で，起床時の頭痛が多く，嘔吐することもある。

慢性硬膜下血腫：亜急性～慢性の頭痛で，物忘れなどを伴うことがある。

慢性副鼻腔炎：前傾姿勢にて増悪する頭痛である。

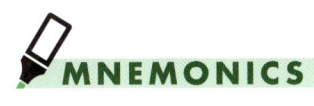

MNEMONICS

日本語

コンセプト

万世橋付近の情景を描いた様子。

語呂合わせ

万世橋近辺の一群，連日薬で睡眠さ。眼下には花。

語呂の説明

万世橋付近にいる一群は連日薬で睡眠している。近くには花が咲いている様子。

医学的説明

万世＝慢性頭痛
近＝緊張型頭痛
辺＝片頭痛
一＝一次性
群＝群発頭痛
連日＝新規発症持続性連日性頭痛
薬＝薬物乱用頭痛
睡眠＝睡眠時頭痛
さ＝64 章の「1 時のサンダーさん」（一次性雷鳴頭痛）
眼（がん）＝脳腫瘍
下＝慢性硬膜下血腫
に＝二次性
花＝慢性副鼻腔炎

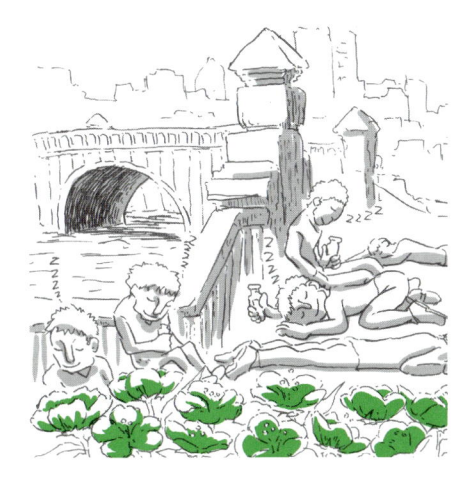

英 語

語呂合わせ

$MI^{1)}T^{2)}$ Cla(u)s(t)$^{3)}$ S$^{4,5)}$e$^{6)}$c$^{7,8)}$ Mo$^{9)}$n$^{10)}$t$^{11)}$ h$^{12)}$, Ha(e)$^{13)}$s$^{14)}$t(e)$^{15)}$

（MIT class, sec month, haste＝MIT のクラスは秒，月で焦る）

【一次性頭痛】

1) **Mi**graine：片頭痛
2) **T**ension headache：緊張型頭痛
3) **Clus**ter headache：群発頭痛
4) Primary **s**tabbing headache：一次性穿刺様頭痛
5) Primary headache associated with **s**exual activity：性行為に伴う一次性頭痛
6) Primary **e**xertional headache：一次性労作性頭痛
7) Primary **c**ough headache：一次性咳嗽性頭痛
8) **C**hronic migraine：持続性片頭痛
9) **M**edication **o**veruse headache：薬物乱用頭痛
10) **N**ew daily persistent headache：新規発症持続性連日性頭痛
11) Primary **t**hunderclap headache：一次性雷鳴頭痛
12) **H**ypnic headache：睡眠時頭痛

【二次性頭痛】

13) Chronic subdural **he**matoma：慢性硬膜下血腫
14) Chronic **s**inusitis：慢性副鼻腔炎
15) Cerebral **t**umor：脳腫瘍

66 単神経障害の原因

黒川勝己

📖 解説

単神経障害（単ニューロパチー）は，単一神経の障害である。病因としては，圧迫により急性発症するものと慢性的な圧迫により末梢神経障害を呈するものが多い。そのほか，ウイルス再活性化によるもの，糖尿病性および外傷性・医原性が挙げられる。

▶急性圧迫性

末梢神経に外的な圧迫が長時間加わった後に急性に生じるものを急性圧迫性ニューロパチー（acute compression neuropathy）と呼ぶ。運動障害（＝麻痺）が主体である。

橈骨神経麻痺：「土曜の夜麻痺（Saturday night palsy）」や「ハネムーン麻痺（honeymoon palsy）」とも呼ばれ，飲酒後酩酊状態で睡眠した際に上腕に頭をのせた状態が持続したり，腕枕をした状態が持続したりして，上腕骨部で橈骨神経が圧迫された後に生じる。下垂手（drop hand）を呈する。

周術期尺骨神経麻痺：手術体位に関連して肘部で尺骨神経が圧迫されるために生じる。

腓骨神経麻痺：腓骨頭部で腓骨神経が圧迫されて下垂足（drop foot）を呈する。脚を組むことにより生じたり（crossed-leg palsy），長時間しゃがんだり跪いたりして仕事をする職業において認めたり（イチゴ摘み麻痺：strawberry picker's palsy），周術期に生じたりする。

▶慢性圧迫性（絞扼性）

解剖学的狭窄部位において慢性圧迫により末梢神経に絞扼性障害が生じたものを慢性圧迫性（絞扼性）ニューロパチー〔chronic compression（entrapment）neuropathy〕と呼ぶ。一般的には，感覚障害，すなわち，感覚鈍麻や疼痛が主体である。進行例では，筋萎縮や筋力低下を認める。絞扼部位から近位部へ放散する逆行性疼痛も生じうる。

手根管症候群（carpal tunnel syndrome：CTS）：手根管内で正中神経が圧迫されて生じる。第1〜3指と第4指橈側のしびれがあり，進行例では母指球が萎縮する。起床時にしびれが強い，夜間に痛みで目を覚ます，手を使う動作で増悪する，手を振ると改善する（flick sign）といった特徴がある。Tinel徴候，Phalen徴候および薬指の尺側は正常で橈側のみに感覚障害がある（ring finger splitting）などの所見がある。

肘部尺骨神経障害（ulnar neuropathy at elbow：UNE）：肘部の肘部管（cubital tunnel）内や尺骨神経溝部で尺骨神経が圧迫されて生じる。第4指尺側と第5指や手の尺側にしびれがあり，進行例では骨間筋の萎縮を呈する。

尺骨神経管症候群（ulnar tunnel syndrome：UTS）：手根部の尺骨神経管（別名 Guyon管）内で尺骨神経が圧迫されて生じる。UNEに類似の症状を呈するが，手の尺側手背にはしびれを認めない。

前骨間神経症候群：前骨間神経が正中神経から分枝した所で圧迫されて生じる。運動障害のみであり，母指と示指で丸い円を形づくることができなくなる（涙滴徴候）。

後骨間神経症候群：橈骨神経から分枝である後骨間神経がFrohseのアーケードにて圧迫されて生じる。下垂指（finger drop）を呈する。

異常感覚性大腿神経痛：外側大腿皮神経が鼠径靭帯で圧迫されて生じる。大腿外側部のしびれが生じる。きついガードルをはくことなどで生じる。

足根管症候群（tarsal tunnel syndrome：TTS）：足根管内で足底神経が圧迫されて生じる。足底のしびれ感が主症状である。

▶特発性

Bell麻痺：末梢性顔面神経麻痺のうち，特発性のものをBell麻痺と呼ぶ。特発性としているが，実はBell麻痺の多くは単純ヘルペスウイルス1型（herpes simplex virus-1：HSV-1）の再活性化に伴って発症していると考えられている。顔面筋麻痺が，末梢性か中枢性かの鑑別には，前頭筋の麻痺の有無を調べる。中枢性では前頭筋の麻痺は生じない。

▶ウイルス性

Ramsay Hunt症候群：水痘・帯状疱疹ウイルス（varicella-zoster virus：VZV）の再活性化に伴って発症する顔面神経障害である。水疱は主に耳介，外耳道や鼓膜にみられる。

▶糖尿病性

糖尿病性単ニューロパチーの病因として，神経栄養血管の血栓症や血管炎，神経の圧迫・絞扼などが考えられている。急性発症の脳神経障害で最も頻度が高いのは，動眼神経麻痺である。動眼神経麻痺であるが瞳孔散大を認めないことが多い。外転神経や顔面神経麻痺も生じうる。

▶外傷性・医原性

外傷や手術などに伴ってさまざまな神経障害を生じる
可能性がある。

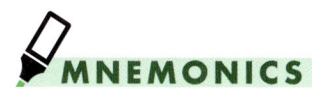

MNEMONICS

日本語

コンセプト

単身のハネムーンになってしまい，お酒に溺れる様子。

語呂合わせ

単身ハネムーン，ラム酒で湿る，時計のベルト。

語呂の説明

ハネムーンが単身になり，悲しみのあまりお酒に溺れ，
こぼれたラム酒で時計のベルトが湿ってしまった様子。

医学的説明

単身＝単神経障害
ハネムーン＝"honeymoon palsy"橈骨神経麻痺など
急性圧迫性
ラム＝ウイルス性(Ramsay Hunt)
湿る＝締める＝絞扼性
と＝糖尿病性
け＝けが(外傷性)
い＝医原性
ベル＝Bell 麻痺

英 語

語呂合わせ

$V^{1)}i^{2)}s^{3)}i^{4)}t^{5)}$ $Di^{6)}a^{7)}$ (mond)

（Visit Diamond＝ダイヤモンドを訪れる）

1) **V**iral(Ramsay Hunt syndrome)：ウイルス
   性：Ramsay Hunt 症候群
2) **I**diopathic：特発性
3) **C**hronic compression neuropathy(**s**tran-
   gulated)：慢性圧迫性(絞扼性)
4) **I**atrogenic：医原性
5) **T**raumatic：外傷性
6) **Di**abetic：糖尿病性
7) **A**cute compression neuropathy：急性圧
   迫性

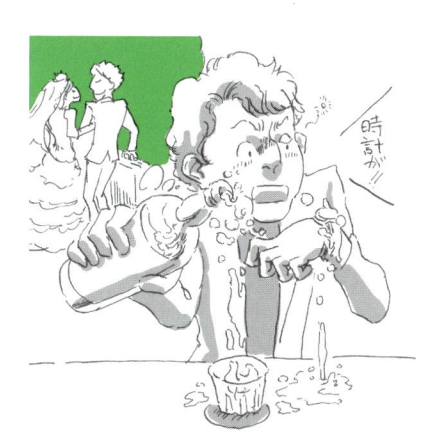

67 多神経障害の原因

黒川勝己

解説

多発ニューロパチー（polyneuropathy）は，末梢神経にびまん性の病変を認めるものを指す。通常，筋力低下，感覚鈍麻・疼痛や自律神経障害を呈する。一般に左右対称性であり，神経（軸索）の長さに比例する障害を呈する。そのため，まず，両足先同時に左右対称性に症状（しびれなど）が出現し，足関節部から下腿へと上行する。進行すれば，両手先にも症状が広がり，感覚障害は手袋靴下型を呈する。筋力低下や筋萎縮がみられる場合も遠位筋ほど優位である。病因は，代謝性，欠乏性，薬剤性など多彩である。

▶代謝性

長い神経（軸索）ほど代謝性の影響を受けやすいため，多発ニューロパチーを来す。多発ニューロパチーの最も一般的な原因は糖尿病である。代謝性には以下のようなものが挙げられる。

糖尿病：糖尿病性多発ニューロパチーを呈する場合が最も多いが，単ニューロパチーや多発性単ニューロパチーなど，さまざまなタイプのニューロパチーを呈しうる。
腎不全：尿毒症性ニューロパチー（uremic neuropathy）と呼ぶ。
肝不全：肝性ニューロパチー（hepatic neuropathy）と呼ぶ。
甲状腺疾患：甲状腺機能低下症によるもの
アルコール性：アルコール依存症に関連したビタミン欠乏による影響がある。

▶欠乏性

- ビタミン B_1 欠乏：脚気ニューロパチーと呼ばれる。アルコール依存症，胃切除後あるいは妊娠悪阻に伴うものなどがあり，医原性に生じうる。
- ビタミン B_{12} 欠乏
- 葉酸欠乏

▶中毒性

重金属（ヒ素，鉛，タリウム，有機水銀），n-ヘキサン

▶薬剤性

薬剤性ニューロパチーのほとんどは，軸索性ニューロパチーである。しかし，アミオダロンのような一部の薬剤では脱髄性ニューロパチーを来す。

亜酸化窒素（笑気），アミオダロン塩酸塩，アミトリプチリン塩酸塩，イソニアジド，インフリキシマブ，エタンブトール塩酸塩，コルヒチン，サリドマイド，ジスルフィラム，タクロリムス水和物，炭酸リチウム，パクリタキセル，ヒドララジン塩酸塩，ビンクリスチン硫酸塩，フェニトイン，メトロニダゾール，など。

▶感染性

ライム病（ボレリア感染）やヒト免疫不全ウイルス1型（human immunodeficiency virus type 1：HIV-1），C型肝炎ウイルス，帯状疱疹ウイルス，サイトメガロウイルス（cytomegalovirus：CMV）感染により生じうる。

▶免疫介在性

- Guillain-Barré 症候群（Guillain-Barré syndrome：GBS）：急性発症の四肢麻痺の最も多い原因である。約7割で先行感染を認める。先行感染などにより自己免疫的機序が誘発されて生じると考えられ，ガングリオシド抗体が認められることがある。脱髄型や軸索障害型があり，筋力低下は遠位筋優位，近位筋優位あるいは遠位と近位同程度などさまざまであり，いくつかの特殊病型がある。
- Fisher 症候群：GBS の亜型である。急性発症の外眼筋麻痺，運動失調および腱反射消失を三主徴とする。血清 GQ1b IgG 抗体が高頻度で陽性になる。
- 自己免疫性自律神経節障害：従来は急性汎自律神経異常症と呼ばれていた。
- 慢性炎症性脱髄性多発ニューロパチー（chronic inflammatory demyelinating polyradiculoneuropathy：CIDP）：GBS と異なり，2か月以上にわたって症状が進行する。典型的には，近位と遠位同程度の筋力低下を示す。
- Sjögren 症候群

▶傍腫瘍性

- 肺がん：Hu 抗体などの自己抗体を認めることがある
- 悪性リンパ腫
- POEMS（polyneuropathy, organomegaly, endocrinopathy, M-protein, and skin changes）症候群：Crow-Fukase 症候群

▶遺伝性

Charcot-Marie-Tooth 病：遺伝性のなかで最も代表

的な疾患である。少なくとも 40 の原因遺伝子が報告され，現在も増加し続けている。

遺伝性感覚性ニューロパチー
遺伝性感覚・自律神経性ニューロパチー

家族性アミロイドポリニューロパチー：遺伝的に変異したトランスサイレチンが前駆蛋白となり，アミロイドが組織に沈着する。感覚障害，自律神経障害などを呈する。

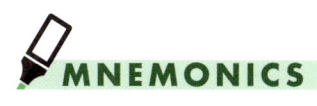

MNEMONICS

日本語

コンセプト

多発の肺がんのため，観戦が免除となった様子。

語呂合わせ

対決中，多発の肺がんで戦の観戦免除。

語呂の説明

仲間の対決を見守る必要があったが，多発の肺がんのため，戦いを見守る義務は免除となった。

医学的説明

対＝代謝性
決＝欠乏性
中＝中毒性
多発＝多神経障害
肺がん＝傍腫瘍性（肺がんなど）
い＝遺伝性
くさ＝くす＝薬剤性
観戦＝感染性
免＝免疫介在性

英 語

語呂合わせ

M[1)] D[2,3)] Pa(i)r[4)] Here[5)], In(m)[6-8)]
（MD Pair here, in＝MD のペアはここに）

1) **M**etabolic：代謝性
2)（Vitamin）**d**eficiency：欠乏性
3) **D**rug-induced：薬剤性
4) **Pa**raneoplastic：傍腫瘍性
5) **Here**ditary：遺伝性
6) **In**toxication：中毒性
7) **In**fective：感染性
8) **Im**mune-mediated：免疫介在性

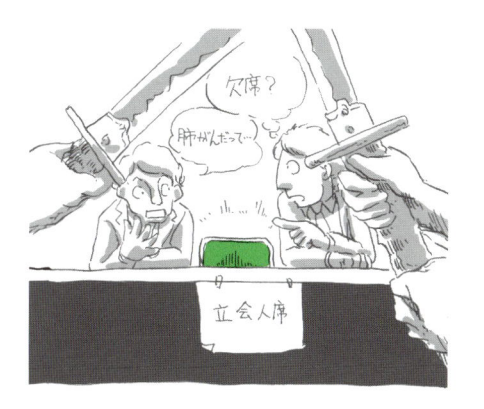

68 回転性めまいの原因

黒川勝己

🔍 解説

回転性めまいは，一般に"vertigo"の意味で使われる。"vertigo"は自分ないし環境についての運動性の幻覚であり，最も一般的なものは回転性であるが，回転のない直線運動や傾斜感覚あるいは動揺感もありうる。そのため，"vertigo"は単に回転性めまいでなく，"真性めまい"と呼ぶべきである。"真性めまい(vertigo)"は，前庭系の障害で生じる。その原因は末梢性前庭系の障害と中枢性前庭系の障害に大別される。前者はいわゆる耳鼻科疾患であり，後者には脳梗塞のような重篤な疾患が含まれる。

▶ 末梢性前庭系(peripheral vestibular system)の障害

末梢性前庭系である迷路〔耳石器(球形嚢・卵形嚢)と三半規管で構成〕や前庭神経の障害でvertigoが生じる。以下のような耳鼻科疾患が含まれる。

良性発作性頭位めまい症(benign paroxysmal positional vertigo：BPPV)：頭位変換時に一過性にめまいが生じる。じっとしていると，めまいは数秒から1分程度で治まる。後半規管のBPPVの頻度が最も高いが，時に外側半規管のBPPVも生じる。

Ménière病：回転性めまいに加えて，片側の耳鳴や難聴といった蝸牛症状を伴い，再発することが多い。めまいは一般に数時間から半日程度持続する。

前庭神経炎：上気道感染などの後に生じ，めまいは数日間持続する。耳鳴や難聴はない。

突発性難聴：突然発症の感音性難聴であるが，耳鳴やめまいが約半数で認められる。

薬剤性内耳障害：アミノグリコシド系抗菌薬(ストレプトマイシン，カナマイシンなど)，ループ系利尿薬(フロセミド)，抗がん剤にて慢性のめまいが生じる。抗てんかん薬(フェニトインなど)の急性中毒でのめまいがある。

外傷：外傷の病歴を確認する

外リンパ瘻：強く鼻をかんだり，重い物を下げたりしたことに関連して生じることあり。外傷でも生じうる。

小脳橋角部腫瘍：聴神経鞘腫など

▶ 中枢性前庭系(central vestibular system)の障害

中枢性前庭系(central vestibular system)である脳幹，小脳やその連絡路，まれに大脳などの障害にてvertigoを生じる。新規発症，急性発症のvertigoの場合，脳血管障害を必ず鑑別すべきである。

脳血管障害(脳幹および小脳の梗塞・出血)：脳幹梗塞の代表的症候として，Wallenberg症候群がある。vertigoに嚥下障害，温痛覚障害や複視を伴うときは，脳幹障害を示唆する。後下小脳動脈領域の小脳梗塞では，体幹失調が主体で四肢失調が目立たないことが多く，耳鼻科疾患との鑑別が困難であり，偽前庭徴候とも呼ばれる。心房細動など心原性脳塞栓によるものが多い。椎骨脳底動脈系の一過性脳虚血発作(transient ischemic attack：TIA)によっても，vertigoが生じうる。

脳幹炎症性疾患：多発性硬化症，ウイルス性脳幹脳炎，神経Behçet病などがある。

神経変性疾患：脊髄小脳変性症では，一般的には運動失調が主体であるが，めまいを訴えることがある。

先天性疾患：Arnold–Chiari I型奇形では，小脳扁桃が大孔内へ下垂し延髄を圧迫することにより，めまいを生じる。頭蓋底陥入症では，上位頸椎が頭蓋腔内に陥入し脳幹を圧迫するために，めまいが生じる。

片頭痛性めまい：片頭痛患者に生じるめまいである。欧米では，成人の反復性めまいのなかで最も頻度の高いものは片頭痛性めまいと考えられている。頭位変換性めまいを生じることが多く，BPPVと誤診される可能性がある。めまいと片頭痛(あるいは音過敏・光過敏など)が同時に生じる場合もあれば，めまいだけ生じる場合もある。

前庭てんかん：側頭葉・頭頂葉てんかんではめまい発作を生じることがある。

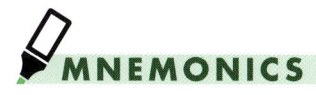

MNEMONICS

日本語

コンセプト

「眼によい薬の効果で，外輪差を考えた回転をするように」という標語を，変声器で伝えることにした園長。

語呂合わせ

「眼によいくすりで外輪差前提の回転をしましょう」。変声器で返答に転換中の欠陥園長。

語呂の説明

眼によい薬を飲むことで，外輪差を考えた回転をするようにしましょうと伝えたい園長。ここであえて変声器を用いて伝えることにした欠陥園長を描く。

医学的説明

眼に＝メニエール(Ménière)病
よ(良)＝良性発作性頭位めまい症
くすり＝薬剤性内耳障害
外輪＝外傷および外リンパ瘻
前提＝前庭＝前庭神経炎
回転＝回転性めまい
ましょう＝末梢性
変声＝神経変性疾患
返答＝片頭痛性
転換＝前庭てんかん
中＝中枢性
の欠陥＝脳血管障害
園長＝脳幹炎症性疾患

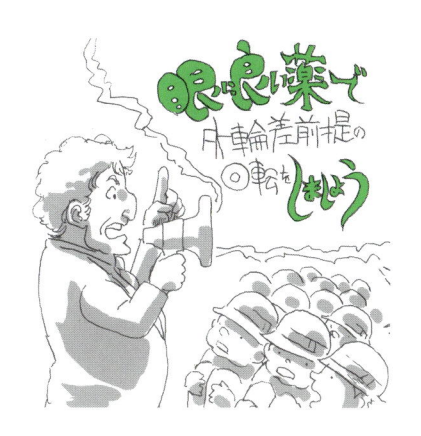

英 語

語呂合わせ[*1]

A$^{1)}$m$^{2)}$p$^{3,4)}$l$^{5)}$i$^{6)}$t$^{7)}$u$^{8)}$d$^{9)}$e$^{10)}$ v$^{11)}$s$^{12)}$
Mi$^{13)}$ned$^{14)}$ Bra$^{15)}$c$^{16,17)}$e$^{18)}$
（Amplitude vs mined brace＝振幅 vs. 掘り起こした留め金）

【末梢性前庭系】
1) Acoustic neuroma：聴神経腫瘍(小脳橋角部腫瘍の1つとして)
2) Ménière's disease：メニエール病
3) Positional（BPPV）：頭位変換(良性発作性頭位めまい症)
4) Perilymph fistula：外リンパ瘻
5) Labyrinthitis：迷路炎
6) Infection of the inner ear：内耳感染症
7) Trauma：外傷
8) Ψ^{*2}chogenic(psychogenic) causes：心因的原因
9) Drugs：薬剤性
10) Endocrine disorders：内分泌疾患
11) Vestibular neuritis：前庭神経炎
12) Sudden deafness：突発性難聴
【中枢性前庭系】
13) Migraine-associated vertigo：片頭痛性めまい
14) Neurodegenerative disease：神経変性疾患
15) Brainstem inflammatory disease：脳幹炎症性疾患
16) Congenital disease：先天性疾患
17) Cerebrovascular disease：脳血管障害
18) Vestibular epilepsy：前庭てんかん

＊1 『セイントとフランシスの内科診療ガイド』(亀谷学，大橋博樹，喜瀬守人監訳，2000，メディカル・サイエンス・インターナショナル)，p.536 を改変して引用。
＊2 ギリシャ文字のΨ(Psi)を，Ψ＝U＝Psy として使用。

69 平衡障害の原因

黒川勝己

解説

平衡障害(dysequilibrium)とは,(真性めまいのような)運動性の感覚ではなく,立ったり歩いたりするときに感じるバランスの悪さ(imbalance),不安定さ(unsteadiness)である。狭義には,平衡感覚(equilibrium)は前庭系が担っているものとされるが,身体の平衡には,前庭系の連携している視床,前頭葉,さらに小脳,深部感覚および視覚が関与している。したがって,平衡障害の原因は,前庭性,小脳性,深部感覚性などに分けて考える。なお,平衡障害には含まれないが,Parkinson病などの錐体外路系の障害でもバランスは悪くなる。

▶ 前庭性

前庭系(vestibular system)に障害が生じると,真性めまいとともに平衡障害がみられる。たとえば,Ménière病では急性期を過ぎると真性めまいは消失するが,平衡障害が残るためまっすぐに歩けない。68章も参照。

▶ 視床性

視床の後外側腹側核(nucleus ventralis posterolateralis:VPL核群)は前庭神経核からの入力を受けており,前庭性視床と呼ばれる。同部位の障害にて平衡障害を来す。ただし,真性めまいは生じない。

- 梗塞・出血:視床梗塞・出血にて急性に失立症を呈した場合,視床性失立症と呼ばれる。
- 脳腫瘍

▶ 前頭葉性

前頭葉の障害で平衡障害を生じ,前頭葉性失調とも呼ばれる。前頭葉と前庭系は連携しているが,前頭葉性平衡障害の病態・機序は明らかではない。開脚歩行(wide-based gait)で小刻み歩行を呈したり,小脳性平衡障害と区別できない失調性歩行を呈したりする。

真性めまいはみられない。

- 梗塞・出血:両側性前頭葉梗塞などで平衡障害を呈する。
- 脳腫瘍
- 正常圧水頭症

▶ 小脳性

小脳の障害によって協調運動障害を生じ,小脳性運動失調と呼ばれる。開脚歩行であり,スムーズな歩行ができない。小脳の片葉・小節などは前庭系から連絡があり前庭小脳と呼ばれ,同部位に病変が及んでいる場合は真性めまいを伴った平衡障害を生じる。

- 小脳梗塞・出血
- 脳腫瘍:星状細胞腫など
- 小脳炎
- 多発性硬化症,視神経脊髄炎
- 自己免疫性小脳失調症
- 代謝性:アルコール
- 脊髄小脳変性症

▶ 深部感覚性

下肢からの深部感覚の障害によって平衡障害が生じ,(深部)感覚性運動失調と呼ばれる。足の位置がわからないため必要以上に高く持ち上げて,踵から打ち付けるような歩行となる。Romberg徴候が陽性となる。脊髄後索,後根神経節や末梢神経の病変によって生じる。

脊髄後索:脊髄癆〔梅毒トレポネーマ(*Treponema pallidum*)感染により脊髄後根や後索が障害される神経梅毒であり,背部と足に電撃痛が生じる〕,亜急性連合性脊髄変性症(ビタミン B_{12} 欠乏)

後根神経節:悪性腫瘍,Sjögren症候群では,後根神経節障害による感覚性運動失調を呈しうる。

大径線維ニューロパチー:糖尿病性多発ニューロパチーなどでは深部感覚に関連する大径線維が障害されるため運動失調を生じる。

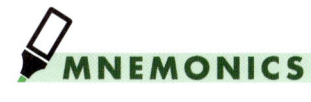

MNEMONICS

日本語

コンセプト

前哨戦の結果を新聞で知った師匠が閉口した様子。

語呂合わせ

前哨戦，新聞で師匠閉口。

語呂の説明

前哨戦の結果を新聞で知ってしまい，師匠が閉口した様子。

医学的説明

前＝前庭性および前頭葉性
哨＝小脳性
新聞＝深部感覚性
師匠＝視床性
閉口＝平衡障害

英　語

語呂合わせ

【原因部位別】
$VE^{1)}T^{2)}$ For$(ro)^{3)}ce^{4)}$ Bath$^{5)}$
（VET force bath＝獣医は入浴を強制する）
【原因疾患別】
$V^{6)}i^{7)}m^{8)}$ $C^{9,10)}a^{11)}n^{12,13)}$·$t^{14)}$ $D^{15)}a^{16)}s^{17-19)}h^{20)}$
（Vim can't dash＝元気だがダッシュできない）

【原因部位別】
1) **Ve**stibular：前庭性
2) **Th**alamic：視床性
3) **Fron**tal：前頭葉性
4) **Ce**rebellar：小脳性
5) **Bath**yesthesia：深部感覚性

【原因疾患別】
6) **V**estibular disorder：前庭障害
7) **I**nfarction：梗塞
8) **M**ultiple sclerosis（MS）：多発性硬化症
9) **C**ancer：脳腫瘍
10) **C**erebellitis：小脳炎
11) **A**lcohol：アルコール
12) **N**ormal pressure hydrocephalus（NPH）：
正常圧水頭症
13) **N**euromyelitis optica：視神経脊髄炎
14) **T**abes dorsalis：脊髄癆
15) **D**iabetic neuropathy：糖尿病性多発ニュー
ロパチー
16) **A**utoimmune cerebellar ataxia：自己免疫
性小脳失調症
17) **S**jögren syndrome：シェーグレン症候群
18) **S**pinocerebellar degeneration（SCD）：脊
髄小脳変性症
19) **S**ubacute combined degeneration of spi-
nal cord：亜急性連合性脊髄変性症
20) **H**emorrhage：出血

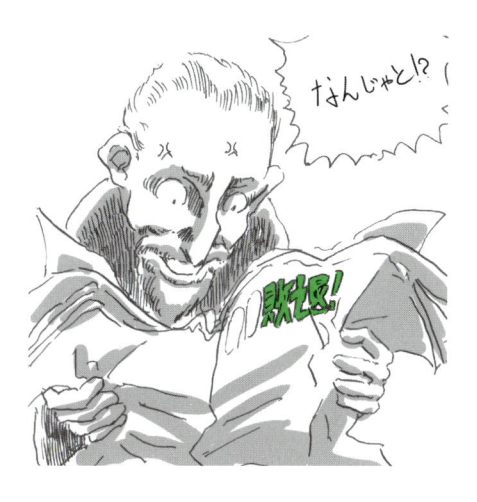

70 てんかんの分類

黒川勝己

📖 解説

てんかん(epilepsy)は，大脳の神経細胞が過剰に興奮するためにてんかん発作(epileptic seizure)が反復性に起こる慢性の脳疾患である。つまり，てんかん(epilepsy)は病名であり，てんかん発作(epileptic seizure)は症状である。てんかんに関する分類としては，国際抗てんかん連盟(International League Against Epilepsy：ILAE)から，てんかん発作の分類と，原因などに基づくてんかんの分類が提唱されている。これらの分類は，治療(抗てんかん薬の選択など)をするうえで有用である。

▶てんかん発作の分類

ILAE による「てんかん発作型の国際分類(1981)」は，発作症状と脳波所見に基づくてんかん発作分類である。この分類では，てんかん発作を部分発作(partial seizure)と全般発作(generalized seizure)に大別している。

部分(焦点性，局在性)発作(partial seizure, focal seizure)：脳の限局した領域が過剰興奮して起きるもの。

A. **単純部分発作(simple partial seizure)**：意識障害を伴わないもの。運動発作(体の一部分にけいれん発作が生じる。けいれんが手から腕，肩へと移動・波及する運動発作は Jackson 発作と呼ぶ)，体性感覚発作(体の一部に刺すような疼き，しびれ感などが生じる)，特殊感覚発作(視野の一部に光が見えたりする視覚発作，音が大きく聴こえたりする聴覚発作など)，自律神経発作(上腹部不快感，発汗など)および精神発作(恐怖感，既視感，幻覚など)，などがある。

B. **複雑部分発作(complex partial seizure)**：意識障害を伴うもの。典型例では，口をモグモグさせる，服をまさぐる，などの自動症を呈する。

C. **二次的に全般化する部分発作**

全般発作(generalized seizure)：発作の最初から両側大脳半球に脳の過剰興奮が生じるもの。

A. **(1) 欠神発作，(2) 非定型欠神発作**：欠神発作は，突然動作が止まり，意識を失っている時間が数秒〜30 秒程度持続し，すぐに元の状態に戻る。非定型欠神発作は，発作の始まりや終わりがすみやかでないなどの特徴がある。

B. **ミオクロニー発作**：四肢などに瞬間的な筋収縮が生じる。光過敏性を認める。

C. **間代発作**：意識消失し，四肢の屈曲・伸展を繰り返すもの。

D. **強直発作**：意識消失し，筋の強直を来すもの。

E. **強直間代発作**：意識消失とともに，四肢の強直で始まり，間代発作に移行するもの。最も一般的な発作である。

F. **脱力発作**：突然に脱力が生じるもの。転倒する場合，失立発作と呼ぶ。

未分類てんかん発作

▶原因などに基づくてんかんの分類

ILAE による「てんかん，てんかん症候群の国際分類(1989)」は，現在も日本では広く用いられている。この分類では，てんかんを大きく 4 つに分けている。つまり，発作を引き起こす過剰な脳活動が「局在関連性か全般性か」と，背景に潜む原因が「症候性か特発性か」の 2 つの軸から，4 つの群に分けている。

1. 局在関連性(焦点性)てんかんおよび症候群：脳の限局した領域からてんかん性放電が生じる部分発作である。

- **特発性**：画像では異常はないが，チャネル異常などの遺伝的要因があると考えられ，年齢に関連して発病する。中心・側頭部棘波良性小児てんかん，後頭部突発波小児てんかんなどがある。
- **症候性**：側頭葉てんかん，後頭葉てんかん，前頭葉てんかん，頭頂葉てんかんなどがある。

2. 全般性てんかんおよび症候群：発作の最初から脳全体にてんかん性放電が生じる全般発作である。

特発性：小児欠神発作，若年ミオクロニーてんかんなどがある。

症候性：West 症候群，Lennox-Gastaut 症候群などがあり，難治性である。

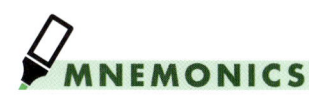

MNEMONICS

日本語

コンセプト

方針を完全に転換し，強奪を見逃すこととした様子。

語呂合わせ

全部転換，強奪見送る決心。

語呂の説明

全部方針転換をし，泣く泣く強奪を見逃す決心をした様子。

医学的説明

全＝全般発作
部＝部分発作
転換＝てんかん
強＝強直間代発作
奪＝脱力発作
見送＝ミオクロニー発作
決心＝欠神発作

英　語

語呂合わせ

Part[1] Si[2]x(cs)[3,4], General[5] C[6]a[7]t[8] a[9]t[10] My[11] Unknown[12] Class[13]

（Part six, general cat at my unknown class＝第6部では，普通のネコが，私の皆には知られていないクラスにいる）

1)【**Part**ial seizures】
2) **Si**mple：単純部分発作
3) **C**omplex：複雑部分発作
4) **S**econdarily generalized：二次的に全般化する部分発作
5)【**Generaliz**ed seizures】
6) **C**lonic：間代発作
7) **A**bsence：欠神発作
8) **T**onic：強直発作
9) **A**tonic：脱力発作
10) **T**onic-clonic：強直間代発作
11) **My**oclonic：ミオクロニー発作
12)【**Unknown**】
13) Un**class**ified epileptic seizures：未分類てんかん発作

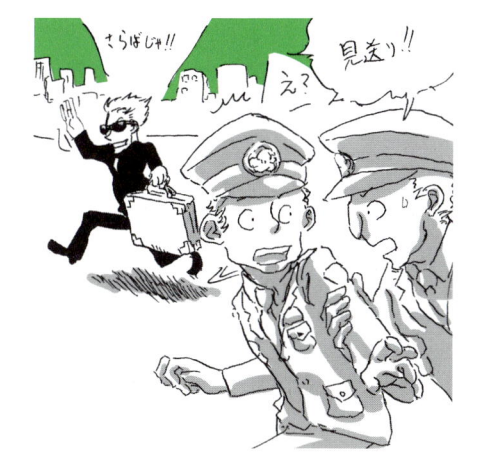

71 若年性脳梗塞の原因

黒川勝己

解説

若年性脳梗塞の公式な年齢規定はないが，40歳，45歳あるいは50歳以下で発症した脳梗塞などと定義した報告がある。日本の調査研究では，若年者(50歳以下)の脳梗塞の病型は，「その他の脳梗塞」が36%と最も多く，以下，ラクナ梗塞26%，アテローム血栓性脳梗塞20%，心原性脳塞栓症18%，の順であった。原因は，動脈解離，もやもや病や抗リン脂質抗体症候群などあるため，若年性脳梗塞では，血管病変と血液凝固異常の詳細な検索を行う必要がある。

▶血管病変

若年性脳梗塞は，アテローム硬化以外の血管病変によるものが多く，それは非炎症性血管病変と炎症性血管病変に大別される。

アテローム硬化以外の血管病変(非炎症性)：動脈解離は最も多い原因であり，もやもや病が次いで多い。そのほか，放射線障害(radiation-induced angiopathy)，線維筋形成不全(全身の中小動脈に起こる非動脈硬化性，非炎症性の狭窄性アンギオパチー)，外傷(外傷による脳血管れん縮あるいは解離が生じる)，Burger病，CADASIL(cerebral autosomal dominant arteriopathy with subcortical infarcts and leukoencephalopathy)・CARASIL(cerebral autosomal recessive arteriopathy with subcortical infarcts and leukoencephalopathy)(遺伝性脳血管障害)，Fabry病(α-galactosidase A欠損症で動脈硬化を生じる)，ホモシスチン尿症(シスタチオニンβ合成酵素の欠損症であり，動脈硬化と血栓症を生じる)，などがある。

アテローム硬化以外の血管病変(炎症性)：中枢神経系の原発性血管炎(primary angiitis of the CNS)，膠原病〔全身性エリテマトーデス(systemic lupus erythematosus：SLE)，関節リウマチ(rheumatoid arthritis：RA)，Sjögren症候群など〕および血管炎関連疾患(結節性多発動脈炎，高安動脈炎，巨細胞性動脈炎，好酸球性多発血管炎性肉芽腫症など)において脳梗塞を発症する。また，さまざまな感染症に伴い脳梗塞が生じうる。細菌性や結核性髄膜炎では血管炎を併発し，真菌性髄膜炎では真菌の直接浸潤によって脳梗塞を発症する。梅毒，後天性免疫不全症候群(acquired immunodeficiency syndrome：AIDS)，帯状疱疹ウイルス感染後の報告もある。

アテローム硬化性病変：高血圧，糖尿病や脂質異常症などがリスク因子となる。

▶血液凝固異常

赤血球・血小板異常，血液粘度亢進：多血症，鎌状赤血球症，サラセミア，血小板増加症，血小板機能亢進，血栓性血小板減少性紫斑病(thrombotic thrombocytopenic purpura：TTP)，骨髄腫，マクログロブリン血症，クリオグロブリン血症などがある。

凝固・線溶系異常：抗リン脂質抗体症候群の頻度が高い。その他，播種性血管内凝固(disseminated intravascular coagulation：DIC)，プロテインC・プロテインS欠乏症(先天性の凝固制御因子欠乏症で抗凝固作用が低下するため，血栓症を発症する)，アンチトロンビンIII欠乏症，プラスミノーゲン異常症，ネフローゼ症候群，経口避妊薬，ビタミンK投与，悪性腫瘍。

▶悪性腫瘍

Trousseau症候群：悪性腫瘍により血液凝固亢進状態となり，血栓塞栓症を生じる病態であり，傍腫瘍症候群の1つである。非細菌性血栓性心内膜炎(non-bacterial thrombotic endocarditis：NBTE)による心原性脳塞栓症などが生じる。

血管内悪性リンパ腫症(intravascular malignant lymphoma：IML)：悪性リンパ腫が血管内腔を閉塞して，脳梗塞を発症する。

▶血管れん縮

片頭痛，くも膜下出血後，血管壁の機械的損傷，薬剤(エルゴタミン製剤，トリプタン製剤など)，褐色細胞腫，子癇，ポルフィリアなどの血管れん縮を生じる疾患・病態に伴い脳梗塞を発症しうる。

▶心原性塞栓

リウマチ性心疾患，人工弁置換術，心筋症(特に拡張型)，感染性心内膜炎，僧帽弁逸脱症，左房粘液腫などが挙げられる。

▶奇異性塞栓

肺動静脈奇形，心房中隔欠損症，卵円孔開存が存在すると，下肢静脈血栓症による塞栓により脳梗塞が生じうる。

▶その他

妊娠あるいは周産期。

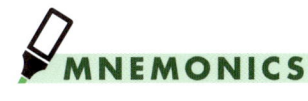

MNEMONICS

日本語

コンセプト

若い戦力を当てにしていて，もやもやした感情がわき起こった様子。

語呂合わせ

もやもや降臨，若い即戦力当てに練習しとる。

語呂の説明

若い即戦力を当てにして練習の力を抜いているので，もやもやした感情が表出してきた様子。

医学的説明

もやもや＝血管病変
降臨＝抗リン脂質抗体症候群（凝固・線溶系異常）
若い＝若年性脳梗塞
即戦＝心原性・奇異性塞栓
力＝関節リウマチ
当て＝アテローム硬化
に＝妊娠
練習＝血管れん縮
し＝悪性腫瘍
とる＝トルソー症候群

英語

語呂合わせ

Coagulation[1] Ca[2,3]va[4,5] O[6]pe[7]

（Coaglation cava ope＝凝固した大静脈のオペ）

1) Blood **coagulation** disorder：血液凝固異常
2) **Ca**ncer：悪性腫瘍
3) **Ca**rdiogenic embolism：心原性塞栓
4) **Va**scular disease：血管病変
5) **Va**sospasm：血管れん縮
6) **O**thers：その他
7) **P**aradoxical embolism：奇異性塞栓

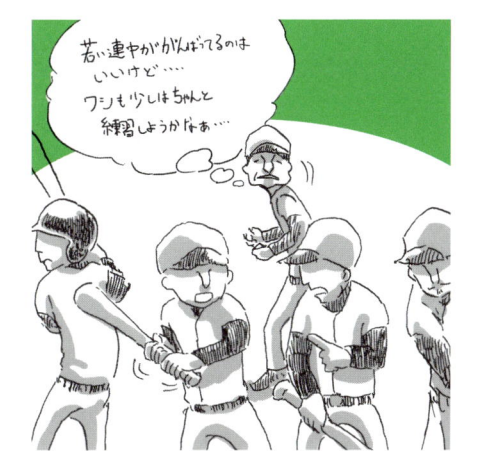

72 認知症の原因

黒川勝己

解説

認知症とは，一度正常に達した認知機能が，後天的な脳の障害によって持続性に低下し，日常生活や社会生活に支障を来すようになった状態とされる。認知症の原因はきわめて多彩であるが，中枢神経変性疾患と二次性脳障害に大別される。二次性脳障害による認知症のなかには，治療可能な認知症（treatable dementia）が含まれており，見逃さないことが望まれる。

▶ 中枢神経変性疾患

中枢神経の中のある特定の神経細胞群が徐々に脱落していく疾患を中枢神経変性疾患と呼ぶ。認知機能に関連する神経細胞が障害を受けて脱落すると認知症を生じる。

Alzheimer 病：日本では最も頻度が多い。

前頭側頭型認知症：脱抑制や非社会的行動などが初期から顕在化する。

Lewy 小体型認知症 / Parkinson 病：変性疾患では，Alzheimer 病についで頻度が高い。レム期睡眠行動異常症（sleep behavior disorder：RBD）や幻視の頻度が高い。

進行性核上性麻痺：パーキンソニズムと眼球運動障害を呈し，進行とともに認知症の出現頻度が高くなる。

大脳皮質基底核変性症：失行などの大脳皮質症状と錐体外路症状を示す疾患であり，全経過をみるとかなりの頻度で認知症を伴う。

Huntington 病：舞踏運動とともに認知症も特徴である。

▶ 二次性脳障害

脳血管障害の頻度が高いが，脳外科的治療や内科的治療にて改善する可能性がある疾患・病態があり，それらの検索が必要である。

脳血管障害：血管性認知症（vascular dementia：VaD）と呼ばれ，Alzheimer 病に次いで頻度が高い。多発梗塞性，小血管病変性，脳出血性などがある。

脳神経外科疾患：慢性硬膜下血腫，脳腫瘍，正常圧水頭症（認知症，前頭葉性歩行障害および尿失禁が三主徴とされる），頭部外傷などがある。脳外科的治療により治療可能な疾患が含まれている。

代謝性疾患，内分泌疾患：腎不全（尿毒症・透析脳症），肝不全（肝性脳症），慢性心不全，慢性呼吸不全，甲状腺機能低下症，下垂体機能低下症，副腎皮質機能低下症，Cushing 症候群，反復性低血糖，電解質異常など全身疾患に関するものがある。

栄養欠乏症：慢性アルコール中毒（Wernicke-Korsakoff 症候群，ペラグラ，Marchiafava-Bignami 病），ビタミン B_{12} 欠乏，葉酸欠乏がある。

薬物・中毒：抗がん剤〔5-FU，メトトレキサート，カルモフール（日本では販売中止）〕，向精神薬（ベンゾジアゼピン系，抗うつ薬，抗精神病薬），重金属（水銀，マンガン，鉛），一酸化炭素，などがある。

感染症：髄膜脳炎，ヒト免疫不全ウイルス（human immunodeficiency virus：HIV）感染症〔後天性免疫不全症候群（acquired immunodeficiency syndrome：（AIDS）脳症），梅毒（進行麻痺），Creutzfeldt-Jokob 病，亜急性硬化性全脳炎，進行性多巣性白質脳症，脳膿瘍により認知症を生じる。

自己免疫性・炎症性・脱髄性疾患：膠原病，血管炎，Behçet 病，辺縁系脳炎，傍腫瘍症候群，多発性硬化症，急性散在性脳脊髄炎（acute disseminated encephalomyelitis：ADEM），視神経脊髄炎などがあり，免疫療法にて改善する疾患が含まれる。

精神疾患：偽認知症である。

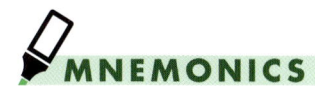

MNEMONICS

日本語

コンセプト

結果待ちしている様子。

語呂合わせ

あれ？　書く前に判定中か。なおるの？　結果が水面下。ようやく免除もいかんせん栄誉ない。

語呂の説明

奨学金受給希望の理由を書く前に判定されていることに疑問を持ち，抗議したところ，結果が水面下で修正されることとなった。ようやく，授業料免除になるも，栄誉はない。

医学的説明

あ＝Alzheimer 病
れ＝Lewy 小体型認知症
書く（かく）＝進行性核上性麻痺
まえ＝前頭側頭型認知症
判（はん）＝Huntington 病
定（てい）＝大脳皮質基底核変性症
中＝中枢神経変性
なおるの？＝二次性の treatable dementia
結果＝脳血管障害
水＝正常圧水頭症
面＝mental disorders
下＝慢性硬膜下血腫
よう＝葉酸欠乏症
やく＝薬物・中毒
免＝自己免疫性
かんせん＝感染症
栄誉＝栄養欠乏
ない＝内分泌疾患

英語

語呂合わせ

Front[1] A[2]p[3]p[4]le[5] Hun[6]k(c)[7], P[8]a[9]n[10]i[11]c[12] M[13]e[14]d[15]

（Front apple Hunk, Panic Med＝フロントのかっこいいリンゴと，パニックな医療）

【中枢神経変性疾患】

1) Frontotemporal dementia：前頭側頭型認知症
2) Alzheimer disease：アルツハイマー病
3) Progressive supranuclear palsy（PSP）：進行性核上性麻痺
4) Parkinson disease：パーキンソン病
5) Dementia with Lewy bodies：レヴィー小体型認知症
6) Huntington's disease：ハンチントン病
7) Corticobasal degeneration：大脳皮質基底核変性症

【二次性脳障害】

8) Psychiatric disorder：精神疾患
9) Autoimmune：自己免疫性
10) Neurosurgery：脳神経外科疾患
11) Infection：感染症
12) Cerebrovascular：脳血管障害
13) Malnutrition：栄養欠乏症
14) Endocrine / Metabolism：代謝性疾患，内分泌疾患
15) Drug / Intoxication：薬物・中毒

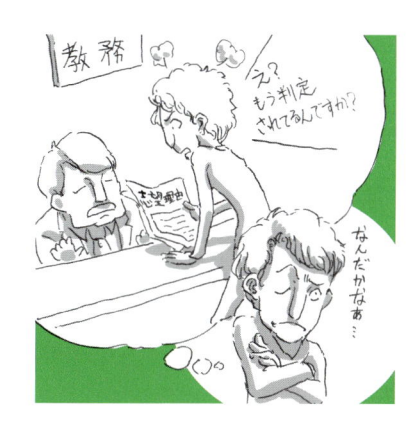

PART X 皮膚疾患

73 皮疹の種類

平島／修

📖 解説

皮疹は一般に，原発疹，続発疹，特定の皮膚病変に分類される。皮疹の形態から種類を表現することはその皮疹を理解することにつながる。

▶ 原発疹

皮膚疾患に起因する皮疹。

平坦で触知できないもの

- 紅斑(erythema)：真皮の血管拡張と充血による，紅色の斑。圧迫にて消退する。多形滲出性紅斑，環状紅斑，バラ疹など。
- 紫斑(purpura)：真皮あるいは真皮下層の血管が破綻し出血したもの。圧迫で消退しない。触知可能な紫斑は，抗原抗体複合体(血管炎)を示唆する。
- 白斑(leucoderma)：メラニン色素異常による白色の斑。
- 色素斑(pigmentation)：メラニン，ヘモジデリン，カロチン，あるいは薬剤による褐色，青色，黄色などの色素沈着。

触知できる硬いもの

- 丘疹(papule)：限局した触知しうる皮膚の変化で，5 mm 未満のもの。表皮あるいは真皮の炎症，浮腫，増殖性変化による。
- 結節(nodule)：限局した触知しうる皮膚の変化で，0.5 cm 以上 3 cm 未満のもの。
- 膨疹(wheal)：皮膚の限局性浮腫，一過性の隆起でかゆみを伴う。
- 腫瘤(tumor)：3 cm 以上の限局した充実性隆起。炎症あるいは腫瘍による。

液状の内容物を含むもの

- 水疱(vesicle, bulla)：透明の液体を内容にもつ皮膚隆起。1 cm 未満を vesicle，1 cm 以上を bulla と呼ぶ。天疱瘡，類天疱瘡，ウイルス性水疱。
- 膿疱(pustule)：膿を内容にもつ皮膚隆起。無菌性膿疱と細菌性膿疱がある。
- 嚢腫(cyst)：真皮内に存在する空洞で，角質，脂肪，液体成分，細胞成分などから成る。

▶ 続発疹

原発疹から時間経過にて起こる皮疹，または外傷，瘙痒，治療により出現した皮疹。

- 鱗屑(scale)：角質が皮膚面に異常に蓄積した状態。剥がれて脱落する場合を落屑という。
- 痂皮(crust)：角質，血液，膿，壊死組織が固まったもの。
- びらん(erosion)：表皮基底層に及ぶ表皮の欠損。一般に紅色を呈し，湿潤している。
- 潰瘍(ulcer)：真皮ないし皮下組織に達する深い組織欠損。
- 表皮剥離(excoriation)：掻爬，外傷により生じた表皮の欠損。
- 亀裂(fissure)：表皮深層または表皮に達する細く深い線状の切れ目。
- 萎縮(atrophy)：皮膚組織の退行変性により生じたもの。皮膚は厚くなり，表面は乾燥し，皺を生じる。

▶ 特定の皮膚病変

- 紅皮症(erythroderma)：全身の皮膚が紅潮し，落屑を伴う状態。
- 皮斑(livedo)：網状，樹枝状の紅斑。真皮下の毛細血管拡張による。
- 苔癬化(lichen)：慢性の経過で皮膚が肥厚し，硬くなった状態。
- 局面(papule)：真皮浅層に限局する大型の隆起した皮疹。しばしば丘疹が融合して形成される。
- 粃糠疹(pityriasis)：角化の異常により，糠のように剥がれ落ちる状態。
- 魚鱗癬(ichthyosis)：全身の乾燥により，鱗状の鱗屑が出来る状態。

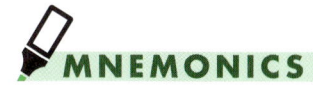

MNEMONICS

日本語

コンセプト

いろいろな事が重なり合って不思議な現象が起こった
様子。

語呂合わせ

<u>原発反対</u>の<u>ケチ</u>な<u>首脳</u>の反応で<u>急に</u>泡が膨らんだ。続
いて，<u>カメ</u>の体には，<u>表</u>（おもて）に<u>びら</u>びらな<u>鱗</u>，<u>貝</u>
の<u>縮んだ皮</u>。<u>特定の赤い魚</u>に<u>糠</u>をつけると，<u>苔</u>が生え
て<u>お局様</u>に<u>批判</u>された。

語呂の説明

原発反対を唱える首脳によって泡が膨らみ，カメの体
にはびらびらな鱗が出来たり皮が縮んだり。さらに赤
い魚には苔が生え，その失敗をお局様にみつかって小
言をいわれてしまった。

医学的説明

【原発疹】
原発反対＝原発疹
ケチ＝結節
首脳＝腫瘤
の＝膿疱

反応＝斑，嚢腫
急に＝丘疹
泡＝水疱
膨らんだ＝膨疹
【続発疹】
続いて＝続発疹
カメ＝亀裂
表＝表皮剥離
びらびら＝びらん
鱗＝鱗屑
貝＝潰瘍
縮んだ＝萎縮
皮＝痂皮
【特定の皮膚病変】
特定の＝特定の皮膚病変
赤い＝紅皮症
鱗＝魚鱗癬
糠＝粃糠疹
苔＝苔癬化
お局様＝局面
批判＝皮斑

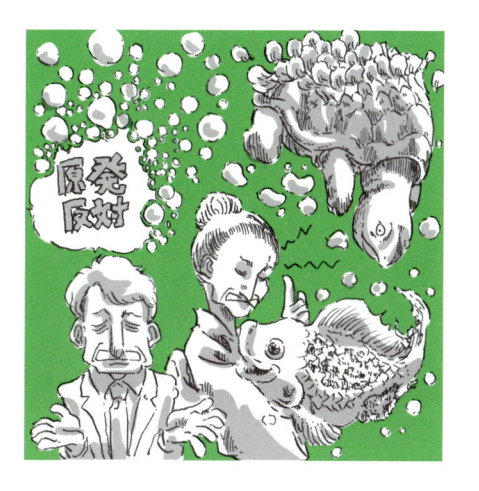

✎ MNEMONICS

英 語

語呂合わせ

【原発疹】

Pi[1)][2)] le Pur[3)][4)] Whea[5)]t[6)] Pa(i)[7)]n[8)] Vi(e)[9)]sit (cyst)[10)] Pass(us)[11)]

(Pile pure wheat pain* visit pass＝純粋な小麦のパンと滞在バスを積み上げる)

【続発疹】【特定の皮膚疾患】

F[12)]a[13)]c[14)]e[15)] U[16)]s[17)]e[18)] E[19)]ig(c)ht[20)] Li[21,22)]p[23,24)]s

(Face use eight lips＝顔は8つの唇を使う)

【原発疹】

平坦で触知できない：斑

1) **Pi**gmentation：色素斑
2) **Le**ukoderma：白斑
3) **Pur**pura：紫斑
4) **Er**ythema：紅斑

触知できる硬いもの

5) **Wheal**：膨疹
6) **Tumor**：腫瘤
7) **Pa**pule：丘疹

8) Nodule：結節

液状の内容物を含むもの

9) **Ve**sicle, bulla：水疱
10) **Cyst**：嚢腫
11) **Pus**tule：膿疱

【続発疹】

12) **Fissure**：亀裂
13) **Atrophy**：萎縮
14) **Crust**：痂皮
15) **Erosion**：びらん
16) **Ulcer**：潰瘍
17) **Scale**：鱗屑
18) **Excoriation**：表皮剥離

【特定の皮膚疾患】

19) **Erythroderma**：紅皮症
20) **Ich**thyosis：魚鱗癬
21) **Livedo**：皮斑
22) **Lichen**：苔癬化
23) **Papule**：局面
24) **Pityriasis**：粃糠疹

＊ pain：フランス語でパン。

私の
記憶術

平島　修

恥ずかしながら私は記憶するのがものすごく苦手です。記憶力の悪い自分を分析し，たどり着いたのはカンニング(?!)という手法でした。

　皆さんもぎっしりと書き込まれたメモ帳をおもちかもしれません。しかし，これはメモ帳とは少し違います。その名を「フィジクラカード（フィジカルクラブカード）」といいます。カードには身体診察に関するチェックポイントを羅列形式で記載しています。

　私は臨床教育の中心として，ベッドサイドの回診を行っています。患者を診察する前に，詰所や廊下の脇で必要な診察は何かを話し合います。このとき，指導医の私は，カンニングカードを脇目に見つつ，「慢性閉塞性肺疾患が疑われるこの患者の視診すべき所見を8つ述べよ」と，研修医に問題を出します。そして新しい真っ白なカードに答えを書き，研修医に渡し，次は研修医が別の現場で問題を出せるように指導しています。教科書に書かれた診察が実際の患者に生かせるのかは，その状況に

教科書に書かれていたことを思い出せるかにかかっています。いつそのときがやってくるかわからない状態で細かい診察手技を覚えておくのは不可能と考えた私は，カンニングするということを思いついたのです。

　しかし，最初はカンニング（＝備忘録）なのだから，と開き直り，カードを見ながら問題を出していましたが，繰り返し問題を出しているうちに自然と覚えてしまい，結局カードを見ずに問題を出す項目も増えていきました。答えは胸ポケットに置きつつ，自分が答えをいうのではなく周囲に答えを促すと，予想外に重要な返答をする研修医もいます。繰り返し問答をすることで自分が暗記するだけでなく，研修医の返答・質問にも柔軟に答えられるようになります。

　持ち歩かなければ診察道具は使わなくなることと同様に，知識もその都度確認ができなければ忘れて使われなくなります。あえて名刺サイズでカードを作成し，いつでも胸ポケットに忍ばせ，カード発動のチャンスをうかがって診療を行うと，カードを使えると気持ちよく教育回診も実りが大きくなります。

　ベッドサイドで教育しながら繰り返し知識を使う機会をつくって記憶する。これが私の記憶術です。

フィジクラカード。無地の名刺カードに各疾患・病態の身体診察ポイントを網羅的に記載したもの。

74 瘙痒症の原因

平島／修

📖 解説

皮膚疾患の多くは瘙痒を伴う。かゆみには，知覚神経から刺激された肥満細胞からヒスタミンが放出される末梢性のかゆみと，オピオイドがオピオイド受容体に結合することによる中枢性のかゆみがある。

▶ 湿疹性疾患

アトピー性皮膚炎：乳児期，小児期より生じる瘙痒性疾患。

接触性皮膚炎：生活環境下のすべてのものが接触源となり，刺激性あるいはアレルギー性に局所の湿疹反応を起こす。おむつ，時計，化粧品など原因となる接触源はさまざまである。

脂漏性皮膚炎：頭皮，顔面，体幹などの皮脂に富んだ部位に生じる鱗屑性疾患。

Vidal 苔癬：境界明瞭な苔癬化した局面。頸，腋窩，陰部に好発する。Vidal 苔癬は，衣服の摩擦など弱い刺激と，それに対する繰り返す掻爬行為により形成される。

貨幣状湿疹：コイン状の漿液性丘疹が集簇する湿疹。扁桃炎やう歯などの再燃とともに出現することから，病巣感染からのアレルギー反応と考えられている。

自家感作性皮膚炎：原発疹の増悪とともに全身に散布される丘疹，紅斑。原発巣の組織，細菌が血流あるいは掻爬した手を介して，全身に散布されることによる。

うっ滞性皮膚炎：静脈還流不全により出現する皮膚病変。慢性の経過で下肢の紅斑，鱗屑，色素沈着，浮腫を呈する。

▶ 蕁麻疹

蕁麻疹（急性・慢性）：膨疹が病的に出現する疾患。

物理性蕁麻疹：特定の物理刺激により生じる蕁麻疹。刺激によって，機械性蕁麻疹，寒冷蕁麻疹，日光蕁麻疹，温熱蕁麻疹などに分けられる

コリン性蕁麻疹：運動や入浴，精神的緊張などの発汗刺激により出現する蕁麻疹。汗腺を支配するアセチルコリンに対する過敏症と考えられている。

▶ 角化症

乾癬：円形，紅斑性の鱗屑を伴う遺伝性炎症性皮膚疾患。境界明瞭で大きさが多様の丘疹，局面を認める。

▶ 水疱性疾患

水疱性類天疱瘡：瘙痒を伴う浮腫性紅斑，大型の緊張性水疱を特徴とする自己免疫性疾患。

▶ 感染症

糸状菌症（白癬）：全身のあらゆる場所に発症しうるが，毛包や爪，趾間部に好発する。

疥癬：疥癬虫（ヒゼンダニ）の寄生による皮疹。激しい瘙痒を伴い，指間，腋窩，外陰部などに好発し，線状の皮疹（疥癬トンネル）を形成する。

▶ 皮膚瘙痒症

かゆみの原因となる皮膚病変がないのに，瘙痒を伴う場合を皮膚瘙痒症という。皮膚瘙痒症の原因では，加齢による皮膚乾燥が最も頻度が高いが，全身疾患が原因になることもある。その機序にはさまざまなものが考えられているが，まだ明らかでない部分も多い。

腎疾患：透析，尿毒症

肝疾患：胆汁うっ滞，原発性胆汁性肝硬変，肝不全

内分泌疾患：甲状腺機能亢進・低下症，糖尿病

血液疾患：鉄欠乏性貧血，真性多血症

悪性腫瘍：白血病，悪性リンパ腫，種々の内臓がん

神経疾患：多発性硬化症，ヘルペス感染後神経症

感染症：ヒト免疫不全ウイルス（human immunodeficiency virus：HIV），寄生虫

その他：加齢（老人性乾皮症），妊娠，熱傷後，肥満細胞症

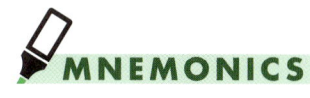

MNEMONICS

日本語

コンセプト

すごいカレーです。

語呂合わせ

全身を湿らせ，蕁麻疹が出る，泡を感じる，化けるカレー。

語呂の説明

全身を湿らせ，蕁麻疹を出現させ，泡を感じることのできる，化ける，ものすごいカレーがある。

医学的説明

全身＝全身疾患（皮膚瘙痒症）
湿らせ＝湿疹性疾患
蕁麻疹＝蕁麻疹
泡＝水疱性疾患
感じる＝感染症
化ける＝角化症
カレー＝加齢

英 語

語呂合わせ

$I^{1)}n^{2)}c^{3)}h^{4)} H^{5)}e^{6)}r^{7)}o^{8)}$

（Inch hero＝インチサイズのヒーロー）

【皮膚瘙痒症】

1) Infection：感染症
2) Neurological disease：神経疾患
3) Cancer：悪性腫瘍
4) Hematologic disease：血液疾患
5) Hepatic / Liver disease：肝疾患
6) Endocrine disease：内分泌疾患
7) Renal / Kidney disease：腎疾患
8) Others：その他

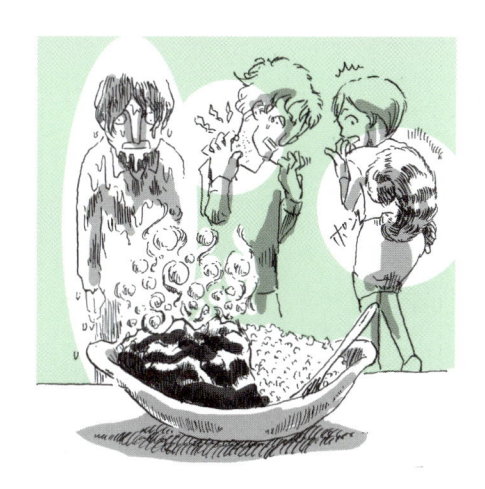

75 電撃性紫斑病の原因

平島/修

解説

電撃性紫斑病は，急速進行性に四肢の虚血性壊死を認め，全身に紫斑を呈する病態である。先天的にプロテインCが欠損する場合と，重症感染症により後天的にプロテインCが消費されて起こる，急激に進む死亡率の高い重篤な病態である。救命のために，四肢の切断が必要になることが多い。欧米の報告では髄膜炎菌感染が高いが，日本では髄膜炎菌の頻度は低く，肺炎球菌が多い。

▶先天性

プロテインC欠損症：遺伝性の欠損症で，ホモ接合体あるいは複合ヘテロ接合体欠損症がある。いずれも出生直後より全身の紫斑病を呈することが多いが，ヘテロ接合体の場合，成人後に静脈塞栓症，紫斑病を起こすことがある。

▶後天性

いずれも重症敗血症により後天的にプロテインC欠乏状態となり，重症の紫斑病を来す。同時に，敗血症性ショック，播種性血管内凝固(disseminated intravascular coagulation：DIC)，多臓器不全を来す可能性も高い。

髄膜炎菌：髄膜炎菌は小児，若年者の髄膜炎あるいは髄膜炎＋菌血症，髄膜炎のない菌血症を起こす。菌血症の約15～25%で電撃性紫斑病を来す。

肺炎球菌：肺炎，髄膜炎の代表的細菌であるが，感染巣がはっきりしないショックやDICなどの重篤な経過をたどる侵襲性肺炎球菌感染症で，電撃性紫斑病を起こすことがある。特に，脾臓摘出後，糖尿病，アルコール多飲，なんらかの免疫不全を背景疾患にもつ場合，リスクは上がる。

溶連菌(A群β溶血性レンサ球菌)：人食いバクテリアとも呼ばれる，劇症型溶連菌感染症で，電撃性紫斑病を起こすことがある。扁桃炎の壊死性筋膜炎の起因菌。

黄色ブドウ球菌：皮膚では，主に軽症の伝染性膿痂疹を起こすが，ブドウ球菌性熱傷様皮膚症候群(staphylococcal scalded skin syndrome：SSSS)やトキシックショック症候群を合併すれば，重症化する場合がある。

インフルエンザ菌：インフルエンザ菌は莢膜保有株(type a～fに分けられる)と莢膜非保有株とに分けられる。type b(Hib)は，小児における細菌性髄膜炎，菌血症などの重症感染症の原因となる。

カプノサイトファーガ・カニモルサス(Capnocytophaga canimorsus)：グラム陰性桿菌で，イヌやネコなどによる咬傷・創傷から感染し，敗血症，髄膜炎，DICを引き起こす。

MNEMONICS

日本語

コンセプト

振って出来たワインでよく酔える様子。

語呂合わせ

<u>先</u>に<u>ブドウ</u>を<u>カップ</u>に入れて<u>随分振る</u>と，一<u>杯</u>で<u>酔う</u>。

語呂の説明

先にブドウをカップに入れてずいぶん振ると，ワインが出来て，一杯でも十分に酔える様子。

医学的説明

先に＝先天性
ブドウ＝黄色ブドウ球菌
カップ＝カプノサイトファーガ・カニモルサス
随分＝髄膜炎菌
振る＝インフルエンザ菌
杯＝肺炎球菌
酔う＝溶連菌

英　語

語呂合わせ

Pro[1]**m**[2]**i**[3]**s**(**e**)[4,5] **Gas**[6] **Cap**[7]
（Promise gas cap＝ガスのキャップを約束する）

1) **Prot**ein C deficiency：プロテイン C 欠損症 ⎤ 先天性
2) *Neisseria meningitidis*：髄膜炎菌
3) *Haemophilus influenzae*：インフルエンザ菌
4) *Streptococcus pneumoniae*：肺炎球菌
5) *Staphylococcus aureus*：黄色ブドウ球菌 ⎤ 後天性
6) Group **A** **S**treptococcus（GAS）：A 群 β 溶血性レンサ球菌
7) *Capnocytophaga canimorsus*：カプノサイトファーガ・カニモルサス

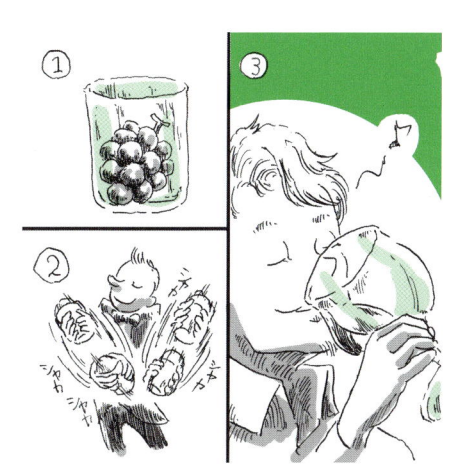

PART XI 眼・耳鼻咽頭系

76 眼球充血の原因

鈴木智晴

📖 解説

眼球充血には，結膜充血，毛様充血，強膜充血が含まれる。結膜充血と強膜充血は，眼球運動に伴い，強膜とともに動くものを強膜充血，結膜とととともに動くものを結膜充血，と区別することができる。また，結膜充血は円蓋に多く，角膜周囲には及ばないことがあるが，毛様充血はぶどう膜の病変と関連し，角膜周囲に強くみられる。眼球充血は眼球の疾患によるもののほか，全身疾患の一症状ということもあり，眼球から全身疾患を想起することもできるため，重要な身体所見である。

はじめに，眼球充血の原因を6つに分類する。

1. 結膜炎
2. 強膜炎
3. ぶどう膜炎
4. 閉塞隅角緑内障発作
5. 角膜炎
6. その他〔眼瞼の疾患，群発頭痛，外傷（前房出血など），ドライアイ，硬膜動静脈瘻（海綿静脈洞）〕

そのうち，失明につながりうる，眼科に相談すべき症候を次に挙げる。
- 閉塞隅角緑内障
- 前房蓄膿〔眼内炎（ぶどう膜炎）を示唆する〕
- 前房出血（外傷による）
- ぶどう膜炎
- 感染性角膜炎
- 強膜炎
- Stevens-Johnson症候群（角膜，結膜，ぶどう膜いずれにも炎症を起こす）
- 硬膜動静脈瘻（海綿静脈洞）

ここで，上記の1~6の疾患を解説していく。

▶ 結膜炎

結膜炎はその病因により，細菌性，ウイルス性，アレルギー性に大別される。それぞれの代表的な原因を次に記す。

ウイルス性結膜炎：アデノウイルス，ヒトヘルペスウイルス，ヒト免疫不全ウイルス，麻疹，帯状疱疹など。

細菌性結膜炎：ブドウ球菌（*Staphylococcus*），レンサ球菌（*Streptococcus*），インフルエンザ菌（*Hae-*

mophilus），緑膿菌（*Pseudomonas aeruginosa*），モラキセラ・カタラーリス（*Moraxella catarralis*），性感染症〔クラミジア・トラコマティス（*Chlamydia trachomatis*），淋菌（*Neisseria gonorrhoeae*）など〕

アレルギー性結膜炎：通年性，季節性アレルゲンによるものや，薬剤によるもの（目薬による接触性皮膚炎，Stevens-Johnson症候群）がある。

▶ 強膜炎

強膜炎は全身疾患に伴って認めることが多く，潰瘍を形成し失明につながることがあり眼科医への相談が必要である。強膜炎を来す代表的な疾患としては，全身性エリテマトーデス（systemic lupus erythematosus：SLE）や血管炎が挙げられる。

そのほか，眼球充血を来しうる全身疾患は以下のとおり：川崎病，発疹チフス，ツツガムシ病，旋毛虫病，Basedow眼症，サルコイドーシス，SLE，血管炎（再発性多発軟骨炎，Cogan症候群など），反応性関節炎（Reiter症候群）。

▶ ぶどう膜炎，閉塞隅角緑内障発作，角膜炎

毛様充血を来す疾患として，緑内障発作とその他全身疾患によるものが挙げられる（サルコイドーシス，Sjögren症候群など）。感染症としては，眼内炎が挙げられる。全身疾患に伴うものや，眼内炎では前房蓄膿を合併することがあり，眼科医への緊急の相談が必要となる目安となる。

▶ その他

涙嚢炎：涙嚢の感染によって起こる炎症である。涙嚢周囲の発赤がみられる。

外傷：打撲，異物や化学物質の刺激によって起こる。強アルカリ性の化学性眼外傷や，打撲による眼球破裂や前房出血を来すと失明の可能性があり，眼科医への相談が必須である。

結膜下出血：結膜下の出血で，red eyeの文字どおり，眼球が真っ赤になり，患者は驚いて受診するが，疼痛を伴わないものであれば出血の吸収を待てばよい。疼痛を伴うものについては，穿通性眼外傷がないか，観察が必要である。

ドライアイ：閉経後の女性に多い特発性の涙液現象によって起こる，角膜・結膜の乾燥による炎症である。

Sjögren 症候群や Basedow 眼症といった疾患や，抗コリン薬による涙液減少に伴う続発性のものもある。

眼瞼の疾患（麦粒腫，霰粒腫，眼瞼炎）：麦粒腫はブドウ球菌群による感染性の眼瞼皮膚・結膜炎で，霰粒腫はマイボーム腺の閉塞によって起こる非感染性の眼瞼皮膚・結膜炎である。両者ともに自然軽快する。

群発頭痛：一次性頭痛の1つ。若年から中年男性にみられる，一時的な，片側の眼窩周囲，側頭部の激痛であり，結膜充血や流涙，顔面紅潮などを来す。

睫毛内反：老人では，結合組織，筋の萎縮によって，下眼瞼の内反が起こり，睫毛の刺激によって角結膜炎が生じる，老人に多い疾患である。手術や睫毛抜去，眼軟膏の塗布が行われる。

硬膜動静脈瘻（海綿静脈洞）：頸動脈と海綿静脈洞の動脈-静脈シャント血流によって静脈うっ滞が起こり，充血を引き起こす。拍動性の眼球突出を認めることがある。外眼筋麻痺を起こし複視を来すことがある。

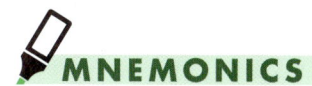

MNEMONICS

日本語

コンセプト

群れる吸血鬼が飲み込んだブドウが硬くて喀血してしまう様子。

語呂合わせ

吸血鬼の群れが協力して硬いブドウを食べるも喀血。

語呂の説明

吸血鬼が木になるブドウを協力してとり，食べたものの，ブドウが硬すぎて飲み込んだ際，気道を損傷し喀血してしまった。

医学的説明

吸血鬼＝眼球充血
群れ＝群発頭痛
協＝強膜炎
カ＝閉塞隅角緑内障発作
硬い＝硬膜動静脈瘻
ブドウ＝ぶどう膜炎
喀＝角膜炎
血＝結膜炎

英　語

語呂合わせ

G$^{1)}$o$^{2)}$ S$^{3)}$u$^{4)}$c$^{5)}$k$^{6)}$

（Go suck＝行って，吸う）

1) Angle-closure glaucoma：閉塞隅角緑内障発作
2) Others：その他
3) Scleritis：強膜炎
4) Uveitis：ぶどう膜炎
5) Conjunctivitis：結膜炎
6) Keratitis：角膜炎

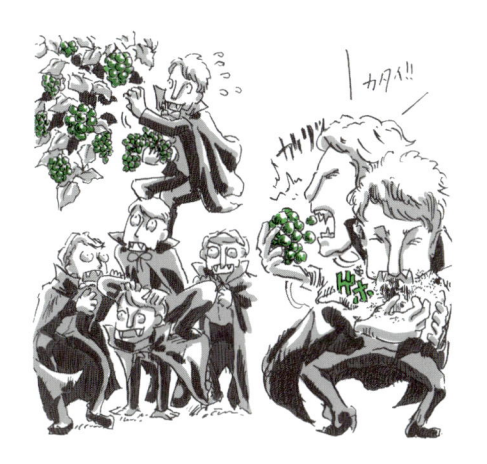

77 難聴の原因

鈴木智晴

📖 解説

難聴は伝導障害または感覚障害，もしくは伝導障害と感覚障害の合併によって生じる。聴力にかかわる解剖として，外耳道，聴器，聴神経，中枢神経が挙げられる。これらのいずれかに障害を生じると難聴を発症する。難聴の原因は，前述した解剖の局所的な問題によることが多いが，全身疾患の一徴候として，難聴が出現する場合があることに注意したい。

▶ 聴器の障害（伝音難聴）

外耳道の閉塞：耳垢塞栓，（悪性）外耳道炎，外耳道腫瘍〔外耳道外骨腫（サーファーズイヤー），悪性腫瘍〕，外傷，尋常性乾癬（鱗屑による閉塞），アミロイドーシス（肉芽腫形成）。

- **耳垢塞栓**：耳垢による外耳道の閉塞
- **尋常性乾癬**：鱗屑による外耳道の閉塞
- **（悪性）外耳道炎**：膿や線維性組織による外耳道の閉塞。糖尿病患者では緑膿菌を原因菌とする悪性外耳道炎が引き起こされる。
- **外耳道腫瘍**
  - **外耳道外骨腫**：冷水への反復曝露で生じる良性腫瘍。成長により外耳道が閉塞し伝音難聴を来す。サーフィン愛好者に多いことから，サーファーズイヤーという俗称がある。
  - **外耳道悪性腫瘍**：腫瘍による外耳道閉塞を来す。組織型は扁平上皮がんなど。
  - **真珠腫性中耳炎**：中耳で増殖する扁平上皮による，組織学的には良性の腫瘍。
  - **鼓膜や鼓室の破壊**を来し，難聴を引き起こす。
  - **鼓膜穿孔**：外傷や音圧による物理的な鼓膜の損傷によって，伝音難聴を来す。

中耳の問題

- **鼓膜の障害**：鼓膜穿孔，水疱性鼓膜炎，急性／慢性中耳炎
- **耳管の障害**：耳管機能不全（上気道感染，アレルギーによる耳管咽頭口の閉鎖）
- **耳小骨の障害**：耳小骨離断，真珠腫性中耳炎，耳硬化症
- **中耳の障害**：鼓室型グロームス腫瘍
  以下，上記に挙げたいくつかを説明する。
- **中耳炎**：中耳における感染症により，中耳へ液体貯留が起こって鼓膜の可動性が低下し，伝導難聴が起こる。
- **耳硬化症**：アブミ骨の進行性の骨異形成により，卵円窓にアブミ骨が固定され，鼓膜の可動性が損なわれて伝導障害が起こる。
- **耳小骨離断**：外傷などにより，耳小骨関節が脱臼して伝導障害が起こる。
- **耳管機能不全**：中耳は耳管を通じて咽頭と通じ，鼓膜外と中耳の圧格差はない。耳管咽頭口は咽頭における耳管の開口部だが，咽頭炎やアレルギー性鼻炎などで耳管咽頭口の浮腫が起こると，鼓膜内外での圧格差が生じ，鼓膜の可動性が低下して難聴が起こる。
- **水疱性鼓膜炎**：マイコプラズマ（*Mycoplasma*）感染によって起こる，鼓膜の水疱性病変。伝音難聴を来す。
- **鼓室型グロームス腫瘍**：血流に富む傍神経節由来の良性腫瘍。拍動性の耳痛を伴うことがある。難聴は伴わないこともある。

▶ 聴神経障害（感覚障害）

先天性難聴：周産期の感染により，伝音および感音難聴を来す。

TORCH 症候群：妊娠中の感染により，胎児奇形を引き起こす疾患群。TORCH は以下の頭文字で，たいまつの意のネモニクス。

- *Toxoplasma*（トキソプラズマ症）
- Others〔その他：B 型肝炎ウイルス，コクサッキーウイルス，EB（Epstein-Barr）ウイルス，水痘・帯状疱疹ウイルス，梅毒など〕
- Rubella（風疹）
- Cytomegalovirus（サイトメガロウイルス）
- Herpes simplex virus（単純ヘルペスウイルス）
- **遺伝性難聴**：ミトコンドリア脳筋症など。

そのほか，薬剤の胎児期曝露でも聴器の発達に影響するものがある：レチノイン酸（ビタミン A），キニン，アルコール，違法薬物。

後天性の感音難聴

- **加齢性難聴**：加齢に伴い進行する，高音域の感音難聴。
- **騒音性難聴**：騒音への曝露によって，蝸牛の損傷が起こり，難聴を生じる。
- **Ménière 病（内リンパ水腫）**：耳閉塞感や耳痛，感音難聴，数時間持続する回転性めまいを認める。難聴は 12〜24 時間で軽快する。
- **Paget 病（骨迷路型）**：骨迷路を破壊し，感音難聴を来す。

- **内耳炎(蝸牛炎)**：成人ではウイルス性のものが原因となる。小児では髄膜炎の一徴候で出現することがある。感音難聴を来す。ウイルス性蝸牛炎では，回転性めまい，顔面神経麻痺を伴うことがある。
- **聴神経腫瘍**：聴神経由来の良性腫瘍。第8脳神経(内耳神経)の蝸牛枝に好発する。片側の感音難聴が主訴となることが多い。そのほか，耳痛やふらつき，頭痛を認めることもある。
- **側頭骨骨折**：縦骨折では，外耳道から鼓室を損傷し，伝音難聴を生じる。横骨折では，内耳から内耳道を損傷し，感音難聴を生じる。
- **薬剤性**：抗菌薬(アミノグリコシド系薬など)，抗結核薬，サリチル酸，ループ利尿薬，シスプラチンなど。

- **自己免疫性**：全身性エリテマトーデス(systemic lupus erythematosus)，Cogan 症候群，多発血管炎性肉芽腫症，関節リウマチ，血管炎など。
- **その他の全身性疾患**：糖尿病(蝸牛動脈閉塞)，甲状腺機能低下症，脂質異常症，腎不全，感染症(麻疹，ムンプス，神経梅毒)。

末梢性の難聴ではないが，鑑別として重要なものを記載しておく。

▶中枢神経障害(感覚障害)

- 多発性硬化症
- 脳血管疾患

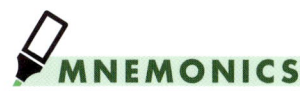

MNEMONICS

日本語

コンセプト

焼酎を飲んだところ体に出来た異様なできものが出現した様子。

語呂合わせ

昨日，焼酎飲んで硬くてグロいぶつぶつ出来た。

語呂の説明

昨日，焼酎を飲んだところ，体に硬くて気持ち悪い水泡状のできものが出現してしまった様子。

医学的説明

昨日＝耳管機能不全
焼＝耳小骨離断
酎＝中耳炎
硬＝耳硬化症
グロい＝鼓室型グロームス腫瘍
ぶつぶつ＝水疱性鼓膜炎

英　語

語呂合わせ

EX$^{1)}$-M$^{2)}$A$^{3)}$C$^{4)}$
(Ex-MAC＝昔の MAC)

1) **EX**ternal auditory canal：外耳道 ⎱ 伝導障害
2) **M**iddle ear：中耳 ⎰
3) **A**uditory nerve：聴神経障害 ⎱ 感覚障害
4) **C**NS(central nervous system)：中枢神経障害 ⎰

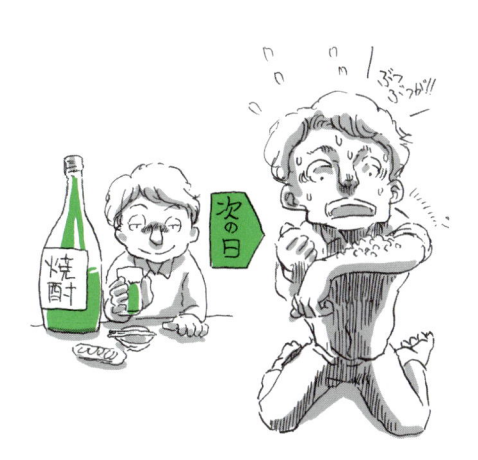

78 耳性めまいの原因

鈴木智晴

🔍 解説

耳性めまいは前庭および前庭神経の障害で起こるめまいである。耳性めまいの性状は回転性である。めまい患者に「どんなめまいですか？」と問うと，回転性めまいの場合には「自分が回る」，「世界が回る」，「頭が地面にスーッと引き込まれる」などという返事が返ってくることが多い。末梢性めまいらしさ，中枢性めまいらしさを認識しておくことが，鑑別に役立つ。

注視眼振は中枢性らしさを反映し，頭位を反対方向に回すと，反対方向の眼振が出現する「交代性眼振」は，耳性めまいのなかでも良性発作性頭位めまい症（benign paroxysmal positional vertigo：BPPV）の可能性を高める。頭位変換で悪化するということだけではBPPVとできないことに注意が必要である。

▶ 難聴なし

秒の単位：良性発作性頭位めまい症（BPPV）
回転性めまいの病因のうち，最多のものと考えられる。耳石の位置異常が原因とされる。疾患像は次のとおり。頭位変換の後，わずかな潜時（頭位変換から，めまい出現までのタイムラグのこと）があり，回転性めまいを生じる。めまいの持続時間は 30 秒〜1 分で，頭位変換のたびに出現するが，徐々にめまいの強さは減弱する。頭位を反転すると，眼振の向きも逆になる。「交代性眼振」が本疾患に特異的である。

時間の単位：反復性迷路障害（Ménière 病）
内リンパ圧が上昇することが原因とされるが，圧の上昇の原因は明らかになっていない。めまいは分から時間の単位で持続する。片側性の耳痛，感音性難聴，耳閉塞感を自覚することもある。反復することも特徴。

日の単位：前庭神経炎
ウイルス感染（後）に生じると考えられている前庭神経の炎症で，程度のひどいめまいが急速に発症し，悪心・嘔吐，歩行困難などの症状を伴う。通常，難聴は伴わないが，難聴を伴う場合には迷路炎と呼ばれる。小脳卒中が鑑別となり，画像検査を行うこともある。

▶ 難聴あり

秒の単位：外リンパ瘻
頭部外傷，音による圧外傷，「いきみ」によって生じる迷路骨包の瘻孔形成で，クプラ受容器に圧変化が及ぶことによって前庭神経が刺激され，めまいが生じる。

めまいのほかにも，難聴，耳鳴を認める。発症時には耳の奥でパチンとはじける音（pop 音）を認めるほか，水の流れるような耳鳴，いきみで増悪するめまい，耳鳴，難聴が特徴である。

時間の単位：内リンパ水腫（Ménière 病，Cogan 症候群）

- **Ménière 病**：上述のとおり。難聴を伴うことがある。
- **Cogan 症候群**：全身性の血管炎との関連が知られている，原因不明の慢性炎症性疾患である。角膜炎と内耳機能不全が特徴で，内耳への影響として，内リンパ水腫，コルチ器の変性，内耳の骨形成，内耳神経の脱髄が知られている。症状は Ménière 病に似て，片側性の耳痛，感音性難聴，耳閉塞感がある。症状は再発し，3 分の 2 の症例で，両側の難聴に至る。

日の単位：前庭神経炎，迷路振盪症，Ramsay Hunt 症候群，中耳炎

- **前庭神経炎**：上述のとおり。迷路炎併発例では難聴を伴う。
- **迷路振盪症**：頭部外傷や，頭部の素早い動きによって前庭が障害されて起こる。側頭骨の横骨折がよい例で，内耳や前庭が直接障害され，回転性めまいと難聴を認める。
- **Ramsay Hunt 症候群**：水痘・帯状疱疹ウイルスの再活性化によって起こる，回転性めまいや難聴，同側の顔面神経麻痺，耳痛と外耳（道）の水疱を来す症候群である。ステロイドの全身投与や抗ウイルス薬の投与を行うことがある。
- **中耳炎**：中耳炎によるめまいは，非特異的な浮動性のものが多いが，前庭神経炎を合併すると回転性めまいとなる。

月の単位：聴神経腫瘍，薬剤性（アミノグリコシド系抗菌薬など）

- **聴神経腫瘍**：腫瘍の成長が緩徐なため，代償が起こりやすく，患者ははっきりとした回転性めまいを訴えることは少ない。ふらつき感や体の傾きが主症状となる。難聴や耳鳴を伴うこともある。
- **薬剤性めまい**
  - 抗けいれん薬（フェニトイン）
  - 抗菌薬（アミノグリコシド系，テトラサイクリン系，メトロニダゾール）
  - 睡眠薬（ジアゼパム）
  - 鎮痛薬（アスピリンなど）

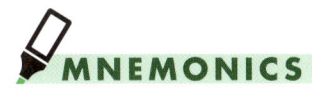

MNEMONICS

日本語

コンセプト

耳なし法師の食に関する異様な癖を，耳があった場合と比較している様子（難聴がない疾患とある疾患で分けた語呂になっている）。

語呂合わせ

法師，耳なし前提で難なく目にエビ入れたが，耳があったら難が生じハッと外に出て，メコン川で喘鳴中に，ちょーグリーンのお菓子が食べたいと思うだろう。

語呂の説明

耳なし法師は，耳がないので難なく目にエビを入れることができる。その法師に耳があったらどうなるか。逆に難聴症状が現れて，気づいたように外に出て，メコン川でぜーぜーいいながらもとてもグリーンのパッケージのお菓子を食べたくなるだろう。

医学的説明

前提＝前庭神経炎
難なく＝難聴なし
目にエ（ビ）＝メニエール病
（エ）ビ＝BPPV
難が生じ＝難聴あり
ハっと＝Ramsey Hunt 症候群
外＝外リンパ瘻
メコン＝ Ménière 病＋Cogan 症候群
喘鳴＝前庭神経炎＋迷路振盪症
ちょー＝聴神経腫瘍
グリーン＝アミノグリコシド系抗菌薬

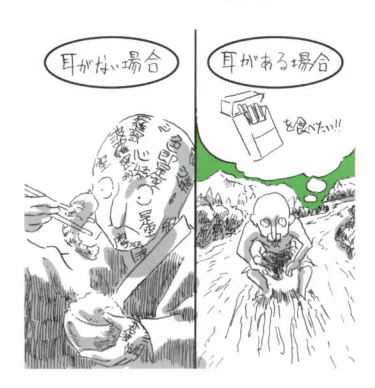

英語

語呂合わせ

【難聴なし】
vip（BPP）[1] Ma（é）ny（i）[2] Vest[3]
（VIP many vest＝VIP はたくさんのベストをもっている）

【難聴あり】
P[4]C[5] Ma（é）ny（i）[6] C[7]o[8]ve[9]r[10] Accor（cou）[11]d[12]
（PC many cover accord＝PC とたくさんのカバーを提供するという協定）

【難聴なし】

1) BPPV（benign paroxysmal positional vertigo）：良性発作性頭位めまい症 ── 秒の単位
2) Ménière's disease：メニエール病 ── 時間の単位
3) vestibular neuronitis：前庭神経炎 ── 日の単位

【難聴あり】

4) Perilymph fistula：外リンパ瘻 ── 秒の単位
5) Cogan syndrome：コーガン症候群 ┐
6) Ménière's disease：メニエール病 ┴ 時間の単位
7) Concussion of labyrinth：迷路振盪症 ┐
8) Otitis media：中耳炎 │
9) Vestibular neuronitis：前庭神経炎（迷路炎あり） ┤ 日の単位
10) Ramsay Hunt syndrome：ラムゼイ ハント症候群 ┘
11) Acoustic tumor：聴神経腫瘍 ┐
12) Drugs：薬剤性 ┴ 月の単位

79 致死性咽頭痛の原因

鈴木智晴

📖 解説

頸部の感染で致死的になりうる重要なものは次の5疾患である。

1. 扁桃周囲膿瘍
2. 急性喉頭蓋炎
3. 咽後膿瘍
4. Lemierre 症候群
5. Ludwig アンギーナ

　頸部の筋膜と筋膜の隙間には疎な結合組織が分布している。咽頭・喉頭への感染が起こり、深頸部に及べば、結合組織が分布しているスペースを介して容易に感染が拡大する。その結果として、致死的になりうる縦隔炎を来したり、喉頭に炎症が及べば気道閉塞が起こり、死亡につながる。直接気道閉塞を来しうる疾患としては、喉頭蓋が腫脹し気道閉塞する急性喉頭蓋炎が挙げられる。

　頸部の感染が頸静脈に至り、感染性血栓を形成し肺塞栓など静脈系の塞栓症状を来す Lemierre 症候群も致死的な深頸部感染症である。

　これら重篤な致死性咽頭痛を見いだすポイントとして、重度の嚥下時痛・嚥下困難、ストライダー、開口障害、頸部の運動制限などが挙げられる。

▶ 扁桃周囲膿瘍

急性扁桃炎の合併症で、扁桃周囲間隙への感染の波及と膿の貯留を認める。発熱、嚥下時痛を認める。また、片側性の咽頭痛と、耳管咽頭口の狭窄による耳痛を認めることもある。翼突筋に炎症が及ぶと開口障害を来すこともあり、この場合、咽頭の観察が難しくなる。咽頭所見としては、口蓋帆の下方への突出や、健側への口蓋垂の偏倚を認める。A 群溶血レンサ球菌や口腔内嫌気性菌が起因菌（原因となる菌）となる。

▶ 急性喉頭蓋炎

喉頭蓋への細菌感染が主な原因となり、急性気道閉塞を来し、致死的になりうる。起因菌としては、小児ではインフルエンザ菌（*Haemophilus influenzae*）が多い。成人でもインフルエンザ菌が原因であることが多いが、ウイルスや真菌も鑑別となる。そのほか、気道熱傷、腐食性薬物の嚥下による化学熱傷、咽頭・喉頭の外傷が原因となる。

主症状は激しい嚥下時痛で、患者はつばを飲み込むことも難しく、口元にタオルなどを当てて受診することがある。また、気道を開存させるため、においをかぐように首とあごを前に出すような姿勢をとる（sniffing position）。発熱を伴い、声がくぐもることもある。開口障害は通常来さないので、これが扁桃周囲膿瘍との鑑別点となる。

▶ 咽後膿瘍

咽頭後部の感染症は容易に上縦隔に至るため、最も重篤な深頸部感染症といえる。原因としては咽頭の穿通外傷が多く、咽頭痛や嚥下困難、呼吸困難感が出現する。その他、まれだが扁桃周囲膿瘍からの感染の波及が原因になる場合がある。この際、開口障害を認めることが多く、咽頭後壁の観察が難しくなる。炎症が椎体に波及すると頸部の伸展が障害され、項部硬直のような状態になる。

▶ Lemierre 症候群

咽頭感染に合併する、内頸静脈の感染性血栓性静脈炎による症候群である。扁桃炎など、咽頭の感染後に認める咽頭痛を認める。開口障害、胸鎖乳突筋に沿った側頸部の腫脹と圧痛、多発肺梗塞や化膿性関節炎などを伴うことがある。

　咽頭痛と肺への塞栓症による咳嗽が主症状となる場合には、急性上気道炎と区別がつかず、見逃しのポイントとなる。また、肝臓や脾臓に遠隔感染を起こし、伝染性単核球症との鑑別が必要となることがある。起因菌は *Fusobacterium necrophorum* であることが多い。

▶ Ludwig アンギーナ

急激に激烈に進行する、下顎間隙を感染の主座とする、対称性の下顎腫脹・発赤を来す蜂窩織炎である。

　炎症の首座である、顎下隙は結合組織が低い密度で分布し、解剖学的に左右が交通している。そのため、炎症が急速に広がり、対称性の下顎の腫脹と、皮膚の発赤を認める。進行が急速であり、膿瘍の形成は伴わない。そのほか、口腔底への炎症の波及で舌下組織の腫大が起こり、舌が上方、前方にせり出し、独特の顔貌を示す。起因菌は緑色レンサ球菌、口腔内嫌気性菌などである。

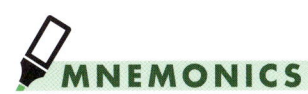

MNEMONICS

日本語

コンセプト

喉が痛くて，直接口頭で伝えようとするも，かえって
だらしなくなってしまった様子。

語呂合わせ

喉痛すぎて，口頭だと変にルーズで強引にみえる。

語呂の説明

口頭で発表しようとするが，喉が痛くて，だらしなく
なってしまった様子。

医学的説明

喉痛すぎて＝致死性咽頭痛
口頭＝急性喉頭蓋炎
変＝扁桃周囲膿瘍
ルーズ＝Ludwig アンギーナ
強引＝咽後膿瘍
みえる＝Lemierre 症候群

英　語

語呂合わせ

P$^{1)}$e$^{2)}$ri(e)$^{3)}$ls$^{4,5)}$

（Perils＝命にかかわる危険性）

1) **P**eritonsillar abscess：扁桃周囲膿瘍
2) **E**piglottitis：喉頭蓋炎
3) **R**etropharyngeal abscess：咽後膿瘍
4) **L**emierr's syndrome：レミエール症候群
5) **L**udwig angina：ルードヴィッヒアンギー
   ナ

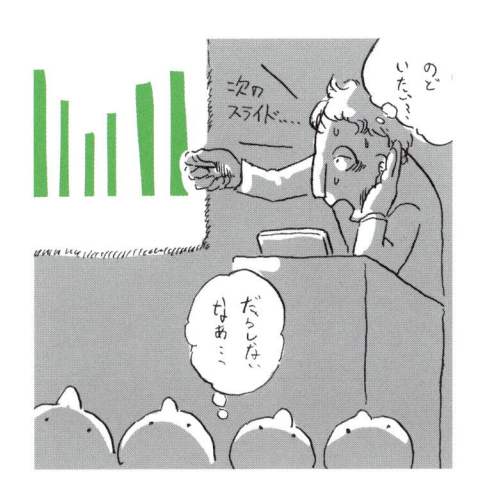

80 咽頭炎のCentor基準

鈴木智晴

解説

咽頭炎の原因は約90%がウイルス性で，細菌性咽頭炎は咽頭炎の約10%を占め，そのうち，A群レンサ菌（group A streptococcus：GAS）が起因菌として最多である。Centor基準は咽頭の迅速検査および抗菌薬治療のいずれも必要ない患者群を見いだすために使用される。その基準は次の4項目である。

1. 38℃以上の発熱
2. 咳嗽がない
3. 有痛性前頸部リンパ節腫脹
4. 滲出性扁桃炎

各項目に該当すればそれぞれ1点とし，0〜2点までが検査および治療を省略できると判断される。

約21万例の咽頭炎患者を対象にした大規模試験では，Centor基準1点の患者の7%，2点の患者の21%，3点の患者の38%，4点満点の患者の57%で，GASの迅速検査または咽頭培養が陽性となったことが明らかになり，カットオフ値を1点とすると，Centor基準1点未満ではGAS感染の可能性が低いと示唆される。

また，3〜14歳では1点追加，45歳以上では1点減点する修正Centor基準もある（0点でのGAS感染の可能性は0〜2.5%，1点で5〜10%，2点で11〜17%，3点で28〜35%，4点以上で51〜53%）。

Centor基準は検査との「合わせ技」で使用する場合が多く，2点以上の患者では咽頭迅速検査を実施し，陽性となった場合に抗菌薬治療を行うという判断ができる。また，Centor基準の点数にかかわらず，GAS迅速検査の特異度は高く，診断のrule-inに有用である。また，Centor基準3点以上での感度も非常に高く（95%），陰性（2点以下）であればGAS感染の可能性は低くなる。

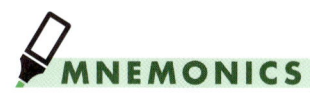

MNEMONICS

日本語

コンセプト

真ん中の座席はもうないよ，と悠然と答えるミーハーな若者の様子。

語呂合わせ

<u>センター</u>の<u>席ない</u>と<u>悠然</u>と<u>返答</u>する<u>ミーハー</u>。

語呂の説明

最近流行してきたコンサートにて真ん中の座席をいち早く陣取り，真ん中の座席はもうないよ，と申し訳なさそうなそぶりもなく悠然と答えるミーハーな若者の様子。

医学的説明

センター＝Centor 基準
席ない＝咳嗽がない
悠然＝有痛性前頸部リンパ節腫脹
返答＝滲出性扁桃炎
ミーハー＝38℃ 以上の発熱

英　語

語呂合わせ

$T^{1)}a^{2)}s^{3)}te^{4)}$ $Age^{5)}$
（Taste age＝年齢を味わう）

1) **T**emperature（38℃〜）：38℃ 以上の発熱
2) **A**bsence of cough：咳嗽がない
3) **S**wollen and tender anterior cervical lymph nodes：有痛性前頸部リンパ節腫脹 ⎫ Centor criteria
4) **T**onsillar swelling / **E**xudates：滲出性扁桃炎 ⎭
5) **A**ge(3-14 years, 15-44 years, 45 years〜)：年齢(3〜14 歳，15〜44 歳，45 歳以上)

Modified Centor criteria

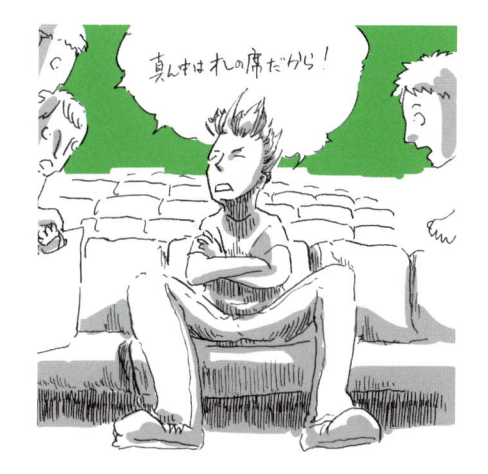

真んではオレの席だから！

PART XII 精神科

81 大うつ病エピソードの基準

金井貴夫

📖 解説

▶A. 大うつ病エピソード

DSM(Diagnostic and Statistical Manual of Mental Disorders)-Ⅳ以降の診断基準によれば、以下の1～9の症状のうち5つ以上が、同一の2週間にほとんど毎日存在し、かつ、これらの症状のうち、少なくとも1つは、1. 抑うつ気分、または2. 興味・喜びの喪失を含むものをいう。

1. **抑うつ気分**：その人自身の言明か、他者の観察(たとえば、涙を流しているようにみえる)によって示される。
2. **興味・喜びの減退**：すべて、あるいは、ほとんどすべての活動における興味や喜びの著しい減退(その人の言明、または、他者の観察によって示される)。
3. **食欲減退・増加、体重減少・増加**：食事療法中ではない著しい体重減少、あるいは、体重増加(たとえば、1か月に5%以上の体重変化)、または、食欲の減退または増加。
4. **睡眠障害**：不眠、または、過眠。
5. **精神運動性の焦燥または制止**：気持ちが落ち着かず、体もじっとしていられないような焦燥感の強い状態。あるいは、気持ちも体も動かない、止まってしまう状態。
6. **易疲労性、または気力の減退**
7. **無価値観、または過剰あるいは不適切な罪責感**：

単に自分をとがめる気持ちや、病気になったことに対する罪の意識ではない。妄想的であることもある。
8. **思考力や集中力の減退、または決断困難の存在**：その人自身の言明、あるいは、他者による観察による。
9. **希死念慮**：死についての反復思考(死の恐怖だけではない)、特別な計画はない反復的な自殺念慮・自殺企図、または、自殺するためのはっきりとした計画。

上記A基準を満たし、さらに、以下のB～Eの基準をすべて満たすものを大うつ病性障害と診断する。

▶B. 症状

臨床的に著しい苦痛または社会的・職業的・他の重要な領域における機能の障害を引き起こしている。

▶C. エピソード

物質や他の医学的状態による精神的な影響が原因とされない。

▶D. 大うつ病性障害の出現

統合失調感情障害や統合失調症、統合失調症様障害、妄想性障害、他の特定あるいは特定不能の統合失調スペクトラム、他の精神病性障害により説明されるものではない。

▶E. 躁病／軽躁病エピソード

存在したことがない。

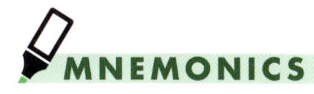

MNEMONICS

日本語

コンセプト

うつ状態の人がガス欠車を運転して死ぬことを考えている様子。

語呂合わせ

趣味のドライブ中の痩せた人。気分は最悪，寝不足で，ガス欠車を運転するも集中できず，ノロノロ運転で，自虐的に死のうと考えている。

語呂の説明

趣味のドライブ中の痩せた人が，寝不足で最悪の気分で，ガス欠車を運転しているが，集中できず，どこに行くかも決められないので，ノロノロ運転になり，自虐的になってどこかに突っ込んで死のうと考えている様子。

医学的説明

【大うつ病エピソードの診断基準】
趣味＝興味・喜びの減退
痩せ＝食欲減退・体重減少
気分は最悪＝抑うつ気分
寝不足＝睡眠障害
ガス欠＝気力減退
集中できず＝集中困難
ノロノロ運転＝精神運動性制止
自虐的＝自責的・罪責感
死のうと考え＝希死念慮

英 語

語呂合わせ

$G^{1)}a^{2)}s^{3)}$ $D^{4)}e^{5)}pre^{6)}ss^{6,7)}i^{8)}on^{9)}$

（Gas Depression＝ガス欠）

1) **G**uilt：自責的・罪責感
2) **A**ppetite loss：食欲減退・体重減少
3) **S**uicidal ideation：希死念慮
4) **D**epressive mood：抑うつ気分
5) **E**nergy↓：気力減退
6) **P**sychomotor activity↓ / **R**estraint：精神運動性制止
7) **S**leep↓ or↑：睡眠障害
8) **I**nterest↓ / **E**njoyment↓：興味・喜びの減退
9) **C**oncentration↓：集中困難

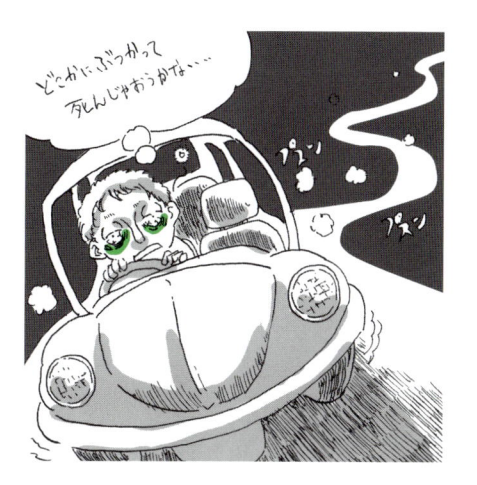

どこかにぶつかって死んじゃおうかな……

82 せん妄の原因

金井貴夫

解説

せん妄とは，急性の可逆的な意識水準の変化した状態に精神興奮が加わって，情動興奮，錯覚や幻覚，妄想状態を呈してまとまりのない行動がみられるものをいう。せん妄は，入院患者に高頻度にみられるにもかかわらず，適切に対処されないことが多い。

せん妄の診断基準では，（1）意識障害，（2）認知機能・知覚の異常，（3）症状の日内変動，（4）原因となる薬物，あるいは身体要因が存在することの5つが必須となる。

せん妄は，意識の変容，意識障害を基盤にした精神不穏をいうため，意識変容から意識障害を来す身体要因や薬物が原因となり，その原因は複数であることが多いため，せん妄と診断したら，その原因を網羅的に探索する必要がある。

薬剤性：鎮静薬，睡眠薬，抗コリン薬，抗けいれん薬，降圧薬，抗 Parkinson 病薬，強心配糖体，テオフィリン製剤，抗ヒスタミン薬，非ステロイド系抗炎症薬（nonsteroidal anti-inflammatory agent：NSAID），ステロイド，麻薬，アルコールなど。

内分泌・電解質異常：甲状腺・副甲状腺機能障害，副腎機能不全，低または高 Na・Ca・Mg 血症。

欠乏によるもの：ビタミン（B_1，B_{12}，葉酸），貧血，低血糖。

頭蓋内疾患・中枢神経疾患：脳卒中，脳腫瘍，脳挫傷，硬膜下血腫，硬膜外血腫，髄膜炎，脳炎・脳症，脳膿瘍，てんかん。

呼吸器疾患：肺炎，肺血栓・塞栓症，低酸素血症，高炭酸ガス血症，肺高血圧症。

感染症：敗血症，梅毒（進行麻痺），結核など。

中毒性疾患：水銀，鉛，ヒ素，一酸化炭素中毒，アンモニア。

尿毒症

心筋・心血管障害：心不全，虚血性心疾患，房室ブロック，洞不全症候群，心筋炎。

せん妄の原因には，このような意識障害の原因となりうる「直接因子」のほかに，「誘発因子」と「準備因子」がある。

誘発因子：睡眠妨害・断眠，精神的ストレス，感覚遮断・感覚過剰，拘束など。

準備因子：高齢，血管障害，認知症など脳の脆弱性要因。

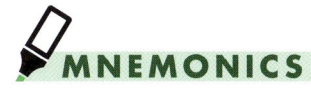

MNEMONICS

日本語

コンセプト

意識障害を基盤にした精神運動不穏。

語呂合わせ

<u>ケツに棒</u>（＝欠乏）を刺した，メタボで<u>青白い薬物中毒</u>の男が，<u>脳も肺も心臓も肝臓も腎臓</u>もすべてやられ，<u>風邪</u>（＝感染症）をひいて，<u>千本の毛をデリバリー</u>。

語呂の説明

全身状態が不良で尋常ではない男が，千本の毛をデリバリーする様子。

医学的説明

ケツ棒＝欠乏
メタボ（＝代謝異常）＝内分泌・電解質
青白い＝貧血
薬物＝薬剤性
脳＝頭蓋内・中枢神経
肺＝呼吸器
心臓＝心筋・心血管
腎臓＝尿毒症
風邪＝感染症・中毒（中毒性）
千本の毛をデリバリー＝せん妄を delirium

英 語

語呂合わせ

$D^{1)}e^{2)}l^{3)}i^{4)}r^{5)}i^{6)}u^{7)}m^{8)}$

（Delirium＝せん妄）

1) **D**rug：薬剤性
2) **E**ndocrine / Electrolyte / Metabolic：内分泌 / 電解質
3) **L**acking of vitamins / blood / glucose：ビタミン欠乏 / 貧血 / 低血糖
4) **I**ntracranial / CNS（central nervous system）：頭蓋内 / 中枢神経
5) **R**espiratory：呼吸器
6) **I**nfection / Intoxication：感染症 / 中毒
7) **U**remia：尿毒症
8) **M**yocarial：心筋 / 心血管

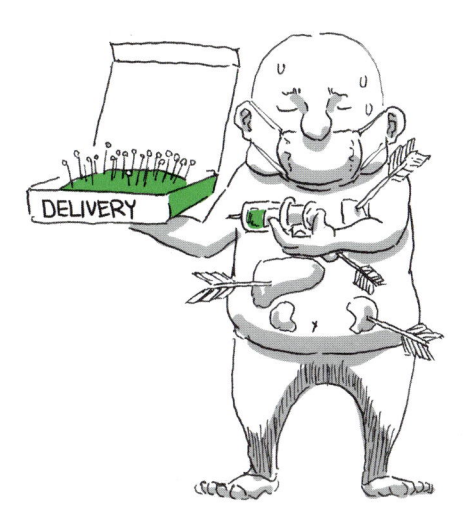

PART XIII 婦人科

83 無月経の原因

平島 修

📖 解説

月経は大脳から子宮までの連携により調節され（図83-1）、25〜38日周期で3〜7日間持続する。大脳、視床下部、下垂体、卵巣、子宮のどの臓器に障害が起きているか分けて考えると理解しやすい。また、甲状腺、副腎などの内分泌臓器の異常も月経に影響を及ぼす。

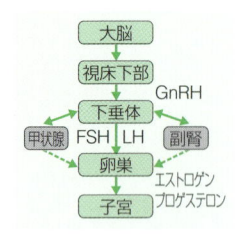

図83-1 月経の機序からの鑑別診断

　月経開始のない原発性無月経と、月経開始後止まってしまう続発性無月経に分けられ、以下に定義される。

▶ 原発性無月経

第2次性徴を伴い、16歳までに月経が始まらないか、第2次性徴を伴わず14歳までに月経が始まらない状態。

▶ 続発性無月経

月経の欠如、あるいは3回の月経周期連続での月経の欠如。

▶ 染色体異常・奇形

染色体異常、奇形は原発性無月経の原因となる。原発性無月経の30〜40%に染色体異常があり、なかでもTurner症候群が最も多い。

- **Turner症候群（45XO、モザイク）**：低身長、翼状頸、外反肘などを伴う。
- **精巣性女性化症候群（46XY）**：子宮欠損、腟未発達、精巣残存。
- **副腎性器症候群（46XX）**：副腎酵素欠損による、コルチゾール産生低下、アンドロゲン異常産生となり外陰部男性化する。
- **真性半陰陽（46XX、モザイク）**：卵巣と精巣の両方を有する疾患。
- **性管分化異常**：子宮、腟欠損
- **続発性無月経**：6か月間の月経の欠如、あるいは3回の月経周期連続での月経の欠如。

▶ 大脳-視床下部

続発性無月経の原因で最も多いのが、過度の運動、ダイエット、あるいは受験や環境の変化などによるストレスである。これらはGnRH（ゴナドトロピン放出ホルモン）の分泌を低下させ、無月経の原因となる。

- **Kallmann症候群**：GnRH分泌不全と嗅覚異常を特徴とする遺伝性疾患で原発性無月経となる。
- **神経性食思不振症**：食行動の異常（不食、多食、隠れ食いなど）、体型に対する歪んだ認識をもつもの。
- **体重減少性無月経**：標準体重の20%の痩せ、病識があり、食行動異常がなく、痩せの原因を来す器質的異常のない続発性無月経をいう。特に、思春期の無月経で最も多い。
- **ストレス性無月経**
- **運動性無月経**

▶ 下垂体

下垂体疾患によりLH（黄体ホルモン）、FSH（卵胞刺激ホルモン）分泌不全を来し、無月経となる。

下垂体腺腫（プロラクチノーマ）：下垂体前葉腫瘍により高プロラクチン血症を来す疾患で、過剰なプロラクチンは中枢のGnRHの分泌を抑制する。

リンパ球性下垂体炎：下垂体へのリンパ球浸潤がみられる下垂体の慢性炎症疾患で、自己免疫機序が考えられている。頭痛や視野異常、下垂体腫瘍に類似した症状、倦怠感、無月経などの下垂体前葉機能低下症の症状を特徴とする。

Sheehan症候群：分娩時などの大量出血による下垂体機能低下症。

▶ 甲状腺・副腎疾患

甲状腺・副腎疾患では、種々の異常による視床下部・下垂体へのフィードバックによるGnRHやプロラクチンの分泌異常、あるいはゴナドトロピンの分泌異常を来し、無月経の原因となる。

甲状腺機能亢進・低下症

Cushing症候群

薬剤（副腎皮質ホルモンなど）

▶ 卵巣

排卵の異常、排卵後から着床までの異常による無月経。

多囊胞性卵巣症候群（polycystic ovary syndrome：PCOS）：（1）排卵障害による無月経、（2）卵巣の特徴的形態変化（多囊胞性変化，卵巣腫大），（3）内分泌異常（LH／FSH 比高値，抗アンドロゲン血症）を主徴とする症候群で，不妊，多毛，肥満を伴うことが多い。

感染症：性感染症などにより卵巣，卵管，骨盤内の炎症による。

ゴナドトロピン抵抗性卵巣症候群：原始卵胞があるが，ゴナドトロピン刺激にもかかわらず排卵がないもの。

▶ 子宮

子宮粘膜の異常による無月経。

Asherman 症候群：頻回の子宮内容除去術後，子宮内腔の高度の癒着による。

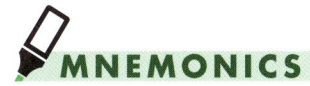

MNEMONICS

日本語

コンセプト

ある市のよい点は卵が安く，その値段がほぼ無料に近い原価で売られていること。

語呂合わせ

ある**市**の**幸福**は**卵**が**安い**こと！　**原価でほぼ無料で売**られている！

語呂の説明

ある市のあらゆる店での卵はとにかく安い。この市に住んで買い物をするには奥様方にとって幸福な点である。その安さは原価に近いほぼ無料といっていい値段である。

医学的説明

市＝子宮
幸福＝甲状腺・副腎疾患
卵＝卵巣
安い（やすい）≒下垂（かすい）体
原価でほぼ無料＝原発性無月経

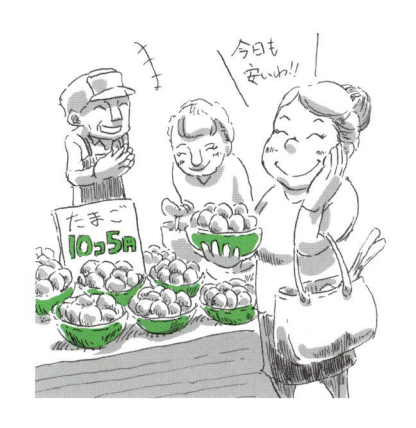

英 語

語呂合わせ

Chrom(e)[1] G(u)n[2] a[3]s[4]h[5] Coa(r)[6]te(hy)[7]d[8] P[9]in(k)[10] G(u)n[11] A[12]s[12]h[12]

（Chrome gun ash, coated pink gun ash＝クローム製の銃の灰と，コーティングされたピンク色の銃の灰）

【Chromosome abnormality：染色体異常】
1) **Chrom**osome abnormality：染色体異常

【Hypothalamus：視床下部】
2) Decrease of gonadotropin-releasing hormone(**Gn**RH)secretion：ゴナドトロピン放出ホルモンの分泌減少

【下垂体：pituitary gland】
3) hypophyseal **a**denoma：下垂体腺腫
4) **S**heehan syndrome：シーハン症候群
5) lymphocytic **h**ypophysitis：リンパ球性下垂体炎

【Endocrine：甲状腺・副腎疾患】
6) Hyper-**cort**isolism(Cushing syndrome)：コルチゾール過剰状態(クッシング症候群)
7) **Thy**roid(hyper／hypo)：甲状腺機能亢進症／低下症
8) **D**rug：薬剤

【Ovary：卵巣】
9) **P**olycystic ovary syndrome(PCOS)：多囊胞性卵巣症候群
10) **I**nfection(PID, etc)：感染症(骨盤内炎症症候群など)
11) Gonadotropin(**Gn**)resistant ovary syndrome：ゴナドトロピン抵抗性卵巣症候群

【Uterus：子宮】
12) **Ash**erman 症候群：アッシャーマン症候群

84 不正性器出血の原因

平島 修

📖 解説

不正性器出血とは，排卵に伴う生理反応としての月経および分娩期の出血以外の性器出血である。鑑別診断を行う前に，月経かどうか妊娠かの確認が重要である。不正性器出血の多くは子宮からの出血であり，月経周期のある時期と月経前や閉経後の月経周期のない時期によって，原因が異なる。また，思春期・成熟期の月経周期における，不順・過多・過少・過長月経も，不正性器出血ととらえる。

▶ 機能性不正性器出血

月経周期にかかわるホルモンバランスの異常に起因した性器出血。初経期は卵巣が未成熟であるため，ゴナドトロピンの分泌が不十分で，排卵性あるいは無排卵性の性器出血を起こす。また，高プロラクチン血症や甲状腺機能異常では，視床からの GnRH（ゴナドトロピン放出ホルモン）分泌抑制刺激から無月経や不正性器出血の原因となる。

排卵性出血：排卵期出血，月経前・後出血。

無排卵性出血：思春期出血，更年期出血，高プロラクチン血症，甲状腺機能異常など。

▶ 器質性不正性器出血

器質的な異常による性器出血では，性器出血にかかわる子宮，腟，外陰に分けて鑑別すると考えやすい。

子宮体部

- 妊娠関連疾患（流産，切迫早産，異所性妊娠など）：卵管内で受精した受精卵が子宮に着床するまでに異常を来すと流産となる。着床の異常として，子宮内膜の感染，黄体ホルモン分泌不全，絨毛形成不全などがある。子宮以外の卵管あるいは子宮頸管，骨盤内での妊娠は激しい下腹部痛と子宮出血の原因となる。
- 妊娠中期以降の不正性器出血では，胎児の異常，絨毛膜異常によるものが多く，早産，前置胎盤，常位胎盤早期剥離などが性器出血の原因となる。**分娩後は弛緩出血による性器出血**がある。
- 子宮筋腫：漿膜下や筋層内筋腫の場合には出血を伴うことは少ないが，粘膜下筋腫の場合には過多月経の原因となる。
- 子宮腺筋症
- 子宮内膜症：過多月経の原因となる異常である。
- 腫瘍：子宮内膜ポリープ，子宮体がん，子宮肉腫，絨毛性疾患，卵巣がん。子宮内膜に発生する腫瘍は，無症状のこともあるが出血の原因ともなりうる。
- 異物（避妊具など），外傷

子宮頸部

- 子宮腟部びらん：子宮腟部のびらんは，子宮頸管内の円柱上皮が腟壁へ露出した生理的なものである。感染や種々の刺激による出血を来すことがある。
- 子宮頸管炎
- 腫瘍：子宮頸部ポリープ，子宮頸がん。初期の子宮頸がんにおける最も重要な所見が性器出血である。初期には性行為後の接触出血としてみられるが，進行すると誘因がなくとも出血しうる。
- 外傷

腟：特に老年期の出血では，女性ホルモン低下による老人性腟炎（萎縮性腟炎）の頻度が最も高い。また悪性腫瘍の頻度も高くなる。

- 腟炎：細菌性，老人性
- 子宮脱
- 腫瘍：腟がん
- 異物，外傷

外陰部

- 外陰炎，潰瘍
- 腫瘍：外陰がん，Paget 病など

▶ 出血傾向を伴う不正性器出血の原因

出血傾向を伴う不正性器出血では，思春期・成熟期における過多月経の原因となり，慢性に経過することが多く，気がつかれないまま，高度の貧血を来している場合が多い。月経過多の場合には，一度は検討すべき異常である。

- 特発性血小板減少性紫斑病
- 血友病，von Willebrand 病
- 血液悪性腫瘍

MNEMONICS

日本語

コンセプト

義父の会社の器の質に不正があったと発覚した。客が来ないので出血大セールとして値段を大幅に下げたら客に逆にあきれられた（もしくは客は見ているだけで買わなかった）。

語呂合わせ

義父の会社の器の質が不正のため，出血大セール大売出しで客閉口。

語呂の説明

義父の会社の器の質の評価に不正があったことが発覚した。そのため，値段・評判はガタ落ちで，出血大セールと銘打って大幅に値段を下げたところ，客があきれて言葉に詰まった（閉口した）様子。

医学的説明

義父＝機能性不正性器出血
器の質が不正＝器質性不正性器出血
出血大セール大売出しで客閉口＝出血傾向（を伴う不正性器出血の原因）

英 語

語呂合わせ

Fun[1)] Br(l)eeding[2)] Organic[3)] A[4)]p[5)]e[6)] F[7)]i[8)]t[9)] C[10)]i[11)]t[12)]e[13)] I[14)]t[15)]c[16)]h[17)]

（Fun breeding organic ape fit cite itch＝楽しく育てている，オーガニックの餌しか与えていないサルがフィットする場所はかゆい）

1) 【Functional atypical genital bleeding：機能性不正性器出血】
2) 【Bleeding tendency：出血傾向を伴う不正性器出血】
3) 【Organic atypical genital bleeding：器質性不正性器出血】

Uterine corpus：子宮体部
4) Uterine adenomyosis：子宮腺筋症
5) Regarding pregnancy：妊娠関連疾患
6) Endometriosis：子宮内膜症
7) Fibroid：子宮筋腫
8) Injury：異物・外傷
9) Tumor：腫瘍

Uterine cervix：子宮頸部
10) Cervicitis / Trachelitis：子宮頸管炎
11) Injury：外傷
12) Tumor：腫瘍
13) Cervix erosion：子宮腟部びらん

vagina：腟
14) Injury：異物 / 外傷
15) Tumor：腫瘍
16) Colpitis：腟炎
17) Hysterocele：子宮脱

Cunnus：外陰部

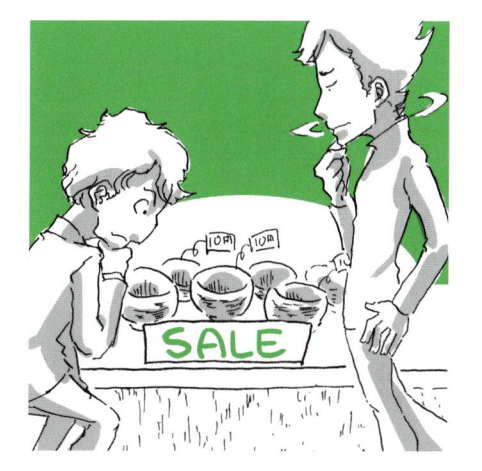

85 月経困難症の原因

平島 修

📖 解説

月経時の下腹部痛，腰痛などの骨盤の痛みを中心として，悪心・嘔吐・頭痛・下痢などの随伴症状のため社会生活に支障を来し，医学的治療が必要な状態をいう。月経困難症は，月経痛が骨盤内の器質的異常に起因する器質性月経困難症と，器質的異常を認めない機能性月経困難症，に大別される。

▶ 機能性月経困難症

思春期における月経困難の大部分は機能性月経困難症である。機能性月経困難症の特徴は初経早期から始まり，月経初日から2日目に強く，痛みはけいれん性で周期的である。病因としては，月経に対する精神的嫌悪感(心因的要因)，子宮発育不全による子宮筋の収縮障害(子宮発育要因)，黄体期のプロゲステロン不均衡(ホルモン的要因)，月経時に破砕された子宮内膜よりつくられるプロスタグランジンの過剰産生(プロスタグランジンの要因)，などが挙げられる。

▶ 器質性月経困難症

初経後時間を経て発症。

子宮内膜症：子宮内膜症は器質性月経困難症の代表疾患。子宮内膜が子宮以外の部位に存在する疾患で，病巣から生成されるプロスタグランジンが原因と考えられている。

子宮腺筋症：子宮筋層内で子宮内膜の組織が増殖し，子宮筋層が腫大する疾患。非常に強い月経痛と過多月経をもたらすが，なかには無症候の場合もあり，程度はさまざま。

子宮筋腫：性成熟期女性のよく遭遇する疾患であり，通常は無症状である。筋腫の部位や大きさによって月経困難の症状は異なる。子宮内膜を直接圧迫または伸展しない筋腫は必ずしも痛みの原因とはならない。

その他の子宮内病変：子宮内感染症，内膜ポリープ，子宮奇形，度重なる子宮搔爬(Asherman 症候群)，子宮内避妊器具(intrauterine contraceptive device：IUD)挿入，子宮頸管炎。

子宮外悪性腫瘍：卵巣腫瘍，泌尿器腫瘍，消化器腫瘍。種々の原因により骨盤内に骨盤内癒着を来し，月経時に強い疼痛を伴う。月経周期にかかわらない疼痛を来すこともある。

骨盤内感染症：腟あるいは子宮頸管に感染した性感染症で代表されるクラミジア・淋菌の感染が上行性に広がり，卵管・骨盤内で発症する。骨盤内の炎症を来すと，下腹部痛の原因となり，横隔膜下まで炎症が波及し，季肋部痛を来すこともある(Fitz-Hugh-Curtis 症候群)。また，卵管炎を来すと不妊の原因にもなる。

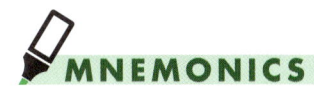

MNEMONICS

日本語

コンセプト

木こりは月の変わり目は自室のこたつで過ごす。なぜなら，町中の市内（家の外）に行くにはお金がかかるし，行くのに骨が折れるくらいくたびれるから。

語呂合わせ

<u>木</u>こりは<u>月</u>変わりを<u>自室</u>のこたつで過ごす。<u>市内</u>（家の外）に行くには<u>金</u><u>銭</u>が<u>つもる</u>し<u>骨</u>が折れる。

語呂の説明

町から離れた場所に住む木こりは月の変わり目は決まって自室のこたつの中。なぜなら，外に行くのでさえ億劫なのに，町中に行くにはお金がかかるし，人も多く，慣れないので骨が折れるほどくたびれるからだ。

医学的説明

木こりが**月変わり**：**機能性月経困難症**
自室（じしつ）＝きしつ＝**器質**性月経困難症
市内＝**子宮内膜症**
金＝子宮筋腫
銭＝子宮腺筋症
つもる（＝**tumor**）＝子宮外悪性腫瘍
骨＝骨盤内感染症

英 語

語呂合わせ

$U^{1)} Ps^{2-4)} P^{5)} o^{6)} e^{7)} m^{8)}$

（Ups poem＝栄枯盛衰のポエム）

【Functional dysmenorrhea：機能性月経困難症】

1) **U**terine hypoplasia：子宮発育不全（子宮発育要因）
2) **P**rogesterone imbalance：プロゲステロン不均衡（ホルモン的要因）
3) **P**rostaglandin overproduction：プロスタグランジン過剰産生（プロスタグランジンの要因）
4) **P**sychologic factor：心因的要因

【Organic dysmenorrhea：器質性月経困難症】

5) **P**elvic inflammatory disease：骨盤内感染
6) **O**ther intrauterine diseases：その他の子宮内病変
7) **E**ndometriosis / Uterine myoma / Adenomyosis of uterus：子宮内膜症 / 子宮筋腫 / 子宮腺筋症
8) **E**xtrauterine **m**alignancy：子宮外悪性腫瘍

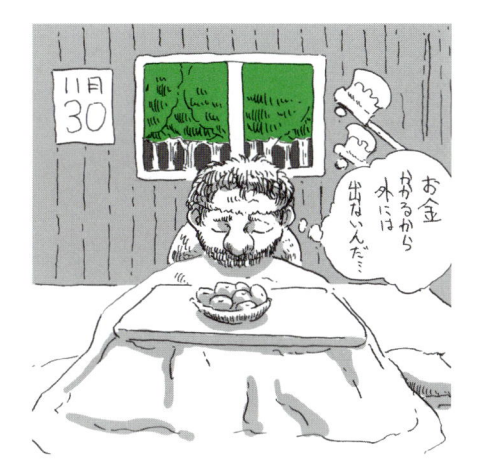

86 卵巣腫瘍の種類

平島 修

📖 解説

卵巣腫瘍は病理組織学的に多種多様な腫瘍が発生する。起源により，（1）表層上皮・間質性腫瘍，（2）性索間質性腫瘍，（3）胚細胞性腫瘍の3つに大別され，臨床的には，良性，境界悪性，悪性に分類される。

▶ 表層上皮性・間質性腫瘍

卵巣腫瘍のなかで最も発生頻度が高い。卵巣表面を覆う体腔上皮あるいは卵巣内にある各卵胞間の間質由来の腫瘍。

漿液性(嚢胞)腫瘍：卵巣表層上皮あるいは卵管上皮に類似した形態を示す腫瘍細胞から成る。卵巣，卵管，子宮は同じ体腔上皮から発生する臓器であり，卵巣表層上皮が腫瘍化する場合，卵管や子宮の細胞と類似することが多い。卵巣がんで最も多い。

粘液性腫瘍：子宮頸管腺上皮や腸管上皮に類似する形態を示す。

類内膜腫瘍：子宮内膜に類似する形態を示す。子宮内膜症を伴うことが多い。

明細胞腫瘍：妊娠子宮内膜に類似する形態を示す。内部にグリコーゲンを多く含むため，病理組織で腫瘍細胞が明るくみえる。類内膜腫瘍と同様に子宮内膜症を伴うことが多い。

その他の表層上皮性・間質性腫瘍：腺線維腫，Brenner腫瘍，移行上皮がん，未分化がん

▶ 性索間質性腫瘍

卵巣の性索間質から発生する腫瘍で，多くはホルモン産生性であり，これによる臨床症状を呈する。

エストロゲン産生性：エストロゲンを産生する腫瘍の場合，若年者では不正器出血，無月経，思春期早発などがみられ，高齢者では乳房再肥大，性器出血などの再女性化症状がみられる。

- **莢膜細胞腫**：良性腫瘍に分類される。閉経後に好発する。
- **顆粒膜細胞腫**：境界悪性に分類される。

アンドロゲン産生性：アンドロゲンを産生する腫瘍は，無月経，乳房萎縮などの男性化徴候や多毛，陰核肥大などの男性化徴候を示す。

- **Sertoli・間質細胞腫瘍**
- **Leydig 細胞腫**

ホルモン産生を欠くもの
- **線維腫**
- **硬化性間質性腫瘍**

▶ 胚細胞性腫瘍

未熟な生殖細胞(胚細胞)から発生したと考えられる腫瘍。若年者に発症する卵巣腫瘍で最も多い。

成熟嚢胞性奇形腫・未熟奇形腫：胚細胞腫瘍のなかで最も頻度が高い。毛髪歯，骨，脂肪組織などがみられる。

卵巣甲状腺腫瘍

その他の悪性に分類される腫瘍：未分化胚細胞腫，卵黄嚢腫瘍，胎芽性がん，多胎芽腫，絨毛がん。

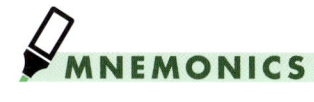

MNEMONICS

日本語

コンセプト

私の上官は清閑な寺社を拝観し，拝観したところを表にしているマメさだ。私のように省エネ主義の明らかに出無精な人間にとっては類がないほど理解できない趣味だ。

語呂合わせ

上官は清閑な寺社を拝観し，表にしている。省エネ主義明らかな私には類がないほど理解できない。

語呂の説明

私の上官は清閑な寺社を拝観し，拝観したところを表にし，御朱印を集めるまでのマメさだ。私のように省エネ主義の明らかに出不精な人間にとっては，類がないほど理解できない趣味である。

医学的説明

上官，表＝表層上皮性・間質性腫瘍
清閑＝性索間質性腫瘍
拝観＝胚細胞性腫瘍
省エネ＝漿液性（嚢胞）腫瘍，粘液性腫瘍
明らか＝明細胞腫瘍
類がないほど＝類内膜腫瘍

英 語

語呂合わせ

Super[1] C[2]o[3]m[4]e[5]s[6], Cord[7] Not[8] e[9]nd[10], Germ[11] Mature[12] Other[13]s[14]

（Super comes, cord not end, germ mature others＝スーパーバイザーが来ても，コードは途切れず，細菌は他のものを成熟させる）

1) 【Superficial epithelium / Stromal tumor：表層上皮性 / 間質性腫瘍】
2) Clear cell tumor：明細胞腫瘍
3) Others：その他の表層性上皮性・間質性腫瘍
4) Mucinous tumor：粘液性腫瘍
5) Endometrioid tumor：類内膜腫瘍
6) Serous tumor：漿液性腫瘍
7) 【Sex cord stromal tumor：性索間質性腫瘍】
8) Not-hormonally functional tumors：ホルモン産生を欠くもの
9) Estrogen producing tumor：エストロゲン産生性
10) Androgen producing tumor：アンドロゲン産生性
11) 【Germ cell tumor（GCT）：胚細胞性腫瘍】
12) Mature cystic teratoma：成熟嚢胞性奇形腫
13) Others：その他の悪性に分類される腫瘍
14) Struma ovarii：卵巣甲状腺腫瘍

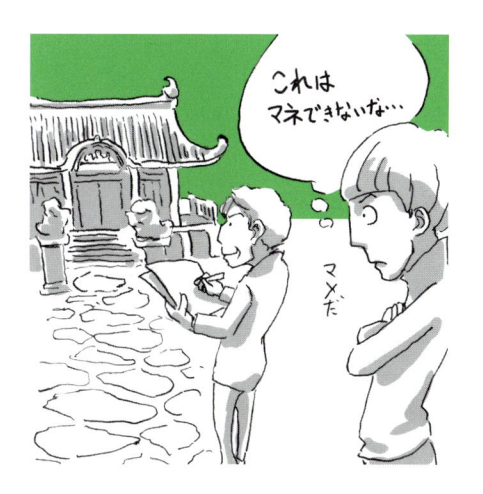

87 尿失禁の原因

平島／修

解説

意識的に制御できない不随意的な尿排出を尿失禁と呼び，漏れ方や原因によりさまざまなタイプに分類される。尿失禁の頻度としては，80歳までは女性が男性の2倍にのぼるが，80歳を超えると男女差はなくなる。腹圧性尿失禁の頻度が最も高く，その半数を占め，次いで，切迫性尿失禁と腹圧性と切迫性を合併した混合性尿失禁が主な原因である。

▶ 腹圧性尿失禁

妊娠，出産，肥満，加齢などによる骨盤底諸筋や膀胱・尿道周囲靱帯の弛緩による。咳やくしゃみ，重いものを持つなど腹圧が上昇したときに，尿禁制機構が保たれずに尿が漏れるもの。

▶ 切迫性尿失禁

尿意切迫感（急激で我慢のできない強い尿意）と同時か直後に不随意に尿が漏れるもの。

中枢の異常

- **脳血管障害**：脳血管障害には，急激な経過をたどる脳卒中と，緩やかな進行を示す多発性脳梗塞とがある。発作直後の急性期では，一般に排尿筋低活動による尿閉を呈するが，慢性期には排尿筋過活動を認めるようになり，切迫性尿失禁などの蓄尿症状が出現することが多い。
- **Alzheimer病**：歩行能力や意欲，認知能力の低下によってトイレに行くことができず，排尿行動自体ができない機能性尿失禁のことが多い。

- **脳腫瘍**：腫瘍が脳幹部橋を中心に発生すると排尿症状を，大脳皮質を中心に発生すると，切迫性尿失禁などの蓄尿症状を認めることが多い。
- **Parkinson病**：ドパミン分泌低下による自律神経障害のため，尿失禁を起こす。

末梢の異常

- **エストロゲン欠乏**：尿道，膀胱およびこれらを支持する前腟壁にはエストロゲン受容体が豊富に存在し，エストロゲン低下による尿道，腟の萎縮は尿道圧を低下させ，尿失禁の原因となる。
- **感染や放射線曝露後の膀胱過敏**：骨盤部放射線治療は放射線性膀胱炎を起こし，治療開始1〜2か月後に，尿意亢進や頻尿を認める。急性期を過ぎると，膀胱組織は虚血性変化により膀胱壁の線維化を生じる。高度の線維化は低コンプライアンス膀胱を来し，尿失禁の原因となる。
- **糖尿病性神経障害**：糖尿病性排尿障害は，初期には過活動膀胱を認めるが，膀胱知覚が低下し，膀胱壁は過伸展する。著明な残尿から溢流性尿失禁を起こす。
- **脊髄神経障害**：脊髄損傷の急性期は完全尿閉となることが多く，受傷数日から数か月経過すると，損傷部以下の神経が回復し始めるため，損傷部位によって2種類の排尿障害を起こす。仙髄より上位の損傷では，膀胱排尿筋の緊張が強くなり，無意識に膀胱が収縮するようになる（自動膀胱）。仙髄以下の損傷では，膀胱排尿筋の緊張が低下し，尿を押し出すのに十分な力がなくなる（自律膀胱）。

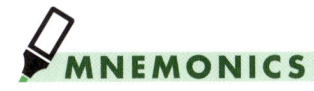

MNEMONICS

日本語

コンセプト

切腹の失敗・禁忌はあるのだが，私の殊勝な同士は追随なくサディスティックで切腹する相手の尻を棒で叩いた。

語呂合わせ

腹切りの失敗禁忌はあるのだけれど，殊勝な某同士は追随なくサディスティックでケツを棒で叩いた。

語呂の説明

切腹の失敗・禁忌はあるのだが，私の殊勝な同士(同僚)は追随なく(容赦なく)サディスティックで介錯前の切腹する相手の尻を棒で叩いたほどである。

医学的説明

腹切りの失敗禁忌＝腹圧性尿失禁，切迫性尿失禁
ある＝Alzheimer 病
のだけれど＝脳血管障害
殊勝な＝脳腫瘍
某＝放射線曝露後の膀胱過敏
同士＝糖尿病性神経障害
追随なく＝脊髄神経障害
サディスティック(＝S)でケツを棒で叩く＝エストロゲン欠乏

英語

語呂合わせ

Stress[1], Urge[2], R[3]a[4]p[5]i[6]d[7] V[8]e[9]t[10]s[11]
(Stress, urge, rapid vets＝迅速な獣医受診を強調し，急かす)

1) **Stress** urinary incontinence：腹圧性尿失禁
2) **Urge** incontinence：切迫性尿失禁
3) **R**adiation：放射線曝露
4) **A**lzheimer disease：アルツハイマー病
5) **P**arkinson disease：パーキンソン病
6) **I**nfection：感染
7) **D**iabetic neuropathy：糖尿病性神経障害
8) Cerebro**v**ascular disorder：脳血管障害
9) **E**strogen deficiency：エストロゲン欠乏
10) Cerebral **t**umor：脳腫瘍
11) **S**pinal cord disorder：脊髄神経障害

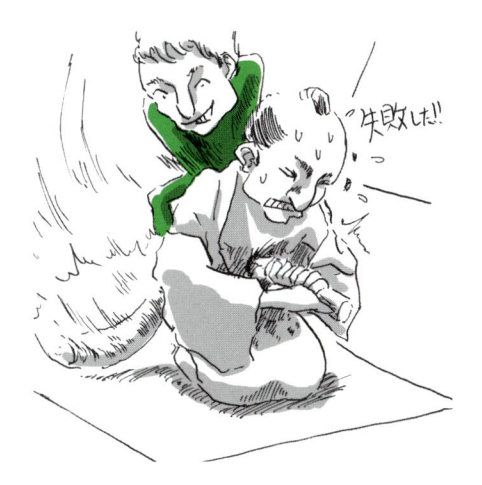

失敗した!!

PART XIV 中毒

88 コリンエステラーゼ抑制中毒症状

📖 解説

有機リン剤は，アセチルコリンを分解するコリンエステラーゼを阻害し，神経シナプス間隙のアセチルコリン濃度を高めて，間接的にアセチルコリン受容体に作用する。

これによる中毒症状には，頭痛，めまい，目のかすみ，脱力，運動失調，筋線維束れん縮，不随意運動，下痢，腹痛，胸部圧迫感，喘鳴，湿性咳嗽などがある。

これら多彩なコリンエステラーゼ抑制中毒症状を理解するには，まず，アセチルコリン受容体をムスカリン受容体とニコチン受容体に分け，それぞれの副交感神経刺激症状と交感神経刺激症状に分けて考える。そして，重症化すると(1)→(2)，(3)，(4)の順で症状を示してくること，すなわち，重症になると，筋線維束れん縮，弛緩性筋麻痺，失禁，意識障害を来し，最重症では中枢神経症状(けいれん・昏睡)や呼吸筋麻痺を来すことを理解するとよい。縮瞳が重症度と治療効果の目安になるため，その観察が重要である。

(1) **ムスカリン様副交感神経刺激症状**：縮瞳，徐脈，房室ブロック，ショック，低血圧，血管拡張，汗腺，気管・気管支腺，唾液腺，涙腺，腸管分泌腺の分泌亢進，呼吸困難，気管支収縮，下痢・嘔吐など

(2) **ニコチン様交感神経刺激症状**：発汗，高血糖，頻脈，高血圧(ニコチン作用が副交感神経刺激作用を上回る場合に頻脈，血圧上昇が認められる)

(3) **神経筋接合部刺激症状**：筋線維束収縮，筋麻痺

(4) **中枢神経症状**：意識障害，けいれん，中枢性呼吸麻痺，不穏・興奮，中枢性発熱

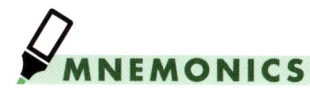

MNEMONICS

日本語

コンセプト

アイドルの握手会で緊張してしまうファンの様子。

語呂合わせ

握手会中ドキドキ high になって**ニコニコ**！　徐々に**汗かき腹痛**起こすが，**フワフワ**幸せなので，**懲りずに**また行く。

語呂の説明

アイドルの握手会にやって来た2人のファン。ドキドキ high になってニコニコ！　徐々に汗をかき腹痛を起こしたが，フワフワ幸せなので，懲りずにまた行くだろう。

医学的説明

握手会中＝**中枢**神経症状
ドキドキ＝頻脈
high＝高血糖，高血圧
ニコニコ＝ニコチン様交感神経刺激症状
徐々に＝徐脈
汗かき＝発汗
腹痛＝嘔吐・下痢
フワフワ＝麻痺
懲りずに＝コリンエステラーゼ

英　語

語呂合わせ

$D^{1)}e^{2)}l^{3)}u^{4)}, D^{5)}e^{6)}t^{7)}a^{8)}, B^{9)}G^{10)}M^{11)}s^{12)}$
（Delu, deta, BGMs＝出る出た！ BGMs)

1) **D**iaphoresis / **D**iarrhea：発汗 / 下痢
2) **E**mesis：嘔吐
3) **L**acrimation：流涙
4) **U**rination：排尿
5) **D**yspnea：呼吸困難
6) **E**xcitement：興奮
7) **T**enesmus：しぶり腹
8) **A**taxia：運動失調
9) **B**radycardia：徐脈
10) **G**rand mal：けいれん
11) **M**iosis：縮瞳
12) **S**hock：ショック

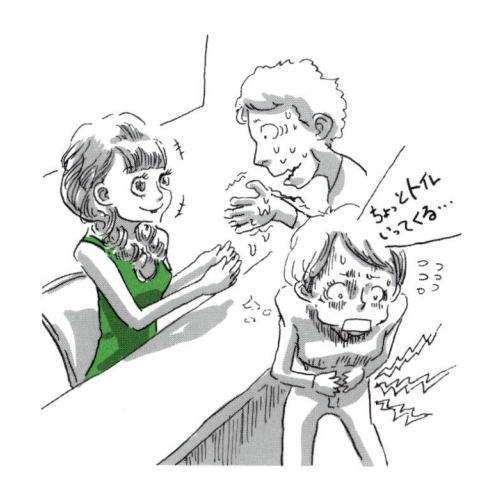

89 アスピリン中毒の症状

金井貴夫

📖 解説

アスピリン中毒の急性期には，悪心・嘔吐，頻呼吸，耳鳴，発汗といった症状がみられる。中毒が重症の場合，立ちくらみ，発熱，眠気，錯乱，けいれん，筋肉組織の破壊（横紋筋融解症），高体温，腎不全，呼吸困難などがみられる。

　数日から数週間かけてみられる遅発性の症状としては，眠気，軽度の錯乱，幻覚，意識障害，立ちくらみ，頻呼吸，息切れ，発熱，脱水，低血圧，乳酸アシドーシス，高体温，凝固能異常，急性肺障害肺水腫，けいれん発作，脳浮腫がある。

　アスピリン中毒の重篤度は用量依存性であり，内服量が150 mg/kg 以上では悪心，嘔吐，頻呼吸などの症状が出現し，300 mg/kg 以上で重症となり，500 mg/kg 以上では致死的となる。

　アスピリンをはじめとする非ステロイド系抗炎症薬（nonsteroidal anti-inflammatory agent：NSAID）の作用・副作用を理解するためには，アラキドン酸カスケードを踏まえるとよい。ただし，アスピリン以外のNSAID は，シクロオキシゲナーゼ（cyclooxygenase：COX）-1，COX-2 活性を可逆的に競合阻害するが，アスピリンはシクロオキシゲナーゼ（COX-1，COX-2）をアセチル化することによって不可逆的に阻害する。よって，核をもたず蛋白合成ができない血小板に対しては，その抗血小板作用が血小板の寿命である約10日間持続する。

▶中枢神経症状

意識障害，錯乱，興奮，昏睡，けいれん，脳浮腫。

▶聴覚障害

耳鳴，聴力低下。

▶胃腸障害

COX-1 は胃壁の防御作用に関与しているため，COX-1 が阻害されて，悪心，嘔吐，腹痛，胃炎，腸蠕動低下，胃・十二指腸潰瘍，消化管出血の原因となる。

▶腎障害

プロスタグランジン（prostaglandin：PG）産生抑制により，PGI_2，PGE_2，$PGF_{2\alpha}$の産生が阻害され，腎血管収縮による腎血流量減少，Henle 係蹄でのナトリウム再吸収増加，抗利尿ホルモン作用亢進となり，腎血流量減少と尿量減少を来す。

▶心血管障害

頻脈（循環血液量減少や高体温による二次的なもの）。

▶肺障害

頻呼吸，急性肺障害，肺水腫。

▶凝固障害

プロトロンビン時間（prothrombin time：PT）延長，血小板機能障害。

▶酸塩基バランス異常

呼吸性アルカローシス，代謝性アシドーシス（呼吸性アシドーシス，代謝性アルカローシスもあり）。

▶代謝障害

高体温，発汗，低血糖，高血糖。

▶アレルギー様反応

アラキドン酸からPGG_2が産生される経路が阻害されるため，アラキドン酸からロイコトリエンが産生され，気管支喘息やアナフィラキシーなどアレルギーの反応や炎症反応，血管透過性亢進を来す。

▶胎児への影響

母親が妊娠中にアスピリンを大量に内服すると，胎児の動脈管を開かせている PG 産生が阻害され，胎児の動脈管の早期閉鎖が起こり，胎児循環持続症や肺高血圧症がみられることがある。また，妊婦のアスピリン大量使用により，新生児死亡，子宮内発育不全，胎児奇形のリスクが高まる。

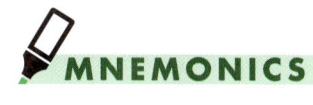

MNEMONICS

日本語

コンセプト

卵アレルギーでプリン大食い大会の棄権を決めた様子。

語呂合わせ

<u>超人</u>の子どもは<u>3日延期</u>された<u>プリン大食い大会中</u>，<u>アレルギー</u>により<u>腹下し</u>，<u>心</u>を<u>かため</u>，<u>棄権</u>し<u>敗退</u>。

語呂の説明

超人の子どもが，3日延期されたプリン大食い大会に参加したが，途中，卵アレルギーで下痢してしまい，棄権することを決めた。

医学的説明

超人＝聴覚障害，腎障害
子ども＝胎児への影響
3日(さんにち)延期＝酸塩基バランス異常
プリン＝アスピリン
中＝中枢神経症状
アレルギー＝アレルギー様反応
腹下し＝胃腸障害
心＝心血管障害
かため＝凝固障害
敗退＝肺障害，代謝障害

英 語

語呂合わせ

$A^{1)}s^{2)}p^{3)}i^{4)}r^{5)}i^{6)}n^{7)}$
（Aspirin＝明日プリン）

1) **A**sthma / **A**llergy like reaction / **A**cidosis / **A**lkalosis：気管支喘息 / アレルギー様反応 / アシドーシス / アルカローシス

2) **S**weating / **S**leepiness / **S**eizure：発汗 / 眠気 / けいれん

3) **P**eptic ulcer disease / **P**ulmonary edema / **P**PH(pulmonary hypertension) / **P**latelet dysfunction / **P**remature closure of ductus arterious：胃・十二指腸潰瘍 / 肺水腫 / 肺高血圧症 / 血小板機能障害 / 動脈管早期閉鎖

4) (Gastro)**i**ntestinal symptoms：胃腸障害

5) **R**habdomyolysis / **R**apid breathing：横紋筋融解症 / 頻呼吸

6) **I**nsulin (hyperglycemia / hypoglycemia)：インスリン(高血糖 / 低血糖)

7) **N**oise(tinnitus) / **N**ausea / **N**ephropathy：騒音(耳鳴) / 悪心 / 腎障害

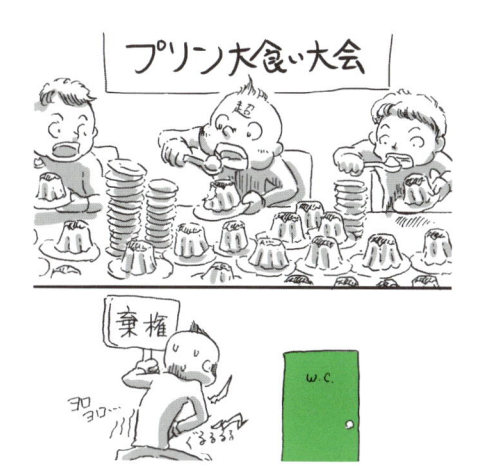

私の記憶術

小野大輔

「私の記憶術」という題で，コラムを書く機会をいただきました。前半では，私の医学知識の記憶術について述べたいと思います。他の御高名な先生方に並んで僭越ではありますが，劣等生の記憶術もあってよいと思い紹介させていただきます。後半では，私が担当しました，本書のテーマである語呂合わせ（mnemonics）の英語パート作成について書きたいと思います。

まず，医学知識の記憶術についてです。日進月歩の医学において，覚えるべきことは膨大かつ日々増え続けています。ここでは私が特に役に立っていると考える方法について書きたいと思います。

その方法とは単純明快，他人に教えることです。カンペをできるだけ見ずに（不確かな情報は避けなければいけませんが），1つのテーマについて学生や研修医の先生，職場のスタッフの方々など，他の人に教えるのです。たとえば，救急外来でよく患者さんが訴える主訴である咽頭痛や軟便といったものをテーマとし，筋道立ててわかりやすいよう，基本的な考え方のフローチャートや分類，

ピットフォールなどについて説明します。はじめから完璧な内容で，と構えるといつまでも教えることができないので，まずはごく基本的な内容を覚え教えていきます。慣れてきたら，そこに細かい知識や最新の知見を，時間をみつけてどんどん付け加えていくようにします。教えていると，知識として忘れやすいところ，うろ覚えなところがわかってきますし，逆に，質問を受けて新たなクリニカルクエスチョン（＝新たに調べ，覚えなければならないこと）が出てくることも多いです。このように他人に教えることは，実は自分の知識の整理・復習・更新に最適です。これは私がこれまで指導を受けた，自身のモデルケースとなっている先生方がとっていた方法でもあり，たいへんに役立っています。

次に，英語の語呂合わせ作成についてです。世間一般では記憶法としては軽視されがちな語呂合わせですが，どんなに知識を有機的に関連づけても，数値など機械的に覚えざるをえないことはありますし，かつ各分類やスコア，そして場合によりますが，鑑別診断などは，語呂合わせ

のほうが忘れず，漏れも少ないといった利点があります。

今回，以前の仕事のご縁から英語の語呂合わせの作成の御依頼をいただきましたが，実際に作成を開始する前には，各章のテーマに合ったスマートな語呂合わせが簡単にできていくのだと考えていました。しかし，それは多分に甘い考えでした。そうそう素晴らしい語呂合わせはぱっと出てくるものではなく，かつ公に出版するものなので，語呂合わせができても，内容的に適さず断念したものも多くありました。

このように試行錯誤を重ね，うまくできたものも，なかなかそうはいかなかったものがありますが，どの語呂合わせにおいても，各著者の先生方の本文をできるだけ生かすよう（なので既存の語呂合わせの使用は最低限にとどめました），そして医学的にまとまりをもたせ覚えやすくなるようには努力しました。

固有名詞を代表として，ある単語や文章の覚えやすさは個々人によって千差万別ですので，語呂合わせはどんどん個人仕様に改良してもらえればと思います。最後に，医学知識の記憶の一助となれば，望外の喜びです。

索引

■ 表紙装丁・イラスト：ソルティフロッグ デザインスタジオ(サトウヒロシ)
■ 本文デザイン：臼井弘志(公和図書デザイン室)

鑑別診断ネモニクス　　　　　　　　　定価：本体 3,800 円 + 税
2017 年 4 月 1 日発行　第 1 版第 1 刷 ©

編　者　徳田 安春
　　　　とくだ　やすはる

発行者　株式会社 メディカル・サイエンス・インターナショナル
　　　　代表取締役　金子 浩平
　　　　東京都文京区本郷 1-28-36
　　　　郵便番号 113-0033　電話(03)5804-6050
　　　　　　　　　　　　　　　　印刷：日本制作センター

ISBN 978-4-89592-874-8　C 3047